Gerhard Hütwohl
Wann eigentlich bin ich krank?

Überlegungen und Gedanken
zum Kranksein

Insel Verlag

Meinen Patienten,
von denen ich vieles lernen konnte.

insel taschenbuch 1745
Erste Auflage 1996
Insel Verlag Frankfurt am Main und Leipzig

Vertrieb durch den Suhrkamp Taschenbuch Verlag
Umschlagmotiv: Alan Witschonke/SIS
Satz: Hümmer GmbH, Waldbüttelbrunn
Druck: Nomos Verlagsgesellschaft, Baden-Baden
Printed in Germany

1 2 3 4 5 6 – 01 00 99 98 97 96

Inhalt

Die *Formen* des Krankseins

Die *Bedingungen* des Krankseins

Der *Stellenwert* des Krankseins

Was es mitzunehmen gibt

Vorwort

Das Lebendige hat die Gabe
sich nach den vielfältigen Bedingungen
äusserer Einflüsse zu bequemen,
und doch eine gewisse errungene Selbständigkeit
nicht aufzugeben.

Johann Wolfgang von Goethe

Der Mensch sieht unterschiedliche Gründe für die Entstehung einer Krankheit und auch unterschiedliche Möglichkeiten, sie zu erkennen. Krankheit selbst – das ist die Erfahrung des Arztes – hat zahlreiche Gesichter und bedarf einer sehr individuellen Würdigung. Das alles weist darauf hin, wie komplex und problembehaftet die Materie sein muß, an die sich der Titel dieses Buches mit seiner Frage nach dem *eigentlichen* Kranksein wendet. Es bietet sich daher eingangs der Betrachtungen ein Blick auf die damit verbundenen Auffassungen und Sachbezüge an. Diese Ankündigung sollte den Leser nicht ängstigen, wohl aber auf die Auseinandersetzung vorbereiten.

Welche Möglichkeiten sieht der Mensch zur Erklärung einer Krankheit, welche Erkenntnisse stehen dagegen oder ergänzen seine Vorstellungen?

Der eine möchte es seinem ›Gefühl‹ überlassen, ob er krank ist oder nicht. Ihm wird man vorhalten müssen, daß sich ein bösartiger Tumor in der Entwicklung befinden kann, ohne daß er dessen Wachstum empfinden muß, oder daß er gelegentlich unter dem Eindruck eines Kopfschmerzes steht, obwohl dieser in der Folge eines harmlosen Gefäßkrampfes in Kürze wieder abklingen und dann einen ungestörten Organismus hinterlassen wird. Der Mensch wird zustimmen müssen, daß *subjektives Krankheitserleben* alleine keinen ausreichend sicheren Gradmesser für eine gesundheitliche Entgleisung abgeben kann.

Ein zweiter Mensch möchte in der Einbuße seiner ›körperlichen Unversehrtheit‹ den eigentlichen Hinweis auf eine Krankheit sehen. Doch kann er das zu Recht? Paarig angelegte Organe beispielsweise wie etwa die Nieren übernehmen nach dem Verlust des Zweitorganes dessen Funktion, ohne daß es zu irgendwelchen Ausfallserscheinungen kommt. Wäre eine Gallenblase oder ein Teil des Magens wegen einer harmlosen Ursache entfernt worden, müßte es deshalb nicht zu funktionellen Ausfällen der Verdauungstätigkeit kommen. Einbußen an *anatomischer Integrität* also wohl auch kein Bewertungsmaßstab für eine Krankheit?

Viele Menschen wissen um die Bedeutung von ›Laboruntersuchungen‹. Sie gehen davon aus, daß diese sehr genau über ihre gesundheitliche Verfassung Auskunft geben können. Ihnen wird man bestätigen, daß es zu Recht zahlreiche zellbiologische, biochemische und physiologische Parameter, also gewebemäßig-anatomische und funktionell-physiologische Bewertungsmerkmale gibt, mit deren Hilfe man krankhaftes Geschehen messen kann, doch wird man sie darauf hinweisen müssen, daß selbst für solche biologische Untersuchungsmethoden die sogenannte »Norm« nur einem *Mittelwert* entspricht, neben dem es Abweichungen gibt. Solche Abweichungen können je nachdem Gesundheit oder Krankheit vortäuschen. Zudem beziehen sich Aussagen, die von derartigen Untersuchungen ausgehen, nur auf einen Teilaspekt des Krankheitsgeschehens, für dessen Gesamtheit sie dann nicht repräsentativ sein müssen. Die Ergebnisse von Laboruntersuchungen erfahren somit ihre eigentliche Bedeutung erst im Zusammenhang mit dem *gesamten* Krankheitsgeschehen und nicht losgelöst von ihm.

Es gibt Krankheitsentäußerungen, die sogar grundsätzlich eines festen ›*Normwertes*‹ oder ›*Normverhaltens*‹ entbehren. So wird man davon ausgehen müssen, daß der Blutdruck den Einflüssen aus seiner Umgebung und des Augenblicks unterworfen ist. Welcher Blutdruckwert aber entspräche dann der Norm? Gibt es überhaupt so etwas wie einen ›normalen‹ Blutdruck oder gibt es nur einen Blutdruck, der einer *bestimmten Situation* angemessen ist? Was aber wäre dann ›angemessen‹? Über Krankheit oder Gesundheit, das wäre beispielhaft dargestellt, ist somit im Zuge einer *einzigen* Messung und zudem ohne die Berücksichtigung der *Situation*, in der sie erfolgt ist, kaum zu urteilen.

Man weiß schon seit langem, daß Krankheit meist nicht in der Folge eines einzigen Einflusses entsteht, sondern über *mehrere Ursachen* verfügt, *multikausal* verursacht ist, wie man es deshalb nennt. Die durch eine Arteriosklerose oder ein Tumorwachstum verursachten Erkrankungen beispielsweise folgen solcher Entstehung. Man würde es sich deshalb zu leicht machen, das Krankheitsgeschehen schon nach der Erhebung einer oder weniger beteiligter

Krankheitseinflüsse beurteilen zu wollen. Wie also, stellt sich als eine berechtigte Frage dar, ist auf dem Boden der Multikausalität der Wert einer *einzigen* Krankheitsbegünstigung zu veranschlagen? Welche Rolle spielten beispielsweise in einem konkreten Erkrankungsfall der Risikofaktor Cholesterin, die Zuckerkrankheit oder der Umstand, daß der Mensch raucht?

Dem Neugierigen wird die Multikausalität einer Krankheit auch nicht befriedigend erklären können, in welcher Phase einer Krankheitsentwicklung er sich befindet oder über welche Bedeutung sie gegenwärtig für ihn verfügt. Wenn sich erst Mosaikstein auf Mosaikstein zusammenfügen müssen, um ein fertiges Bild entstehen zu lassen, ist es nicht erst dann vollständig, sobald auch das *letzte* Steinchen an den dafür bestimmten Platz eingebracht worden ist? Welches ist aber dann die Bedeutung und Aussagekraft des *unfertigen* Bildes? Wie lange entspräche es einem Entwurf, der noch abgeändert werden könnte, und ab wann ließe es die endgültige Fassung erkennen, die dann aber auch keine Korrektur mehr erlaubt? Mit anderen Worten: *ab wann* eigentlich ist der betroffene Mensch krank?

Die Bedeutung der ›Gendiagnostik‹ für die Erkennung von Krankheitsveranlagungen wird von Tag zu Tag deutlicher. Selbst die Alterung des Menschen wird durch Erbinformationen beeinflußt, die maßgebend über den Eintritt, das Ausmaß und die Fortentwicklung dieses Prozesses entscheiden. Doch auch jetzt ist es nicht anders als bei multikausal verursachten Erkrankungen überhaupt: Nur einige Leiden erfahren eine *ausschließliche* Begünstigung durch Erbeinflüsse, die meisten bedürfen zu ihrer Manifestation noch anderer Umstände. Und wiederum verwischt sich das Bild, das sich Arzt und medizinischer Laie von den Ursachen und vor allem auch von dem Beginn einer krankhaften Entwicklung zu machen versuchen; er kann bis in die früheste eigene Vergangenheit zurückreichen, in sein »Erbmuster«.

Niemand bezweifelt mehr, daß die ›Psyche‹ die gesundheitliche Situation des Menschen beeinflussen kann und somit auch über die Entstehung einer Krankheit entscheidet. Ja, daß sie ihre wirkliche Bedeutung häufig erst durch die Einstellung des Kranken zu diesem Geschehen in seinem Organismus erfährt. Dabei erlangen gleiche Krankheitsentäußerungen nicht für jeden Menschen eine gleiche Bedeutung. So wird sich Krankheit in der Form eines objektiven Befundes wohl von dem Kranksein als einem Erlebnisinhalt trennen lassen müssen. Wenn aber eine Krankheit als eine Abweichung von der Norm ihren Wert erst durch die Einstellung des Menschen erhält, wo stellt sich dann die *Grenze* zwischen Gesundheit und Krankheit dar? Sind dann nicht seine seelische und soziale Befindlichkeit von fast gleicher Krankheitsbedeutung wie die körperliche Abweichung selbst? Damit öffnet sich das weite Feld psycho-somatischer Krankheitszusammenhänge und ein weiterer Anspruch auf eine Bewertung des Krankseins.

›Weitläufigkeit‹ und ›Unüberschaubarkeit‹ zeichnen viele Krankheitszusammenhänge, Untersuchungsmethoden und Untersuchungsergebnisse aus, und diese Situation wird mit dem Wissensstand noch sprunghaft zunehmen. Da sie dem Menschen die Übersicht verwehren, zwingen sie ihn nahezu, sich mit vereinfachten Denkmodellen zu begnügen. Und wiederum gibt sich der Mensch zu seinem eigenen Nachteil mit *Teilaspekten* zufrieden, die er an die Stelle des Ganzen setzt; die Folgen können für ihn fatal sein. Der Mensch ist in solchen Situationen auf entsprechende Informationshilfen angewiesen, doch erfährt er sie auch ausreichend?

Und schließlich noch:

Bereits die Ärzte der Antike sahen in vielen Krankheitserscheinungen eine *Reaktion* des Organismus und weniger die direkte Folge eines schädlichen Einflusses; ihre gute Beobachtungsgabe versetzte sie dazu in die Lage. An dieser Auffassung hat sich bis zum heutigen Tage wenig geändert. Längst ist wissenschaftlich bestätigt, daß Krankheit in vielen Situationen der Körper *macht*, und sie damit sowohl einem beabsichtigten wie auch sinnvollen Geschehen entsprechen muß. Wo aber ist unter diesen Umständen Krankheit anzusiedeln? Sicherlich nicht dort, wo sie das *Gegenteil* der Gesundheit darstellt. Zu viele Ereignisse sind Gesundheit und Krankheit gleichermaßen eigen: Sie bedienen sich zum Teil der gleichen Einrichtungen und Instrumente des menschlichen Organismus und beschreiten dabei auch die gleichen Wege. Und mehr noch: sie sind beide oft auf das gleiche Ziel ausgerichtet, auf die Gesundheit, nur aus unterschiedlichen Positionen heraus: Die Gesundheit, sich zu erhalten, die Krankheit, den gesunden Zustand wiederherzustellen.

Demnach scheint es wohl nur schwer zu entscheiden, wo denn innerhalb des Spektrums der gesundheitlichen Verfassungen des Menschen die »Gesundheit« und wo die »Krankheit« einzuordnen sind. Sicherlich entspricht die Wirklichkeit nicht vielen *polaren* Situationen der gesundheitlichen Befindlichkeit. Und sie entspricht wohl auch nicht einem *linearen* Entwicklungsprozeß, der den Menschen immer mehr von seiner »Gesundheit« entfernt und ihn geraden Weges und unausweichlich auf ein Ereignis zuführt, das man dann die »Krankheit« nennt. Es erscheint richtiger, »Gesundheit« und »Krankheit« *nebeneinander* zu sehen, als einen festen Bestandteil der gesundheitlichen Verfassung des Menschen und dadurch miteinander verwoben. Oder ginge eine solche Überlegung zu weit?

Wäre es dennoch so, verfügte die Krankheit über einen Stellenwert, der sie sehr nahe bei der Gesundheit ansiedelt; fast so, als sei sie ein »Teil« von ihr. Krankheit und das Kranksein wären somit nichts anderes als »das Leben unter veränderten Bedingungen«, wie es der bekannte Pathologe Rudolf Virchow (1821-1902) in der zweiten Hälfte des vergangenen Jahrhunderts einmal zum Ausdruck gebracht hat.

Das alles vereinfacht nicht die nachfolgenden Betrachtungen, löste sie aber ursprünglich aus. Die Widersprüchlichkeit mancher Erscheinungen und Überlegungen, die oft nur eine scheinbare ist, wird den Hintergrund der Darstellungen innerhalb dieses Buches abgeben.

Die Erkenntnisse vom Kranksein

Ein medizinhistorischer Abriß

Da sich die medizingeschichtliche Entwicklung nicht so sehr aus sich selbst heraus vollzieht, sondern beeinflußt von dem Fluß kultureller Strömungen ihrer Zeit, wird sie mit dem Wissen um diese Zusammenhänge verständlicher.

So ist die Heilkunde des antiken Griechenland weitgehend durch die Naturlehre der Vorsokratiker bestimmt und findet eine Anlehnung an deren philosophisches Weltbild, während die Medizin des christlichen Mittelalters von der glaubensmäßig bestimmten Vorstellung des Christentums über Schuld und Sünde geprägt ist. In der Neuzeit finden die Einflüsse des Humanismus und der Renaissance auch in der Medizin ihren Niederschlag, während ihr Wesen später und bis in die jüngste Gegenwart hinein durch die Fortentwicklung der Naturwissenschaften, den Fortschritt auf dem Gebiet der Technik und durch ihre Anlehnung an die Erkenntnisse und Methoden anderer Wissenschaften bestimmt ist. Auch die ›Moderne Medizin‹ wird sich von einer Weiterentwicklung des medizinisch-ärztlichen Wissens nicht ausschließen können und sich in diesem Sinne nur als eine Durchgangsstation begreifen können. Von der Humangenetik gehen gegenwärtig Erkenntnisse aus, die für das Wissen über das Wesen der Krankheit und des Krankseins von großer Bedeutung sein werden.

Während eine in diesem Sinne *historisierende* Geschichtsschreibung die Vorgänge und ihre Veränderungen aus den Bedingungen der jeweiligen Zeit heraus zu erklären versucht, würde sie sich in einer *biographischen* Art der Betrachtung den Persönlichkeiten zuwenden, denen sie einen wesentlichen Einfluß auf die Entwicklung der Krankheitsauffassungen zuschreiben könnte. *Pragmatisch* wäre sie zu nennen, sobald sie die Vergangenheit auf die eigene Situation zu beziehen versucht und die Lösung einer konkreten Aufgabe ins Auge faßt; beispielsweise, um die Entwicklung einer bestimmten Fachrichtung innerhalb der Medizin, einer Untersuchungsmethode oder eines Behandlungsplanes darzustellen.

Der Autor wird einer Darstellung folgen, die davon ausgeht, daß es sowohl der Persönlichkeit bedarf, die neue Forschungsrichtungen initiiert, gegebenenfalls bereits gültige Auffassungen bündelt und dadurch zu neuen Erkenntnissen formiert oder den Anstoß zu einem Umdenken erteilt, als auch einer Zeitströmung, die entweder eine solche Entwicklung erst ermöglicht oder sie in maßgebendem Sinne auslöst. R. Virchow hätte zwar die Bedeutung der Zellfunktion für alle Lebenserscheinungen im menschlichen Organismus nicht erkennen können, wäre ihm durch die Verwendung des Mikroskops nicht die Möglichkeit eines Einblicks geboten worden, doch galt ihm diese Bedeutung bereits als ein Konzept, das sich mit Hilfe der Technik nur bestätigt fand. Der französische Forscher François Magendie (1783-1855) – der Leser wird noch Zeuge dieser Begebenheit werden – verhalf der Modernen Medizin zu ihrer Entwicklung, da er die Arbeitsmethoden der Naturwissenschaften Physik und Chemie auch in der Medizin für anwendbar hielt und sie auf diese zu übertragen versuchte. Sie wurden von ihr übernommen und das Experiment zum Mittelpunkt der Forschung: über dieses gelangte sie zu dem heutigen Stand ihres Wissens.

Mensch und Zeitströmung sollten in diesem Sinne nicht unabhängig voneinander in ihrem Einfluß auf den Fortschritt in der Medizin zu sehen sein.

Innerhalb der Gesamtdarstellung werden diese Ausführungen nur einen solchen Raum einnehmen, wie er für das Verständnis gegenwärtiger Ansichten in der Medizin und der Beziehungen des Menschen zu seinem eigenen Krankheitsgeschehen erforderlich ist.

1. Wege und Ziele der Forschung

Die Methoden, deren sich medizingeschichtliche Forschung bedienen kann, werfen ein Licht in die Aussagen, die sie ermöglichen. In prähistorischer Zeit fußen sie auf den Erhebungen, die sie an Knochenfunden und an einbalsamierten Leichen, also an Mumien erheben kann. Solche ›Funde‹ verraten außer Krankheitsereignissen lokaler Art, etwa am Knochen selbst, auch Krankheitsgeschehen des Gesamtorganismus. Die Reste von Weichteilen der

Mumien und ihre Inhalte lassen noch weitergehende Schlüsse auf Krankheiten zu. Gelegentlich stößt der Forscher auch auf Krankheitserreger selbst. Der älteste Bakterienbefund aus dem Kiefer eines Wirbeltiers, das dem Paläozoikum (vor 600 Millionen Jahren) zuzuordnen war, läßt Krankheitsereignisse bis in die ältesten Abschnitte der Erdgeschichte zurückverfolgen, in eine Zeit also, zu der es noch kein menschliches Leben gab. Da man gleichartige Krankheitsprozesse beim Tier wie beim Menschen antrifft, sieht man sich zu einem Vergleich zwischen den unterschiedlichen Spezies der Lebewesen berechtigt. Damit vermehren sich für den Forscher die Studienobjekte.

›Instrumente‹, deren sich der Mensch zur Behandlung seiner Krankheiten bediente, und bildhafte ›Darstellungen‹ von Mensch und Tier, zumeist in irgendwelchen Details, sind dem Forscher eine Handhabe, mit der er auf Vorstellungen und Maßnahmen schließt, die aus prähistorischen Zeiten stammen, ihm also nicht schriftlich übermittelt werden könnten. Erst seit fünftausend Jahren kann sie auch auf das ›Schrifttum‹ zurückgreifen, die von dort an ihre wichtigste Forschungsquelle darstellt. Medizinische Schriften legten Ideen, Erfahrungen und Handlungsweisen nieder, die ärztliche oder ihr verwandte Tätigkeiten betroffen haben. Zu den wichtigsten zählen die Schriften des griechischen Arztes Hippokrates (ca. 460-370 v. Chr.) oder des griechisch-römischen Arztes Galen (129 bis ca. 200 n. Chr.).

Doch auch sachfremde ›Texte‹ dienen der Krankheitsforschung als wichtige Belege. Aus Tagebüchern oder Memoiren schließt sie häufig auf die Einstellung des Menschen zu seiner Krankheitssituation, etwa aus den psychologisch aufschlußreichen Aufzeichnungen von Saint-Simon (1675-1755). Krankheitssituationen können ihr durch Schilderungen wie jenen des Boccaccio (1313-1375) vermittelt werden: In der Einleitung zu seinem »Decamerone« beschreibt er die Verhältnisse in einer Stadt, die von der Pest heimgesucht wird. So sind mit der schriftlichen Überlieferung dem Medizinhistoriker Einblicke in viele Bereiche des Geschehens ermöglicht und Ansichten der Heilkunde authentisch übermittelt worden.

Einen wirklichkeitsnahen Eindruck vermitteln Studien, die am »Leben« selbst erhoben werden können, wenn sich etwa das Brauchtum erhalten und gegen die Errungenschaften der modernen wissenschaftlichen Medizin abschirmen konnte. Ein solches Studienfeld bietet wegen ihres gegenwärtigen Entwicklungsstandes noch etwa die Hälfte der Erdbevölkerung. Hier kann der Forscher den Grundsätzen der alten Hindumedizin oder der griechisch-arabischen Medizin ebenso begegnen wie dem Überlieferungsgut aus China und anderen asiatischen, mohammedanischen, afrikanischen oder südamerikanischen Ländern.

Krankheit zählt somit zu den ältesten Entäußerungen, die das Leben auf dieser Welt von Anbeginn begleitet haben. Krankheit ist daher nicht nur so alt wie die Menschheit, sondern so alt, wie es Leben gibt.

Die Betrachtungen innerhalb dieses Kapitels werden dem zeitlichen Ablauf der Ereignisse folgen und dabei auf Augenblicke und Situationen abheben, in denen die Entwicklung einen Höhepunkt erreichte oder zum Ausdruck brachte, was zuvor nur im Ansatz zu erkennen war. Solchen Umständen entspricht es, die geschichtliche Entwicklung der Heilkunde in die Abschnitte ›Ur- und primitiv-magische Medizin‹, die ›Medizin der orientalischen Kulturen‹, auch die ›Archaische Medizin‹ genannt, und die ›Abendländische Medizin‹ zu unterteilen. Der Übergang von der ersten zu der zweiten Epoche würde dem Wechsel von einer magischen zu einer rationalen Geisteshaltung entsprechen, von dem Medizinhistoriker Charles Lichtenthaeler (geb. 1915) nach den Worten Jacob Burckhardts (1818-1897) mit der »Entbindung des Geistes« verglichen. Sie bricht mit ihrer Tradition jedoch nicht überall, sondern bewahrt sie bis zum heutigen Tag etwa in Indien, Tibet und China. Der Übergang zur 3. Epoche der medizingeschichtlichen Entwicklung ist charakterisiert durch die Entwicklung einer medizinisch-wissenschaftlichen Theorie und geht mit einer geographischen Verlagerung ihres Schwerpunktes vom Orient zum Okzident einher, wobei sich auch dann noch ein östlicher von einem westlichen Zweig dieser Entwicklung unterscheidet, letzterer durch Einflüsse des christlichen Mittelalters bestimmt.

Die *Umbrüche* medizinhistorischer Entwicklung sind von großer Bedeutung. Sie erhellen vor allem, was sie im einzelnen ausgelöst hat, was sie kennzeichnet, welche neuen Erkenntnisse sie der Medizin vermitteln konnten und ob sie dadurch dem Menschen zu einem anderen oder gar besseren Krankheitsverständnis verholfen haben.

2. Zwischen Instinkt und Magie

›Urmedizin‹ und ›primitiv-magische Medizin‹ (vorgeschichtlich bis 3000 v. Chr.)

Die ›Urmedizin‹ repräsentiert die ältesten deutbaren Verhaltensweisen der Menschen, die durch die medizinhistorische Forschung ausgemacht werden können, sie beschäftigt sich mithin mit den *Ureinwohnern* der Erde. Die Übergänge zur Eigenheit der ›Primitiv-magischen Medizin‹ sind fließend. Primitiv will die Bedingungen zum Ausdruck bringen, unter denen der Mensch, um dessen Charakterisierung es hier geht, lebt, seine Vorstellungen vom Wesen der Krankheit entwickelt und Maßnahmen zu ihrer Begegnung ergreift, Magie entspricht dem Einfluß, unter den seine Vorstellungen und Handlungen gestellt sind. Dort, wo die primitiv-magische Heilkunde abgelöst wird, weicht sie allmählich ›rationalen‹ Überlegungen. Bei den Ureinwohnern Afrikas, Südamerikas und Ozeaniens ist sie hingegen in der Folge einer Abkapselung ihres Lebensraumes erhalten geblieben; sie gehört also nicht grundsätzlich der Vergangenheit an.

Aus dieser Epoche steht keine eigene Heilkunde zur Verfügung. Der Historiker kann daher nur indirekt auf die Einstellung des Menschen zu seiner Krankheit schließen. Dazu nutzt er deren Vorstellungen zu den Ursachen, zur Erkennung, zur Behandlung und zur Verhütung der Krankheit, nach dem medizinisch-ärztlichen Sprachgebrauch zur ›Ätiologie‹, zur ›Diagnose‹, zur ›Therapie‹ und zur ›Prophylaxe‹ oder ›Prävention‹.

Bevor sich der Mensch im Zuge seiner stammesgeschichtlichen Entwicklung rational mit seiner gestörten gesundheitlichen Situation auseinanderzusetzen versucht, steht er unter dem Einfluß ererbter und arteigentümlicher Verhaltensweisen, die man den ›Instinkt‹ nennt.

Der Instinkt verhilft dem Menschen zu einem Verlangen nach Maßnahmen seiner Gesunderhaltung. Instinktbezogene Impulse führen ihn zu artgemäßer pflanzlicher, tierischer oder mineralischer Nahrung und nicht weit entfernt davon zu der Entdeckung von Kräutern mit einer heilsamen Wirkung auf seine Gesundheit; er legt sich einen umfangreichen Arzneimittelschatz zu. Instinktmäßig begegnet er den Folgen einer Verletzung: er macht sich die abwehrfördernde Wirkung des Speichels zunutze. Die Anwendung von Wärme oder Kälte, von Wasser, Sand und Dampf und auch Umschlägen und die Reinhaltung seines Körpers entsprechen instinktmäßigen Handlungen. Aderlässe und erste chirurgische Eingriffe, etwa um eingedrungene Fremdkörper aus seinen Weichteilen zu entfernen, gehen von ähnlichen Impulsen aus. Dem Instinkt folgt die Mutter, wenn sie nach vollzogener Geburt die Verbindung zum Kind, die Nabelschnur, durchtrennt, um durch die Anregung der eigenen Atmung das Leben des Kindes außerhalb des Mutterleibes zu ermöglichen. Der Schmerz veranlaßt den Menschen zu vielen instinktmäßigen Handlungen, etwa der einfachsten unter ihnen, sich der Schmerzursache unmittelbar zu entziehen.

Im *Instinkt* sieht Charles Lichtenthaeler zusammen mit der *Magie*, dem *Logos* und der *Karitas* einen der »vier Grundkräfte« in der Medizin, die durch alle Zeiten dem Menschen den Antrieb verliehen, sich zu ernähren, sich und seine Art zu erhalten und auch sich vor Gefahren zu schützen. Neben dem Instinkt mißt der Nervenarzt Sigmund Freud (1856-1939) dem ›Triebleben‹ für das Verhalten des Menschen eine bemerkenswerte Bedeutung bei. Im vorausgegangenen Jahrhundert von der naturwissenschaftlichen Medizin weithin ignoriert, nimmt das Interesse des Menschen an der Bedeutung seines Trieblebens während der Aufklärung zu.

Die Vorstellungen des Menschen über seine Krankheiten folgen in der Epoche der ›Primitiv-magischen Medizin‹ einer irrationalen Denkweise: Er schreibt alles, was sich im Zusammenhang mit ihr ereignet, menschlichen oder menschenähnlichen Kräften zu. Der

Primitive ist nicht Zeuge des Krankheitsgeschehens, sondern sieht sich in der eigenen Person unter deren Einfluß gestellt. Diese Kräfte schaden oder rächen sich vielleicht deshalb, weil sie beleidigt worden sind. »Ich habe den Großvater« verdeutlicht seine Vorstellungen. Geisteinbruch nennt man diese Form der Besitzergreifung. Von einem Objekteinbruch spricht man, sobald sie einem eingedrungenen Körper die Schuld an ihrer Erkrankung zuschieben, ohne daß dies erkennbar geschehen sein muß: »Ich habe einen Wurm, der mich zerfrißt.« In der Situation der Besessenheit hat sich die böse Gewalt des Kranken völlig bemächtigt und spricht wirre Worte aus seinem Mund. Auch der Verlust – vielleicht hat ein böser Geist die Seele geraubt – kann eine Krankheit auslösen. Einer Art Bestrafung entspricht eine Erkrankung, sobald der überlieferte und geheiligte Stammesbrauch, also ein ›Tabu‹, verletzt worden ist. Selbst wenn den Menschen von heute Jahrtausende von den Vorstellungen der primitiv-magischen Medizin trennen, spricht er noch davon, daß ihn eine Krankheit »befällt«, »ergreift« oder »trifft«.

Den Grund seines Mißgeschickes und auch seine weitere Entwicklung kann der Kranke nur erfahren, wenn sich ein Heilkundiger, der ›Medizinmann‹ etwa, mit der unheilbringenden Macht in Verbindung setzt. Der Heilkundige, auch in der Gestalt des ›Schamanen‹, entwickelt sein Urteil aus dem Wurf von Knöchelchen, dem Spiegeln von Kristallen, er liest es dem Stand der Sterne ab oder er entnimmt es Träumen, die ihn selbst befallen haben. Sein eigener Trancezustand bildet die Voraussetzung, mit dem bösen Geist in Verbindung zu treten; in diesem Zustand teilt er sich ihm auch mit.

Die Therapie entspricht dem Kampf gegen die böse Macht. Ihn führt jedoch nicht das Einzelwesen, sondern die Gemeinschaft, in der er mit dem Medizinmann und seinem Stamm verbunden ist. Zusammen mit ihm erkrankt, kämpfen sie auch gemeinsam für seine Heilung. Der therapeutische Prozeß vollzieht sich als ein Akt sozialer Gemeinschaftlichkeit, dementsprechend supraindividuell. Eingedrungene Objekte werden durch augenfällige Maßnahmen wie Massagen, den Aderlaß, die Trepanation des Schädels oder das

Erbrechen und Schröpfen ausgetrieben. Böse Geister werden im Sinne eines ›Exorzismus‹ beschworen, nach dem Phänomen des Sündenbocks auf Gegenstände übertragen, die geopfert, verbrannt und damit vernichtet werden. Damit verhilft man gegenmagischen guten Geistern zum Einfluß. Tabuverletzungen gleicht man mit der Beichte aus. Stirbt ein Mitglied der Gemeinschaft, hat die böse Macht gesiegt. Unsauberkeit meidet man, da man sie als den Sitz der bösen Geister ansieht. Amulette und Fetische entsprechen weiteren Maßnahmen, Krankheiten fernzuhalten. Schließlich beschwört der Medizinmann böse Geister auch mit der Hilfe von Opfergesängen und Tänzen.

Somit ist die Einstellung des Kranken zur Zeit der ›Primitiv-magischen Medizin‹ dadurch gekennzeichnet, daß sie außerordentlich stark vom Instinkt und von Einflüssen der Magie geleitet und durchdrungen ist. Eine Einstellung voller Irrationalität, die kaum einen Vergleich mit der gegenwärtigen Krankheitsauffassung erkennen läßt.

Doch hat die primitiv-magische Medizin auch Erfolge aufzuweisen. Auf ihrer Positivseite steht der Erfolg ihrer Therapie, die den Menschen weitgehend vor der Gefahr einer neurotischen Entgleisung schützt. Auch wenn sie diesen Erfolg in nicht geringem Maße der Suggestivkraft verdankt, die auf der Unselbständigkeit des Primitiven und dem Nimbus oder der Autorität des Medizinmannes beruht, erspart sie dem Stammesangehörigen Anpassungsschwierigkeiten an seine soziale Umgebung. Dieser Prozeß steht im Gegensatz zur seelischen Störung des Neurotikers, dessen Befindlichkeit man in nicht geringem Maße auf seine soziale Isolierung zurückführt. Den erkrankten Primitiven trägt die Gemeinschaft; sie war schuld an seiner Erkrankung, deshalb beteiligt sie sich jetzt auch an seiner Gesundung. Innerhalb seines sozialen Gefüges ist der Primitive gesund; neurotisch würde er, müßte er darauf verzichten. Aus dieser sozialen Einbezogenheit und Bindungskraft heraus dürfte die Primitiv-magische Medizin mehrere Jahrtausende überstanden haben.

3. Auf dem Weg zur Erkenntnis

Die ›Archaische Medizin‹ (3000 v. Chr. bis 460 v. Chr.)

Der Historiker Owsei Temkin prägt 1930 den Begriff der ›Archaischen Medizin.‹ Sie umfaßt die Heilkunden *Altägyptens, Mesopotamiens* und die *älteste griechische Medizin*. Damit nimmt sie den Raum zwischen der Urmedizin und der Medizin zur Zeit des Hippokrates ein. Nicht von ungefähr deckt sie sich mit der kulturellen Entwicklung der genannten orientalischen Reiche. Zeitlich versetzt konnte man sie auch bei Indern und Chinesen, in Peru und Mexiko antreffen.

Innerhalb der medizingeschichtlichen Epoche der Archaik büßt die Magie von ihrer Stellung, das Wesen der Krankheit zu deuten, ein und überläßt diesen Platz zunehmend rationalen Überlegungen. Der Altphilologe Wilhelm Nestle vergleicht diese geistesgeschichtliche Entwicklung mit dem »Weg vom Mythos zum Logos«. Doch bleibt es in vielen Teilbereichen bei ersten Ansätzen; auch rationales Denken wird noch von der Magie beeinflußt.

Dieser anscheinend so plötzlich vollzogene Fortschritt entspricht in Wirklichkeit einem Reifeprozeß, der schon im 6. Jahrtausend vor der Zeitrechnung beginnt. Es entstehen erste große Staatengebilde, Städtekulturen mit differenziertem gesellschaftlichem Aufbau, mit aufgegliederter Wirtschaft und zwischenstaatlichem Handel. Es entwickelt sich eine staatliche Religion, es bildet sich ein regelrechter Ärztestand heraus. Von jetzt an kann auch in schriftlicher Form festgehalten und damit verbreitet werden, was man auszusagen hat. Die Medizin verliert ihren geheimnisvollen Charakter, es kommt zu ihrer »Entzauberung« (Charles Lichtenthaeler).

Die archaische Medizin zeichnet eine sachliche Krankheitsbeschreibung aus, wobei sie häufig die Situation eines kranken mit der eines gesunden Menschen vergleicht. Damit bringt sie es zu einer recht großen diagnostischen Fertigkeit. Ihre Beobachtungen gliedert sie systematisch und faßt sie zu Krankheitseinheiten zusammen, wenn sie dabei auch nur selten zu ihren Ursachen durchzudringen vermag und ihre Vorstellungen noch nicht völlig frei von magischen Bezügen sind. Immerhin versucht der Arzt, sich Klarheit über manche Krankheitszusammenhänge zu verschaffen. Ein Krankheitsfall: »Du findest einen Mann, indem er seiner beiden Arme und Beine nicht mächtig ist, daß er Harn verliert... Du sagst dazu ›einer mit einer Verschiebung an einem Wirbel seines Nakkens ...‹ Eine Krankheit, die man nicht behandeln kann.«

Spekulative und nicht selten sogar falsche Krankheitserklärungen gehen zumeist aus einer Mißdeutung physiologischer Funktionsabläufe hervor. Für den Arzt der Archaik nimmt die Luft ihren Weg geradewegs ins Herz, von dort in die Lungen und danach in den Bauch, der Harn bildet sich im Herzen und gelangt von dort in die Blase. Noch reichen die anatomischen Studien nicht aus, solche Vorstellungen zu verhindern oder zu korrigieren. Zu einer eigenen Krankheitslehre ist die archaische Medizin daher nicht in der Lage, doch wird sie zum Vorreiter einer Entwicklung, die diesen Schritt vollziehen wird.

Der Krankheitsvorsorge gelten Maßnahmen der Hygiene, jetzt auch durch öffentliche Einrichtungen wie Kanalisationssysteme, Kloaken oder Badeanstalten. Der Pharmazieschatz weitet sich aus und bleibt für viele Jahrhunderte bestimmend. Ärzte behandeln bereits nach einzelnen Disziplinen, es gibt den Arzt für die *Augen*, den *Kopf*, den *Unterleib* und für *Innere Krankheiten*. Der Arzt gelangt zu gesellschaftlichem Ansehen. Eine schlechte Prognose verbietet den ärztlichen Eingriff, Kunstfehler werden geahndet: »Ein Arzt öffnet jemand eine Geschwulst mit dem Operationsmesser und zerstört das Auge. Man haut dem Arzt die Hände ab.«

Die archaische Medizin selbst sollte keine bedeutsame Zukunft haben. Entweder versinkt sie spurlos mitsamt den Völkern, die ihr anhingen, oder sie wird von Lehrmeinungen verdrängt, die ihr überlegen sind, etwa der griechischen, der arabischen oder der westlichen Medizin. Nur Relikte ihrer Krankheitsauffassungen erhalten sich bis zum heutigen Tage. Man begegnet ihnen beispielsweise in der chinesischen Akupunktur. Diese geht davon aus, daß sich die Tätigkeit der Organe innerhalb des menschlichen Organismus nach einem Prinzip vollzieht, das mit den Vorgängen in der Natur vergleichbar sei, und unterteilt diese Situationen daher in die polaren Zustände des ›Jin‹ oder des ›Jang‹. Einfluß auf solches Geschehen versucht der Akupunkteur über ›Meridiane‹ zu erreichen, unter denen er sich den ganzen Körper durchziehende Bahnen von Kraftströmen vorstellt. Nehme er auf sie Einfluß, könne er damit die Lebensvorgänge im Körper des Menschen beeinflussen. Heute weiß man, daß der Nadelstich in erster Linie die Ausschüttung von Gewebshormonen bewirkt, die ihrerseits eine Wirkung im Organismus entfalten und dabei nicht etwa den Wegen der Meridiane folgen, sondern dem normalen Blutstrom.

Innerhalb der archaischen Medizin ist der Schritt von einer irrationalen zu einer mehr rationalen Weltsicht nicht zu verkennen. Ansichten, die noch von Magie und Mythos bestimmt sind, verlieren zunehmend an Gültigkeit. Dieser Schritt stellt die Voraussetzung für den Aufbau der wissenschaftlich orientierten Medizin in den letzten 600 bis 500 Jahren vor der Zeitrechnung dar und läßt ihre Bedeutung erkennen.

Die ›Archaische Medizin‹ erlaubt es dem Menschen ihrer Zeit, seine eigene gesundheitliche Situation jetzt mit mehr Sicherheit zu deuten als zuvor; selbst dann, wenn ihm die Erkenntnisse dieser Medizin auch in den meisten Situationen die eigentliche Krankheitsursache noch vorenthalten muß. Vor allem aber kann sie ihm durch die von ihr vollzogenen Individualprognosen das Gefühl vermitteln, daß er von jetzt an in seiner individuellen, also seiner eigenen gesundheitlichen Verfassung angesprochen und berücksichtigt wird.

Die erste medizinisch-wissenschaftliche Theorie

Die ›Hippokratische Medizin‹ (5.Jahrhundert v.Chr.)

Mit dem griechischen Arzt Hippokrates (460 bis etwa 377 v. Chr.) betritt im 5. vorchristlichen Jahrhundert eine Person die Szene der Medizingeschichte, von der man nicht viel mehr weiß, als daß sie ein Sproß der berühmten Ärztesippe der Asklepiaden (zurückgeführt auf den griechischen Gott Asklepios) auf der griechischen Insel Kos geboren wurde und den größten Teil der griechischen Welt und ihrer östlichen Nachbarländer bereiste, wie es dem damaligen Brauch eines ›Wanderarztes‹ entsprach. Da sich damit seine biographischen Daten erschöpfen, ist sein persönlicher Beitrag zur Hippokratischen Medizin des 5. vorchristlichen Jahrhunderts nicht sicher zu bestimmen. Doch selbst, wenn nicht jedes Schriftstück, das seinen Namen trägt, auch von ihm selbst verfaßt ist, und nicht jede Ansicht von ihm geprägt worden ist, die man ihm unterstellt, muß sein Einfluß auf die Krankheitsvorstellungen seiner Zeit maßgebend gewesen sein: Eine umfangreiche Epoche der Medizin trägt seinen Namen, die Ärztegenerationen vieler Jahrhunderte sehen in ihm ein Vorbild für ihre eigene Tätigkeit, und noch manche ihrer heutigen Ansichten messen sich an seinen Vorstellungen. Unabhängig von dem, was nur dem Bereich der Legende und den heroisierenden Erzählungen seiner Zeit zuzuschreiben wäre, läßt sich daraus auf die Bedeutung seiner Person schließen.

Zwischen Philosophie und Beobachtung

Die Heilkunde zur Zeit des Hippokrates profitiert von der Blütezeit des antiken Griechenland, von seinen Philosophen, Naturwissenschaftlern, Mathematikern und Physikern. Von den Vorsokratikern, den Naturphilosophen, übernehmen sie den Begriff der

›Physis‹ = Natur, noch heute als Ausdruck der *körperlichen* Erscheinung des Menschen gebräuchlich, des ›Kosmos‹ = Ordnung und des ›Nomos‹ = Naturgesetz, und vergleichen diese Begriffe mit den Verhältnissen beim gesunden und kranken Menschen. Von ihnen übernehmen die Ärzte das »Analogiedenken«, jenen für jeden Erkenntnisprozeß wichtigen Schritt des Vergleiches von Erscheinungen und den daraus abzuleitenden Folgerungen für ihre Gemeinsamkeit. Erstmals in der Geschichte der Medizin versucht der Arzt zu einer *ganzheitlichen* Betrachtung des kranken Menschen zu gelangen.

Ganzheitlich bedeutet zunächst einmal, daß sich der Arzt mit vielen Gegebenheiten aus der Umgebung des Kranken vertraut macht. Mit dem Klima, der Beschaffenheit von Boden und Gewässern, der Wirkung von Sonne und Wind, dem Verlauf der Jahreszeiten in gewöhnlicher oder ungewöhnlicher Form, der Wetterlage und ihrem plötzlichen Umbruch. Er fragt sich damit nach den Ursachen, die einem epidemischen Krankheitsgeschehen zugrunde liegen könnten.

In der Beobachtung des Menschen gelangt er zu großer Perfektion. Der Arzt unterscheidet ihrer Wesensart nach den sprunghaften und oft heiteren ›Sanguiniker‹ von dem schwer ansprechbaren und langsamen ›Phlegmatiker‹. Dem ›Choleriker‹, dem er nachsagt, er sei aufbrausend und unbefriedigt, stellt er den schwerblütigen und herabgestimmten ›Melancholiker‹ gegenüber. Der Arzt geht in seinen Überlegungen vom Alter, dem Geschlecht und den Lebensgewohnheiten seines Patienten aus. Er weiß bereits aus der Erfahrung, daß derjenige schneller gesundet, der gesunden will, und daß seine Prognose verschlechtert, wer die Hoffnung aufgibt. Damit mißt der Arzt auch der Einstellung des Kranken zu seiner Situation eine große Bedeutung bei. Da selbst unter den gleichen Bedingungen nicht jeder Betroffene erkranken muß, hebt der griechische Arzt auf andere, krankheitsverstärkende Einflüsse ab. Als solche kennt er vor allem die Ernährung und die Übermüdung. Damit nähert er sich bereits einem Krankheitsverständnis, das die heutige Medizin multikausal nennen würde.

Eine zentrale Stellung innerhalb der Hippokratischen Medizin nimmt die Krankheitsvorausschau ein, die ›Prognose‹. Dabei richtet sich der Arzt weniger nach bestimmten Krankheitsvorbildern, wie es den heutigen Arzt veranlassen würde; es fehlt ihm noch die Sicht der Krankheitszusammenhänge. Mehr sind ihm seine Erfahrung und das Geschick seiner Beobachtung behilflich, von einzelnen ›Symptomen‹ auf einen bestimmten Krankheitsverlauf zu schließen.

Die Krankheitsabweichungen unterteilt er in drei unterschiedliche Leitbilder: den ›Katarrh‹, das ›Rheuma‹ und das ›Wechselfieber‹. Dem Arzt aus Kos ist der Katarrh als eine Maßnahme der Reinigung im gleichen Maße bekannt wie dem heutigen Arzt. Das Wort Rheuma leitet er von »Fluß« ab und beschreibt damit die wechselhaften Erscheinungen des Krankheitsbildes eines Rheumatismus. Dieser Wechsel stellt noch heute eine Leitlinie für diese Erkrankung dar. Das Wechselfieber entspricht seinen Beobachtungen bei der Malaria, die zu seiner Zeit viele Landstriche heimsucht. »Wenn die Hände in akutem Fieber sich vor dem Gesicht herumbewegen, im Leeren etwas zu haschen suchen, Flocken von den Kleidern abzupfen und Fäserchen sammeln und Spreu von den Wänden abzureißen versuchen, so ist das alles schlimm und tödlich« entspricht der Beschreibung eines Fieberdelirs, die auch heutzutage nicht anders ausfallen würde. Dem Arzt der Antike signalisiert solche Beobachtung den ungünstigen Ausgang der Krankheit.

Ein hoher ethischer Anspruch kennzeichnet das Verhältnis des Arztes zu seinem Patienten und zu seinem Beruf. Der ›Eid des Hippokrates‹ gibt diese Einstellung wieder. Er ist Bestandteil der Schriftensammlung des »Corpus Hippocraticum« und wird noch von vielen Ärzten der Gegenwart als eine Art Selbstverpflichtung angesehen. In ihm ist die Rede vom »besten Vermögen, Nutz und Frommen für den Patienten«, dem »Bewahren vor Schaden und willkürlichem Unrecht«, der »Verweigerung der Selbstmordhilfe und Abtreibung«, der »sittlichen Auflagen im Verhältnis zu den Patienten und auch den Sklaven« und von der »Verschwiegenheit der gesundheitlichen Belange des Patienten«. Es wird überliefert, daß der koische Arzt im Umgang mit seinem Patienten vorsichtigzurückhaltend und abwägend, jedoch, wo es erforderlich werde, auch von wissenschaftlicher Kühnheit gewesen sei. Man soll ihm den Stolz auf jede neue Einzelerkenntnis angesehen haben.

Theorie ja, Wirklichkeit nur bedingt

Dem Arzt der Hippokratischen Medizin – man nennt sie auch nach der griechischen Insel Kos, auf der sie sich entwickelt, die ›Koische Medizin‹ – ist eine Krankheitsdeutung im heutigen Sinne nicht möglich, da sein erkenntnistheoretisches Wissen dazu nicht ausreicht. Seine Krankheitslehre entspricht einer Säftelehre, auch ›Humoralpathologie‹ genannt. Sie bleibt zwar bis in das 19. Jahrhundert unwidersprochen, doch ist sie spekulativ und entspricht nicht mehr den Krankheitsursachen, wie sie spätere Generationen oder gar die heutige Medizin sehen. Ungeachtet dessen geht sie als ein wichtiger Entwicklungsabschnitt in die Medizingeschichte ein.

In der Abwandlung naturphilosophischer Überlegungen entscheiden ihrer Ansicht nach vier Säfte über die Gesundheit eines Menschen; ihre Harmonie, die ›Eukrasie‹, begünstigt sie, ihr Gegenteil, die ›Dyskrasie‹, beeinflusse sie nachteilig. Den genannten Säften begegnet der Arzt in der Form des Blutes, des Schleimes, der gelben Galle oder der schwarzen Galle. Die ›Dyskrasie‹, so sah es der hippokratische Arzt, führt zu einer Entmischung der Säfte, die ihrerseits einen speziellen Krankheitsstoff ausscheiden, etwa den Schleim bei einem Katarrh oder den Eiter bei einer Wunde. Bleibt er im Körper zurück, rechnet der Arzt mit der Rückkehr der Erkrankung oder einem ungünstigen Ausgang.

Der therapeutische Ansatz der Hippokratischen Medizin entspricht der Art ihrer Krankheitsdeutung und folgt den vier Grundsätzen » Nützen oder wenigstens nicht schaden« (»primum nil nocere«), »Bekämpfung der Leiden durch entgegengesetzte Maßnahmen« (»Contraria contrariis«), »Mäßigung« und » Alles zur rechten Zeit«. Eine Gefährdung der oberen Körperhälfte veranlaßt ihn zu Maßnahmen in ihrem unteren Bereich, zu Abführmaßnahmen, jene der rechten Körperseite zu einem Aderlaß am linken Arm. Werden kranke Stoffe nicht mit dem Harn oder Stuhl ausgeschieden, wird man sie dem Körper mit schweißtreibenden Maßnahmen zu entziehen versuchen. Das Schleimlösen, ›zum Brechreiz anhalten‹, das Abführen und ›zur Ader lassen‹ werden zu den eigentlichen Behandlungsmaßnahmen ihrer Zeit, manches davon erscheint dem heutigen Menschen vertraut.

Man kann zusammenfassen, daß die hippokratische Krankheitslehre den Arzt dazu anhält, sich erstmals rational mit dem Wesen der Krankheiten auseinanderzusetzen und auf diesem Wege zu neuen Erkenntnissen zu gelangen. Sie eröffnet den Weg zu wissenschaftlich fundiertem Denken und zu einer ersten ›Medizinisch-wissenschaftlichen Theorie‹. Innerhalb ihrer Maßnahmen der Prävention, also der Krankheitsvorsorge, der Diagnostik und der Therapie versucht sie den Menschen in seiner Gesamtheit zu erfassen und seinen individuellen Eigentümlichkeiten Rechnung zu tragen. Sie sieht sich unter ein Sittengesetz gestellt, das sie im Dienst am Patienten verpflichtet. Keine Epoche vor oder nach ihr kann wertvollere Maximen für sich in Anspruch nehmen. Andererseits bleiben die Möglichkeiten beschränkt, ihre Absichten umzusetzen. Das entspricht auch den Folgerungen, die der Mensch ihrer Zeit, der Kranke, für sich und seine Auffassung vom Wesen der Krankheit daraus gezogen haben konnte.

Die Krönung oder Galen

Die Vorstellungen der koisch-hippokratischen Medizin finden eine Art Krönung durch einen Arzt, der zwar griechischer Geburt ist, aber »gerne ein Römer sein wollte«, wie es Historiker sehen: Galen (129 bis etwa 200 n. Chr.). In Pergamon geboren, verbringt er dort auch seinen Lebensabend. Während vieler Jahre seines bewegten Lebens lebt und arbeitet er als Arzt in Rom, der römische Kaiser Marcus Aurelius (121-180 n. Chr.) ernennt ihn zu seinem Leibarzt.

Der Einfluß Galens auf die abendländische Medizin ist außerordentlich groß. Das überlieferte medizinische Wissen versteht er zu konzentrieren und gleichzeitig zu erweitern. Als »Galenismus« beherrschen seine Ansichten Medizin und Ärzte bis in den Beginn des vergangenen Jahrhunderts. Sein Ruhm begründet sich auf 22 der Medizin gewidmete Buchbände, die insgesamt 20000 Seiten umfassen. In ihrer Vielfältigkeit stellen sie eine Enzyklopädie antiker Wissenschaft und Philosophie dar. Weitere Arbeiten beziehen sich auf die Anatomie, die Physiologie und Pathologie und beschäftigen sich mit diätetischen und philosophisch-ethischen Überlegungen. Als Arzt, Naturforscher, Philologe und Philosoph erweist sich Galen als ein Kosmopolit. Durch eigene Forschungen gelingt es ihm, viele bestehende Hypothesen zu belegen.

Er wird zum angesehensten Anatom seiner Zeit und ist dadurch in die Lage versetzt, von den Geheimnissen der großen Körperorgane wie Leber, Lunge, Herz, Gehirn und Rückenmark mehr zu wissen als andere Ärzte. Das macht ihn berühmt und erfolgreich. Viele falsche anatomische Vorstellungen rückt er zurecht. Er unterscheidet die Krankheiten nach Gattungen und Art, trennt angeborene von erworbenen Leiden und vermutet auch latente Erkrankungen. Damit entspricht Galen einem neuen Einteilungsprinzip. Seine Verehrung des Hippokrates kommt darin zum Ausdruck, daß er dessen Lehrmeinungen systematisiert und einen wissenschaftlichen Nachlaß erstellt.

Eine ›Gesundheitslehre‹ nennt sich seine Zuwendung zu 6 wichtigen körperlichen Funktionen, leicht mißverständlich von ihm als »sex res non naturales« bezeichnet. Sie beherrschen bis in das 19. Jahrhundert die Gesundheitsvorstellungen der Ärzte. In seiner Lehre bringt er die Bedeutung von Luft, Bewegung bzw. Ruhe, Schlafen bzw. Wachen, die Nahrungsaufnahme, die Ausscheidungen oder Verhaltungen sowie die Seelenaffekte zum Ausdruck. Ein modernes Brevier gegen den Streß könnte keine besseren Empfehlungen enthalten. In die Vorsorge für seine Kranken bezieht Galen deren individuelle Konstitution und die Gegebenheiten ihrer Lebensbedingungen ein. Er unterscheidet verschiedene Maßnahmen der Behandlung, je nachdem, ob sie der Vorbeugung einer Erkrankung dienen, ihre Ursachen zu bekämpfen versuchen oder sich darauf beschränken, Krankheitssymptome zu beseitigen. Eine vergleichbare therapeutische Einstellung ist auch heute noch Ärzten eigen.

Für Galen stellen Krankheit und Gesundheit die wesentlichen ›Grundbefindlichkeiten‹ des Menschen dar. Doch kennt er zwischen diesen Möglichkeiten einen weiteren Raum. Er bezeichnet ihn mit »neutral« und gibt damit zu erkennen, daß es sich hier um gesundheitliche Situationen handelt, die sich von den beiden erstgenannten Zuständen abheben. Damit geht Galen von gleichen Vorstellungen aus, wie sie der Autor innerhalb seiner Darlegungen verfolgt, wenn er nach einer neuen Bestimmung von Krankheit und dem Kranksein sucht.

Galen, gewiß eine Einzelerscheinung in der Epoche der nachhippokratischen Medizin, doch eine solche, von der eine *richtungweisende* Kompetenz ausgeht.

Ihrer Bedeutung entsprechend werden die Arbeiten und Lehren Galens von den Ärzten bis in das vergangene Jahrhundert geschätzt und von ihnen bei ihrer Tätigkeit berücksichtigt. Man kann unterstellen, daß sie auch den Kranken seiner Zeit eine Orientierungshilfe darstellten und zumindest ihre Lebensweise im Sinne der Gesundheitsvorsorge günstig beeinflussen konnten. Die meisten Krankheitsursachen hingegen blieben auch ihnen noch fremd und somit die Frage des »Wann-eigentlich-bin-ich-krank?« im Grunde genommen noch unbeantwortet.

4. Vom Orient in den Okzident

Medizin in der Überlieferung

Medizingeschichte ist nicht grundsätzlich nur die Geschichte großer Erfinder oder berühmter Arztpersönlichkeiten, nicht nur die Geschichte über den Wandel der Krankheitsbilder und nicht nur die Aneinanderreihung von Erkenntnissen in Teilbereichen des Wissens, Medizingeschichte ist auch die Geschichte geistig-kultureller und religiöser Strömungen, etwa dann, wenn sie ihrer Entwicklung wesentliche Impulse verliehen haben.

Solcher Einfluß geht von den griechischen Naturphilosophen ebenso aus wie später vom Islam und dem Christentum oder vom Humanismus, der Renaissance und der Aufklärung des abendländischen Mittelalters. Diese Abfolge entspricht gleichsam dem Weg, auf dem medizingeschichtliches Wissen tradiert wird. Ihn soll der Leser in dem folgenden Buchabschnitt beschreiten.

Das Erbe: Die Medizin des Hellenismus

Nachdem die Medizin des antiken Griechenland zu einer *einheitlichen* Meinung und Krankheitsauffassung gefunden hat, fällt sie während ihrer hellenistischen Epoche als sogenannte Medizin des Hellenismus der Zersplitterung in die unterschiedlichsten Ansichten anheim.

Zunächst gerät sie noch im griechischen Mutterland erneut unter mystische Einflüsse. In den Asklepieien, Tempeln also, die dem Heilgott Asklepios geweiht sind – etwa in Epidaurus, auf Kos oder in Pergamon –, betreibt man mit Läuterung durch Fasten, Gebete und Tempelschlaf sowie mit der Traumdeutung erneut magische Medizin.

Die Philosophen Platon (427-347 v. Chr.) und Aristoteles (384 bis 322 v. Chr.) beeinflussen die Ansichten und das Wissen der antiken Medizin in besonders hohem Maße. Als eine Auslassung Platons zur Medizin ist seine Ansicht über die Existenz von ›Drei Seelen‹ zu sehen. Diese stellen für ihn die *vegetative* Seele dar mit ihrer Bedeutung für die Ernährung und das Wachstum der lebenden Organismen, die *animalische* Seele, maßgebend für die Bewegung und die sinnliche Wahrnehmung, und die *Psyche*, von der Platon einen Einfluß annimmt, der »den Menschen erst zum Menschen macht«. Damit entspricht Platon, wenn auch kein Arzt, sondern nur ein aufmerksamer Naturbeobachter, erstmals einer Einteilung physiologischer Funktionseinheiten, die gar nicht so weit von der Auffassung der heutigen Medizin entfernt ist. Sie würde diese drei Seelen dem *unwillkürlichen vegetativen* Nervensystem zuordnen, das für die Steuerung auch der Ernährung und des Wachstums bedeutungsvoll ist, dem *willkürlichen cerebrospinalen* Nervensystem, das unter anderem auch die Funktion der Bewegungsabläufe und die sinnlichen Wahrnehmungen steuert, und schließlich der *Psyche* mit den gleichen Bedeutungsinhalten wie zu Zeiten Platons. Kein Geringerer als der berühmte griechisch-römische Arzt Galen übernimmt die drei Seelen Platons in seine Lehre; er nennt sie dann die ›Drei Pneumata‹.

Aristoteles widmet sich selbst der vergleichenden Anatomie, der Zoologie und Biologie und teilt erstmals die Wissenschaften in unterschiedliche Sachgebiete auf. Sein Schüler Theophrast (372-287 v. Chr.) hinterläßt namhafte botanische Schriften, andere Schüler betreiben Geschichtsforschung oder entwerfen auf die Anregung ihres Lehrers hin richtungweisende Werke über die Anatomie, die Diätetik, die Hygiene und die Chirurgie.

Während der 1. Hälfte des 3. Jh. v. Chr. siedeln zwei berühmte Ärzte der hellenistischen Zeit, Herophilos und Erasistratos, die in Griechenland geboren und dort ärztlich ausgebildet sind, nach Alexandrien über und spiegeln damit die Verlagerung des medizinischen Schwerpunktes wider, die sich in diesem Jahrhundert vollzieht. Nach der Gründung Alexandriens (332 v. Chr.) durch Alexander den Großen (356-323 v. Chr.) und den Verlust seines Reiches legen die ihm nachfolgenden Ptolemäer den Grundstein für die ›Alexandrinische Schule‹ der Medizin. Ärzte und Naturforscher von Rang und Namen wenden sich ihr zu. Sie überdauert fast eintausend Jahre und erlangt eine gleich weltweite Bedeutung wie die Kultur und Politik jener Zeit. Auf über 500 000 Papyrusrollen hält man in eigens dafür errichteten Bibliotheken fest, was bisher über die Medizin bekannt ist. In einem Arbeitsgang, der mehr als 100 Jahre beansprucht, entsteht die ›Hippokratische Sammlung‹, so wie sie heute zur Verfügung steht.

Seinen Ruf als das wichtigste medizinische Zentrum seiner Zeit erlangt Alexandrien durch die Erfolge seiner Forschung. Die Obduktion Toter ermöglicht anatomische Kenntnisse, wenn offenbar auch mehr der Zufall als die systematische Suche über ihren Fortschritt bestimmt. Frühere Ansichten werden als falsch erkannt und revidiert: Man sieht die Eileiter nicht mehr in die Blase, sondern in die Gebärmutter einmünden und erkennt, daß die Blutgefäße nicht mit Luft, sondern mit Blut gefüllt sind. Man unterscheidet die Arterien von den Venen und nimmt eine Verbindung zwischen ihnen als den beiden Teilen des Kreislaufsystems an. Die Quelle der Urinproduktion stellen für sie nicht weiterhin die Eingeweide, sondern die Nieren dar, den Sitz der Seele verlagert man vom Herzen in das Gehirn. Auch nach heutiger Ansicht berechtigt sieht man seine vielen Windungen, denen man bei der Sektion begegnete, als den Ausdruck der hohen Entwicklungsstufe des Menschen an. Ausfälle nach Rückenmarksverletzungen lassen Ärzte die Bedeutung des Nervensystems vermuten. Man beschreibt die Herzklappen. Die männlichen Hoden vergleicht man mit den Eierstöcken der Frau und erkennt sie bereits als die Bildungsstätte des Samens.

Auf dem Gebiet der Therapie spielen neben Heilstoffen auch physikalische Maßnahmen in der Form von Massagen und der Gymnastik eine besonders wichtige Rolle. Chirurgen widmen sich nicht nur Unfallfolgen etwa durch die Amputation von Gliedmaßen, sondern entwickeln operative Eingriffe, eröffnen Leibeshöhlen, betreiben plastisch-chirurgische Eingriffe und entfernen die stargetrübte Linse aus dem Auge. Eine Lehre über die Geburtshilfe entspricht vielen noch heute gültigen Ansichten.

Dieser Bereicherung des Wissens steht die bereits erwähnte hoffnungslose Zersplitterung von Ansichten gegenüber. Historiker sehen darin die typischen Erscheinungen einer *nachklassischen* Epoche, des Suchens nach neuen Erkenntnissen, nachdem man mit seinen eigenen Erfolgen unzufrieden ist. Im Überschwang solcher Absichten entwickeln sich neben wertvollen Theorien auch Mutmaßungen, ›Pseudotheorien‹. Den Erscheinungen in der Natur zwingt man mehr seine eigene Meinung auf, als daß man ihnen folgt. Die ›Methodiker‹ beispielsweise folgen dem Atomismus, einer Modephilosophie. Ihre Anhänger vergleichen die Zusammensetzung des menschlichen Körpers mit Atomen. Die unterschiedliche Weite ihrer Hohlräume, die sie bildeten, sehen sie als ein Zeichen der Gesundheit oder der Krankheit an. Die ›Pneumatiker‹ halten das Pneuma (gleichbedeutend mit Hauch, Geist, Atem oder

Kraft) für das Lebensprinzip. Die ›Empiriker‹ lehnen jede Theorie ab und beziehen ihre Vorstellungen vom Wesen der Krankheit nur auf die eigene Erfahrung, Die ›Eklektiker‹ schließlich wählen sich von ihnen tauglich erscheinende Teile aus und bilden daraus eine eigene Theorie.

So kann sich der Mensch des Hellenismus nicht mehr wie zu Zeiten der klassischen Antike in eine einheitliche Krankheitslehre eingebettet fühlen. Er ist von der philosophischen Richtung abhängig, der er anhängt; ihre Ansichten werden für ihn maßgebend.

Der Zwischenträger: die Byzantinische Medizin

Die nachfolgende Epoche der Medizin trägt den Namen der 330 n. Chr. von Konstantin dem Großen gegründeten Stadt Byzanz. Die Historiker sprechen von einer ›Byzantinischen Medizin‹ und sehen als ihre gestaltenden Kräfte den Einfluß durch Rom und das Christentum an. Rom meint die Überlieferung des Gedankengutes römischer Medizin, Christentum die Auswirkungen der christlichen Lehre auf die Pflege des Kranken, die einen breiten Raum in ihr einnimmt.

Große Arztpersönlichkeiten bringt die Byzantinische Medizin nicht hervor. Ihre eigentliche wissenschaftliche Leistung beruht auf der systematischen Aufbereitung des ihr überlieferten Wissens. Das Mönchswesen, um das 3. bis 4. Jahrhundert in Ägypten entstanden und von dort nach Syrien und in andere orientalische Provinzen getragen, erfährt eine Förderung. Es werden Klöster gegründet, in denen man Kranke versorgt. Erstmals kann man von Hospitälern und Krankenhäusern sprechen. Die christliche Karitas bestimmt die Einstellung zum Kranken, ihr verdankt er selbst das Gefühl der Geborgenheit.

Andere Bereiche erfahren durch die veränderten geistigen Dimensionen eher einen Rückschritt. Als einer heidnischen Maßnahme enthält man sich der Anwendung von Medikamenten fast völlig und bedient sich statt dessen nach dem Vorbild der Evangelien des Gebetes, des Exorzismus oder anderer irrationaler Methoden. Rom übernimmt den philosophischen und rhetorischen Teil der griechischen Kultur: Virgil folgt einem Homer, die lateinische der alexandrinischen Lyrik und die lateinische der attischen Komödie, doch im Bereich der Naturwissenschaften gibt es keine rühmliche Nachfolge (Ch. Lichtenthaeler). Zu dem Arzt Roms war Galen geworden.

Von einem beginnend naturwissenschaftlichen Verständnis seiner Krankheit ist der Mensch während der byzantinischen Zeit der Medizin in die Welt religiös-mystischer Krankheitsdeutung zurückversetzt worden. Für sein Krankheitsverständnis bedeutet das Regression und nicht Fortschritt.

Der Bewahrer: die Arabische Medizin

Der Weg, den die Medizin von ihrer Wiege in das abendländische Mittelalter nimmt, führt über das islamische Morgenland, vermittelt durch syrische, persische und arabische Gelehrte, entlang der Küsten des östlichen Mittelmeeres und Nordafrikas und betritt mit Spanien das europäische Festland. Innerhalb dieser Epoche der Arabischen Medizin wird das Wissen der koisch-hippokratischen, der galenischen und römisch-byzantinischen Schulen der Medizin ins Arabische übersetzt. Nachschlagewerke, ›Summen‹, deren letzte Neuauflage im 17. Jahrhundert erscheint, stellen die hervorragende Leistung jener Medizinepoche dar. Ihren Beginn datiert man auf das 6. Jahrhundert n. Chr.

Im wissenschaftlichen Bereich bleibt es bei Teilerkenntnissen. Manche von ihnen weisen die Arabische Medizin als die Wiege der Chemie und Pharmazie aus. Andererseits sind dem Chirurgen blutige Eingriffe in den menschlichen Organismus nicht mehr möglich, da sie ihm der islamische Glaube verbietet. Eine Fortentwicklung auf diesem Gebiet bleibt daher aus.

Im Schoße der islamischen Glaubenslehre gedeiht dafür in besonderer Weise die Einstellung zum Kranken. Der Glaube gebietet, ihn zu achten: »Wer einen Kranken besucht, der erhält einen Platz im Himmelreich, und wenn er von dem Besuch zurückkehrt, so werden siebzigtausend Engel über ihm bestellt, die Segnungen über ihn sprechen bis zur Nacht« (Gazzali). Oder an anderer Stelle der Überlieferung: »Der gebildete Arzt trägt Verantwortung für die gesamte Existenz des Menschen in gesunden wie in kranken Tagen … Die Medizin übertrifft die Philosophie, welche nur der Seele hilft, während die Heilkunde für Leib und Seele verantwortlich ist.« Damit stellt der Glaube während der Arabischen Medizin höchste Anforderungen an den Arzt, seine Sicht des Kranken wird umfassend.

Für die Einstellung des Menschen zu seiner Krankheit scheint bezeichnend, daß die Sprachwurzel des arabischen Begriffes für die Heilkunde ›salam‹ lautet und damit gleichbedeutend ist mit ›Frieden‹ oder ›Harmonie‹ und dabei das ›Ganze‹, das ›Gesunde‹ und das ›Heile‹ meint. Theologen und Mystiker versuchen, die Medizin zu relativieren und der Krankheit einen höheren Sinn zu verleihen: »Krankheit im eigentlichen Sinne liegt in dem vor, was dem Körper widerfährt und ihn aus dem ihm eigenen Gleichgewicht wirft, um auf diese Weise eine Störung der Funktion hervorzurufen. Im übertragenen Sinne gibt es aber auch Krankheiten, welche die Vollkommenheit der Seele beeinträchtigen wie Unwissenheit, Aberglauben, Neid oder Haß.« Der Prophet Muhammad (um 570 bis 632 n. Chr.) lehrt, den Sinn des Leidens zu erkennen und die Läuterung aus der Krankheit verstehen zu lernen.

Die Einordnung des kranken Menschen in die Gemeinschaft ist die hervorragendste Leistung der arabischen Hochkultur.

5. Am Ziel: Die Entwicklung der Abendländischen Medizin

Im Verlaufe des 12. und 13. Jahrhunderts stößt die Arabische Medizin auf jene des europäischen Mittelalters und verschmilzt mit ihr zum westlichen Zweig der Abendländischen Medizin oder, wie Ch. Lichtenthaeler sie auch nennt, zur ›Europäischen Medizin‹. Doch diese hat zu jener Zeit schon einen *eigenen* Weg hinter sich.

Medizin von Klöstern und Mönchen

Von der »weisen Frau«, dem »alten Mann« oder dem »Schäfer« wird die Germanische Volksmedizin ausgeübt und weitergetragen. Im 5. und 6. nachchristlichen Jahrhundert kehrt sie in die aufkeimenden Klöster ein und wird dort von den Mönchen aufgegriffen und fortentwickelt. Mit einem Teil überlieferter antiker Medizin bildet sie bald die frühmittelalterliche Form der ›Mönchsmedizin‹ (600-1100). Mönche werden zu den ersten ärztlichen Betreuern der Kranken, die Medizin selbst wird zu einer ›Klostermedizin‹. Sie ist auf die praktische Hilfeleistung ausgerichtet, bedient sich einfacher Heilmittel und hat durchaus noch magische Inhalte wie etwa das Dämonenwesen. Sie ist eine anspruchslose Heilkunde für gleichermaßen anspruchslose Kranke. Die Kulturverhältnisse jener Zeit sind dürftig, geistige Quellen wie jene der griechischen und römischen Medizin bleiben ihr versagt. Die wissenschaftliche Leistung der Mönchsmedizin bleibt auf die Schaffung westlicher Summen beschränkt, sie übersetzt arabische Schriften ins Lateinische.

›Mönchsmedizin‹ und ›Klostermedizin‹ entwickelt durch ihre Dienste eine unmittelbare Nähe zum kranken Menschen. Er erhofft sich von ihr leibliche und seelische Stärkung.

Das theozentrische Weltbild wird bestimmend: Die Medizin des Europäischen Mittelalters

Das Verständnis der Heilkunde des Mittelalters wird durch das theozentrische Weltbild bestimmt. Wissen einerseits und Glauben andererseits werden selten voneinander getrennt, das rationale Denken findet seine Entfaltung im Glauben. Die Bibel gibt Antwort auf alle Fragen des Alltags, auch jene, die sich mit der Krankheit beschäftigen. Doch was bedeutet das für den Kranken?

Krankheit zählt fortan zu einer Erscheinungsform des Bösen, wird als eine Folge der Sünde oder gar der Erbsünde angesehen, als eine Strafe, die Einzelne wie Völker treffen kann. Für den gläubigen Christen liegt ihr Sinn in der Erlösung von diesem Bösen. Das wird ihm in Form der Läuterung und Heimsuchung ermöglicht und in der Gelegenheit, sich dadurch Verdienste zu erwerben. Die christliche Magie bestimmt die Mittel und Methoden der Behandlung: Das Gebet, den Exorzismus, die Pilgerfahrt. Im Gegensatz zur Primitiv-magischen Medizin darf der Kranke auf Erlösung hoffen. Ihm kündigt man das Heil an, die »Heilkunde« scheint ihren Namen zu verdienen.

Durch einen Konzilsbeschluß im Jahre 1130, der den Geistlichen verbietet, die Heilkunst auszuüben, verlagert sich die Medizin von den Klöstern auf die Universitäten, aus den Mönchsärzten werden wissenschaftlich gebildete Schulärzte. Die wissenschaftliche Medizin in Westeuropa nimmt ihren Beginn. Eine erste eigenständige medizinische Fakultät entsteht im 13. Jahrhundert in Montpellier. Ist das der Gewinn für den kranken Menschen zur Zeit des europäischen Mittelalters?

Die Überlieferung faßt Fuß: Die Scholastische Medizin

Die Veränderungen innerhalb der Epoche der Scholastischen Medizin (1000 bis 1400) sind für die Entwicklung der medizinischen Erkenntnisse innerhalb des europäischen Abendlandes deshalb von großer Bedeutung, weil sich ihr der Einfluß der arabischen Wissenschaften in Europa, der ›Arabismus‹, ähnlich wie der Philosophie und Theologie mitteilt und sie befruchtet. Im Mittelpunkt ihrer wissenschaftlichen Arbeit steht das Buch, die Vermittlung von Buchwissen stellt ihr eigentliches Wesensmerkmal dar. Die Medizin wird vorübergehend zu einer Geisteswissenschaft.

Das verhindert nicht den Fortgang der wissenschaftlichen Forschung. Man trotzt der Pest, die sich im 14. Jahrhundert als »schwarzer Tod« in Seuchenzügen ungezählte Opfer sucht, und bedient sich dazu Maßnahmen der Infektionsverhütung, also der Hygiene, der Desinfektion und der Absonderung von Kranken, der Quarantäne. Dennoch kennt man den Erreger dieser Krankheit nicht und auch nicht den Weg, auf dem es zu seiner Übertragung kommt: Die Infektkette Nagetier, etwa Ratte – Floh – Mensch. Mit infektionsverhütenden Mitteln begegnet man der Lepra. Die solche Krankheit auslösenden Mykobakterien bleiben ebenso unerkannt. Sie stehen den Erregern der Tuberkulose nahe, setzen Krankheitserscheinungen an Haut, Nerven und Knochen, die ihrerseits durch Verstümmelungen zum Erscheinungsbild des Aussatzes führen. Auch die Quecksilberbehandlungen der Syphilis, der im 15. Jahrhundert in besonderem Umfang im Heer Karls VIII. auftretenden »Franzosenkrankheit«, stellt eine empirische Behandlungsmethode dar, deren eigentlicher Wirkungsprozeß den Ärzten vorenthalten bleibt. Der Erreger, das Treponema pallidum, wird erst 1905 entdeckt.

Die Geisteshaltung der Scholastischen Medizin bewirkt, daß sich der Schulmediziner von der Gruppe des Chirurgen, Barbiers und des Baders absondert. Bis zum 19. Jahrhundert bleiben Chirurgen in Zünften vereint und werden erst dann wieder in die medizinischen Fakultäten aufgenommen. In die Zuständigkeit der Barbiere fallen das Vornehmen von Aderlässen, das Schröpfen oder die Zahnextraktionen und schließlich die Behandlung von Knochenbrüchen und Wunden. Auch wenn sich der Bader zu gleichen Verrichtungen zur Verfügung stellt, sein Ansehen wird dadurch geschmälert, daß er seinem Handwerk in Badeanstalten nachgehen muß.

Die Medizin gibt sich ganz als eine empirische Wissenschaft zu erkennen. Da Sektionen wieder erlaubt sind, wird die wissenschaftliche Neugierde vorangetrieben. In den Spitälern teilen sich Mönche, Laien und Angehörige von Ritterorden in die Pflege von Kranken. Das Buchwissen erhebt die Medizin zu einer wissenschaftlichen Disziplin und führt darüber zur Gründung weiterer medizinischer Fakultäten.

Uneinigkeit im Lager der Humanisten

Während der Zeit des Humanismus überträgt sich die geistige Haltung gegenüber seinem Mitmenschen und der Welt auch auf die Medizin, man spricht von der Medizin des Humanismus. »Der Mensch wird zu einem geistigen Individuum, er erkennt sich selbst als solches« (Burckhardt).

Es fällt der Medizin jedoch schwer, sich zunächst gegenüber den Vorwürfen durchzusetzen, sie betreibe nur eine niedrige und mechanische Heilkunst. Kein geringerer als Francesco Petrarca (1304 bis 1374), Dichter und Gelehrter, von vielen als erster repräsentativer italienischer Humanist gesehen, wirft ihr vor, sie diene weniger der Wahrheit, der sittlichen Erziehung oder der Seele des Menschen als vielmehr seinem Körper. Im Zusammenhang mit der sich neuentwickelnden Verehrung Platons und Ciceros erlangen Dichtung und Kunstprosa gegenüber den Wissenschaften eine Vorrangstellung. Die Medizin tut sich deshalb schwer und erlangt einen sachgerechten Platz im Bildungsprogramm des Humanismus erst nach den Disziplinen der Philosophie und der Geschichte im Verlauf des 15. Jahrhunderts.

In sich selbst erscheint die humanistische Medizin uneins. Einerseits wendet sie sich gegen den in ihrer Zeit maßgebenden Arabismus. Dessen Ansichten sind manchen Ärzten zu weitschweifig, seine therapeutischen Maßnahmen zu polypragmatisch. Andererseits schätzen Ärzte Ansichten, die ihnen von Galen überliefert werden, sie greifen damit auf die klassische Antike zurück. Bereichert durch die Erkenntnisse der Nachfolgezeit geht deren Heilkunde in ihre Nachschlagewerke ein und bestimmt bald ihr medizinisches Gedankengut. Man spricht von einem ›Neogalenismus‹. Auf diese Weise selbstgefertigte Summen übertreffen schließlich die Ansichten der arabischen Medizin. Der römische Enzyklopädist Aurus Cornelius Celsus, obwohl kein Arzt, vermittelt die gesamte Heilkunst der Antike und wird dadurch unter Ärzten zu dem meistgelesenen Autor seiner Zeit.

Eigene wissenschaftliche Errungenschaften sind demgegenüber

gering und kaum erwähnenswert, die humanistische Epoche der Medizin ist wieder einmal mehr nicht die Zeit der großen Entdekkungen und Erfinder. Ein führendes medizinisches Werk enthält erstmals neben den Betrachtungen zur Anatomie, zur Therapie und zu den Ursachen von Krankheiten auch eine Physiologie (Lehre von den Leistungen und der Arbeitsweise der Zellen, der Gewebe und Organe der Lebewesen).

Unter dem Einfluß des Humanismus formt sie jedoch das Bild der Arztpersönlichkeit. Sein Dienst am Kranken sieht man als Ausdruck eines neuerwachten humanistischen Lebensstiles an. Das entspricht auch dem Gewinn, den der Kranke jener Medizinepoche für sich verbuchen kann.

Vielfalt bei den Renaissantes, das Phänomen Paracelsus

Im 16. Jahrhundert prägt die auch in anderen geistig-kulturellen Bereichen erfolgende Wiedergeburt der Antike das Bild der Medizin; man spricht von der ›Medizin der Renaissance‹. Doch geben sich Ärzte mit der unkritischen Übernahme des klassisch-griechischen Gedankengutes nicht zufrieden, sondern prüfen es immer wieder auf seine Richtigkeit. Dadurch entwickelt sich eine außerordentliche Vielfalt von Meinungen und Vorstellungen. Nicht weniger als sieben Strömungen bestimmen für die nächsten Jahrhunderte die Einstellung der Medizin und des Arztes zur Krankheit. Wegen des geringen Raumes innerhalb dieser Darstellungen kann dieser Prozeß nur an wenigen Beispielen verdeutlicht werden.

Als ein typischer und zugleich wichtiger Repräsentant der ›Renaissantes‹ gilt Paracelsus von Hohenheim (1494-1541). Dem geborenen Schweizer (Einsiedeln) sagen seine Zeitgenossen zu Recht einen großen Wissensdrang nach. Er ist Naturforscher, Philosoph, Theologe, Arzt und Mystiker zugleich. Seine Vielseitigkeit kommt in den Zuwendungen zum Ausdruck, die ihn umtreiben. Sie gelten neben den Gewerbekrankheiten, der Konstitutionslehre, den

Wundinfektionen, den Behandlungsmöglichkeiten der Syphilis vor allem auch der Chemie. Für Paracelsus ist Heilen ein Werk der Lebenskraft, während seines Erachtens Ärzte und Arzneien diesen Prozeß nur unterstützen, ihn fördern können.

An die Stelle der von Hippokrates überlieferten Säftelehre setzt Paracelsus eine chemische Biologie und Pathologie, die jedoch nur wenig und kurzzeitig Anerkennung findet. In seinen Vorstellungen sieht Paracelsus das Dasein des Menschen durch fünf Kreise bestimmt, die er »Ens« nennt: Ens *astrale, veneni, naturale, spirituale* und *Dei*. Damit setzt er das Haus seiner Heilkunde auf die Säulen »Philosophia«, »Astronomia«, »Alchimia« und »Virtus«. Ein offenbar utopisches Gebäude, durch das er die Medizin zum »Eckpfeiler der Universität avancieren wollte« (Heinrich Schipperges). Konkreter, berechtigt und auch unverrückbar bis zum heutigen Tage anerkannt bleibt seine Aussage, daß »nicht ein Mittel in sich, sondern nur seine Dosis« das Gift macht.

Seine Vielseitigkeit und sein forsches Engagement fordern ihren Preis. Wegen seines »Ungetüms von Lehrgebäude«, das er geprägt hat und das vor keinem seriösen Betrachter Bestand hat, wird Paracelsus von der Baseler Fakultät ausgeschlossen. So kommt es, daß ein großer Denker und gewiß auch erfolgreicher Arzt durch die spekulative Art seiner Kosmo- und Anthropologie mitsamt ihren starken Einflüssen, die sie aus der Astrologie, der Alchimie und dem Okkultismus bezogen hat, eine Randerscheinung in der Entwicklung der Medizin bleibt.

Bei den ›Philanthropikern‹ herrscht die hilfreiche Hinwendung zum Nächsten auch in der Medizin vor. Für sie ist Krankheit nicht mehr die Folge göttlichen Waltens, sondern des eigenen Verschuldens. Indem der soziale Gedanke vorherrscht, wird aus dem »besessenen Irren« ein Kranker. Jean-Jacques Rousseau(1712-1778) ruft dazu auf, sich der Kinder und Greise anzunehmen. Die Psychiatrie (Nervenheilkunde), Pädiatrie (Kinderheilkunde) und auch die Orthopädie (Lehre der Erkrankungen des Bewegungsapparates) werden zu eigenständigen medizinisch-ärztlichen Arbeitsbereichen. Man treibt Medizin auch der Prophylaxe wegen, kennt den schädlichen Einfluß durch berufliche oder gewerbliche Tätigkeiten und berücksichtigt sie in der Zukunft. Ein Zufall führt zu der Entdekkung des Mechanismus der Pockenschutzimpfung.

Doch es wird noch vielfältiger bei den ›Renaissantes‹. ›Neogalenisten‹ wirken neben ›Systematikern‹, ›Mystiker‹ neben ›Empirikern‹. Ihre jeweiligen Vorstellungen verhelfen ihnen zu der entsprechenden Bezeichnung. Neogalenisten bevorzugen das antike Gedankengut. Systematiker erschöpfen sich in einem verworrenen Federkrieg, Ansichten folgen Gegenansichten, es entwickeln sich ›Pseudotheorien‹. Empiriker verzichten auf das Denken in Theorien, für sie ist das klinische Phänomen von Bedeutung, ihre Medizin wird zu einer Beobachtungsmedizin. Nur die ›Vormodernen‹ unter den Ärzten stützen ihre Ansichten auf die Ergebnisse wissenschaftlicher Forschung, doch es entspricht einer Tragik, daß vielen ihrer Bemühungen ein endgültiger Erfolg versagt bleibt.

Wie sehr selbst die Ärzte des 17. Jahrhunderts noch vom herrschenden Mystizismus eingefangen werden, belegt ein Zitat, das sich aus dem Munde eines Anatomen jener Zeit besonders widerspruchsvoll ausnimmt: : »Der Teufel kann auf irgendeine Art in den menschlichen Körper kriechen … und ihn zu Missetaten veranlassen.«

Die medizinische Forschung kann während der Renaissance große Erfolge aufweisen. Der englische Arzt William Harvey (1578 bis 1657) weiß bereits um den Kreislauf als einem Transportsystem des Blutes, sieht jedoch seine Aufgabe lediglich in der Weiterleitung der Wärme. Andreas Vesal (1514-1564), Leibarzt Karls V., berichtigt weit mehr als zweihundert Vorstellungen Galens in bezug auf die menschliche Anatomie und Physiologie und wird dadurch zum berühmtesten Anatom seiner Zeit. Die Entdeckung und Entwicklung des Mikroskops erlaubt Einblicke in bisher verborgene Strukturen und Lebensvorgänge, Unsichtbares wird zum Maßstab des Sichtbaren und dadurch dem menschlichen Auge eine neue Welt erschlossen. Der Naturforscher und Anatom Marcello Malpighi (1628-1694) entdeckt mit seiner Hilfe die kapillaren Verbindungsgänge zwischen Arterien und Venen in der Lunge des Frosches und verbindet dadurch beide Teile des Kreislaufs zu einer Einheit, zu einem geschlossenen System. Die Bedeutung der roten Blutkörperchen und vieler anderer von ihm entdeckten morphologischen Bestandteile des Blutes weiß er noch nicht zu erkennen. Die Forschungsergebnisse erlauben es allmählich, für die Zukunft auf das Hilfsmittel Analogieschluß zu verzichten. Sie bewirken auch, daß sich die Ärzte zunehmend von der Säftelehre des Hippokrates abwenden und die neuen Erkenntnistheorien aufgreifen.

Beispiele, die belegen, daß selbst bahnbrechende Entdeckungen großer Ärzte und Forscher im Verlaufe des 16. und 17. Jahrhunderts nicht ausreichten, der Medizin zur Erstellung neuer Kategorien, zu einem Umbruch und Umdenken zu verhelfen. Zu der eigentlichen Revolution, die schließlich zur Modernen Medizin führen sollte, kommt es erst später; dazu hatten sie bestenfalls den Boden bereiten können.

Im stillen Kämmerlein: der Umbruch zur Modernen Medizin

Der Übergang zur ›Modernen Medizin‹ und somit zur Medizin der Gegenwart vollzieht sich für den Geschichtshistoriker Ch. Lichtenthaeler weniger in der Folge einer spektakulären Entdeckung oder einer neuen Krankheitslehre, sondern einer neuen *Arbeitsmethode*. Sie entspricht einer jener Zeitströmungen, von denen bereits die Rede war und von denen berichtet werden konnte, daß sie immer wieder auch die Entwicklungen in der Medizin beeinflußt haben. Zeitströmung meint in diesem Falle den bereits von anderen naturwissenschaftlichen Fakultäten beschrittenen Weg eines Arbeits- und Forschungsprinzips, das man das *Experiment* nennen kann. Es wird von der Medizin übernommen; ›Experimentelle Medizin‹ wird so beinahe zu einem Synonym für ›Moderne Medizin‹.

François Magendie (1783-1855), ein französischer Physiologe, Pharmakologe und Spitalarzt, verleiht der Medizin diesen Anstoß. Er beharrt auf dem Standpunkt, daß auch die Medizin zu einer erfolgreichen Disziplin werden könne, sobald sie sich der Denkweise der exakten Naturwissenschaften anschließen würde. Da ein Lebewesen von den gleichen chemischen und physikalischen

Gesetzen abhängig sei wie die Prozesse in der unbelebten Natur, könne man ihre Erfahrungen auch auf die Medizin übertragen. So also kommt es auf dem Weg über das Experiment und die Nutzung der Technik zur Entwicklung der Modernen Medizin. Da sich dieses in Paris vollzieht, wird die dortige Akademie der Wissenschaften zum geistigen Mittelpunkt der Erneuerung.

In Paris zeugt die Situation im 18. und 19. Jh. von Fortschritten auf vielen Gebieten, A. M. Ampère entdeckt den Magnetismus, A. J. Fresnel stellt die Wellentheorie des Lichtes auf, N. L. Carnot weist auf das Prinzip der Thermodynamik hin, der bekannte Chemiker A. L. Lavoisier entdeckt die chemische Zusammensetzung des Wassers und erkennt, daß die Verbrennung in einer Aufnahme von Sauerstoff beruht. Vor diesem Hintergrund entwickelt sich in der Medizin die ›Physiologie‹ als die Lehre von den natürlichen Vorgängen im menschlichen Organismus und die ›Pathologie‹, welche die Lehre von deren krankhaften gestaltlichen Entgleisungen darstellt. Betrifft sie die Form und Gestalt, wird sie zur ›Pathologischen Anatomie‹, betrifft sie die Lebensvorgänge, zur ›Pathologischen Physiologie‹. Da man bestrebt ist, seine Vermutungen fortan experimentell zu unterbauen, entwickeln sich die verschiedenen medizinischen Disziplinen zu experimentellen Wissenschaften. Schon zu Magendies Zeiten stellt man sich die Störung der Funktion als den Vorläufer der Organschädigung vor. Damit sind ihre Krankheitsvorstellungen stark auf den funktionellen Mechanismen der Lebensvorgänge aufgebaut, auf der Aussage der Pathophysiologie.

Dennoch: Die Morphologie kehrt noch einmal zurück

So sehr das Konzept Magendies in die Zukunft weist, so wenig ist es unmittelbar zu verwirklichen. Die Voraussetzungen, die dazu auch von seiten jener Disziplinen erforderlich sind, die der Medizin benachbart sind und deren Hilfswissenschaften darstellen könnten, werden erst im Laufe vieler Jahrzehnte geschaffen. So stellt die erneute Hinwendung des Mediziners auf das anatomische Substrat nur eine Art Interregnum dar.

Diese wird durch die Entwicklung des Mikroskopes und seine verbreitete Anwendung begünstigt. Auf diesem Boden entwickelt R. Virchow seine Zellenlehre, die ›Zellularpathologie‹. Sie soll endgültig die seit Hippokrates gültige Säftelehre ablösen und weniger den Säften als der Zelle des menschlichen Organismus die Hauptbedeutung für die Entstehung von Krankheiten zuordnen. Innerhalb Virchows Lehre geht jede Krankheit auf eine primäre Entgleisung der Zellfunktion zurück. Mit seiner Aussage »Omnis zellula e zellula« (Jede Zelle aus einer Zelle) weist er auf die konstanzerhaltende Bedeutung der Zelle für alle Lebenserscheinungen im menschlichen Organismus hin. R. Virchow sieht bereits in der Krankheit nicht die Wirkung des Krankheitserregers selbst, sondern die *Reaktion* des Organismus auf diese Einwirkung.

Der endgültige Aufbruch

Die von Magendie angekündigte und inaugurierte Entwicklung der Modernen Medizin findet dann doch auf breiter Basis statt. Sie umfaßt die drei Bereiche ›Klinische Chemie‹, ›Bakteriologie‹ und ›Klinisch pathologische Physiologie‹. Da diese Entwicklung zum Verständnis der gegenwärtig gültigen Krankheitsauffassung von Bedeutung ist, soll sie in ihren Grundzügen bis zur Gegenwart verfolgt werden.

Seit Beginn der genannten Entwicklung bleiben *chemische* Untersuchungen für die Deutung und Erkennung krankhafter Zustände im menschlichen Organismus von Bedeutung und werden noch zunehmend ausgebaut. Elementare analytische Verfahren weichen solchen quantitativer Auswertung und bilden damit die Voraussetzung zu ihrer Anwendung als einer Untersuchung, die für die Belange der Krankheitserkennung wichtig ist. Die Biochemie des Stoffwechsels wird systematisch erarbeitet. Mikroanalysen gehen von zunehmend geringeren Untersuchungsmengen aus, Autoanalyser erledigen diese Arbeit automatisiert. Erste Hormonanalysen werden zu Beginn dieses Jahrhunderts möglich, ebenso erste Darstellungen von Vitaminen.

Die Theorien, daß Krankheiten von Ausdünstungen etwa des Bodens, der Sümpfe und des Wassers ausgingen, werden durch die Entdeckung von *Krankheitserregern* widerlegt. Die »Bakteriologie« wird zur zweiten wichtigen Stütze in der Entwicklung der Modernen Medizin. Die Folgerungen aus der Lehre über die »Kontagiosität«, die Ansteckungsfähigkeit, bewirken eine ständige Zunahme der Lebenserwartung des Menschen. Die Bakteriologie wird wissenschaftlich betrieben, die Entdeckungen des Erregers des Milzbrands, der Tuberkulose und der Cholera durch Robert Koch (1843-1910) stellen Meilensteine dieser Entwicklung dar. Es werden Abwehrmechanismen vermutet und als solche gedeutet, die Entwicklung von Gegengiften auf den Einfluß eines Giftes hin definiert, man erkennt die Reaktion des Organismus auf solche und ähnliche Einwirkungen, das »Antigen-Antikörpergeschehen«. Der »Versuch« 606 bringt Paul Ehrlich (1854-1915) auf die Salvarsantherapie der Syphilis: die »Therapia magna sterilisans«.

Die Nutzung der Erkenntnisse, die aus der *bakteriologischen* Forschung gewonnen werden, ermöglicht die Entwicklung von Schutzimpfungen, die künstliche Immunität, und nicht zuletzt die Behandlung infektiöser Erkrankungen mit Hilfe der Antibiotika. Gegenwärtig steht die Medizin vor dem Problem viraler Krankheitsbekämpfung, wie am Problem der Aidserkrankung deutlich wird. Abstoßungsreaktionen nach Transplantationen versucht sie mit »Immunsuppressiva«, Stoffen mit dem Effekt einer Unterdrükkung von Abwehrmaßnahmen, zu überwinden, chemotherapeutisch geht sie mit zellschädigenden Stoffen gegen das Tumorwachstum vor. Medikamentös-therapeutische Weiterentwicklungen sind nicht nur denkbar, sondern folgerichtig zu erwarten.

In dem dritten Wesenszug, auf dem die Entwicklung der ›Modernen Medizin‹ beruht, der *pathologischen Physiologie*, also der Lehre von den *krankhaften* Lebensvorgängen im menschlichen Organismus oder richtiger von den Lebensvorgängen *während* eines krankmachenden Einflusses, bewahrheitet sich die Ansicht Magendies: »Die Pathologie ist pathologische Physiologie«, übersetzt »Die

Lehre der Krankheiten ist die Lehre der gestörten Körperfunktionen«.

Seither beschäftigt Ärzte und Forscher, was letztendlich die *Entgleisung* körperlicher Funktionen veranlassen könnte. Ein Prozeß, der noch heute voll im Gange ist und mit jeder Teilentdeckung ein neues, zum Teil anderes Gesicht annimmt. Auf diesem Wege gelangte man zur Entdeckung von Steuerungssystemen, wie etwa dem der Drüsen mit Innerer Sekretion oder dem des vegetativen, also unwillkürlichen Nervensystems. Es werden Veranlagungen zu krankhaften Reaktionen vermutet und im Laufe der Zeit auch definiert.

Man kennt Einzelheiten des krankheitsabweisenden Systems, des Immunsystems und muß zur Kenntnis nehmen, daß unter bisher kaum geklärten Umständen der Organismus im Zuge sogenannter Autoimmunerkrankungen seine krankmachende Wirkung gegen Teile seines eigenen Organismus richtet. Man trennt entzündliche Erkrankungen von solchen degenerativer Art und macht sich Gedanken darüber, was die Alterung des Menschen ausmachen könnte. Die Morphologie der Erbmasse muß große Teile ihrer Geheimnisse preisgeben, erbbedingte Veranlagungen und Erkrankungen werden erkannt. Und schließlich sieht man auch Beziehungen zwischen der seelischen Befindlichkeit und der körperlichen Verfassung des Menschen. Nicht zuletzt werden Sozialstrukturen in die Harmonie von Körper und Geist integriert, die Beteiligung des Menschen am Krankheitsgeschehen für wichtig gehalten. Der Klinikarzt Ludolf von Krehl (1861-1937) spricht es deutlich aus: »Der Mensch vermag seine Krankheitsvorgänge zu gestalten durch seinen körperlichen und seelischen, am besten gesagt menschlichen Einfluß auf eben diese Vorgänge. Er ist nicht nur Objekt, sondern stets zugleich Subjekt.«

Der Fortschritt der Medizin innerhalb der vergangenen zwei Jahrhunderte ist im Grunde genommen der Fortschritt der Naturwissenschaften überhaupt. Er ist aber auch der Fortschritt der Technik, die der Medizin und dem Arzt das Instrumentarium für seine Untersuchungen und seine Behandlungsmethoden zur Verfügung stellt.

Untersuchungsmethoden ergänzen oder überschneiden sich, sie können auch miteinander rivalisieren. Röntgenstrahlen, Ultraschallwellen und neuerdings Laserstrahlen haben ihre privilegierten Anwendungsgebiete, die Endoskopie ihre Domäne als eine Methode direkter Betrachtung krankhaften Geschehens, und das Skalpell des Chirurgen behält seine Bedeutung, sobald man auf keinem anderen Wege in das Innere des Menschen gelangen kann. Perfektionierte Optik ermöglicht dem Auge den direkten Zugang zu den Krankheitsprozessen, bildgebende Verfahren ihre Darstellung und präzise Auswertung. Im Szintigramm macht sich der Arzt die Anreicherung zuvor radioaktiv markierter Substanzen zur Darstellung der Stoffwechselverhältnisse eines Organes zunutze, im Computertomogramm stellt er schichtweise die gestaltmäßige Beschaffenheit von Organen oder Organsystemen dar. Die Bestimmung von Wirkstoffen und ihre Provokation durch Belastungsteste, die quantitative Erfassung von Stoffwechselgrößen und Abbauprodukten erlauben einen Einblick in den Stoffwechsel, das »Innere Milieu«. Dieser von dem französischen Physiologen Claude Bernard (1813-1878) geprägte Begriff beschreibt die Unabhängigkeit von Stoffwechselgrößen gegenüber äußeren Einflüssen und sieht sie als den Garanten der intakten Körperfunktion an. Die Eingriffe in die Erbmasse des Menschen, die Gentechnologie, und die Möglichkeiten der Organverpflanzung, ihre Transplantation, eröffnen der Medizin, dem Arzt und auch dem Kranken völlig neue, in ihren Folgen heute noch nicht zu übersehende Aspekte.

Die ›Moderne Medizin‹ hat ein umfangreiches Ordnungsprinzip für die gesundheitliche Verfassung des Menschen erstellt, auch wenn nur in ihrer negativen Ausprägung, ihrer Entgleisung, der Krankheit. Diese Ordnung verdankt sie einer Einteilung, die sich nach dem Erscheinungsbild, den Ursachen oder den Gemeinsamkeiten von Krankheiten richtet oder sie nach Organen ordnet, die von ihr befallen werden. Dem Arzt bietet sie dadurch die für eine erfolgreiche Arbeit erforderlichen Unterlagen, dem medizinischen Laien hingegen mag sie als eine Enzyklopädie erscheinen, die für ihn nicht mehr überschaubar ist. Damit vermag er ihr aber immer weniger zu folgen.

Nicht von ungefähr hat der Autor die Frage des »*Wann-eigentlich-bin-ich-krank?*« zum Thema seiner Ausführungen gemacht. Er sieht die Veranlassung dazu in der Unüberschaubarkeit der Erkenntnisse, von der er soeben gesprochen hat. Nach seiner Ansicht betrachtet sich der Mensch der Gegenwart besonders in jenen Bereichen seiner gestörten gesundheitlichen Befindlichkeit als orientierungslos, die nicht die »wirkliche« Gesundheit oder die »wirkliche« Krankheit ausmachen, sondern die den großen und wichtigen Bereich »dazwischen« ausfüllen. Für ihn sieht der Mensch kaum ein erkennbares Ordnungsprinzip, hier fühlt er sich mit seinen eigenen Vorstellungen und vielen angemessenen und unangemessenen Darstellungen und Empfehlungen alleine gelassen. An diesem Umstand, aber auch am Wesen der Krankheit selbst setzen die Bemühungen des Autors an, dem Leser zu einem besseren Verständnis zu verhelfen.

Dazu wird es erforderlich sein, daß der Leser ihm durch viele Einzelheiten der Lebensvorgänge in seinem Organismus folgt, sei es im Zustand einer *normalen* wie auch einer *gestörten* Funktion. Er wird nacheinander den möglichen *Formen* des Krankseins begegnen, den *Bedingungen*, die erst Krankheit verursachen, und schließlich ihrem *Stellenwert* innerhalb seiner gesundheitlichen Situation. Eine solche Abfolge entspricht der Einteilung des Buches.

6. Was brachte der medizinhistorische Exkurs?

Krankheit und das Kranksein sind für den Menschen nur aus den Auffassungen seiner Zeit zu verstehen, die nicht weiter reichen können, als es der jeweilige Stand des Wissens erlaubt. Einige von ihnen haben sich über Jahrhunderte hinweg erhalten, andere sind von zeitgemäßeren Ansichten abgelöst worden. Sie waren von geistig-kulturellen Strömungen, von der Entwicklung der Naturwissenschaften, vom jeweiligen Stand der Technik und von vielen Einzelpersonen beeinflußt. Instinktbezogene und mystische Elemente im Krankheitsverständnis wurden durch naturwissenschaftliche Vermutungen, später durch wissenschaftliche Erkenntnisse und gar Theorien und Krankheitslehren verdrängt oder ergänzt. Ihre Entwicklung war besonders umfangreich und weittragend in den vergangenen zwei Jahrhunderten. Solcher Gesetzmäßigkeit folgend, werden sich aber auch gegenwärtige Erkenntnisse und Ansichten ändern und ebenso, zumindest in einigen ihrer Teile, eines Tages als überholt gelten und abgelöst werden. Die Stufen solcher Entwicklung scheinen aus der Sicht der Medizingeschichte erkennbar abgesteckt und lassen die zukünftigen Arbeits- und Aufgabenbereiche umreißen oder zumindest ahnen; mit Sicherheit bestimmen lassen sie sich jedoch nicht.

Es scheint das eingangs zitierte Goethewort angemessen »Das Lebendige hat die Gabe sich nach den vielfältigen Bedingungen äusserer Einflüsse zu bequemen, und doch eine gewisse errungene Selbständigkeit nicht aufzugeben«.

Die Formen des Krankseins

1. Warum diese Einteilung?

Wer sich mit der Frage nach dem Wesen der Krankheit und des Krankseins auseinandersetzen möchte, hat sich in erster Linie mit ihren Erscheinungsformen auseinanderzusetzen.

Solche Art Auflistungen handhabt die Schulmedizin in unterschiedlicher Form; sie entsprechen dabei den Anforderungen, die man an sie stellt. Ihre häufigste Aufgliederung folgt einer Ordnung nach den ›Organen‹, die von einer Krankheit befallen werden, handelt etwa jene der Leber, des Herzens oder jedweden anderen Organs in allen ihren Erscheinungsmöglichkeiten ab. Zumeist faßt sie dabei die Organe in übergeordneten *Systemen* zusammen, etwa im System der Kreislauforgane oder der Verdauungsorgane.

Ein Prinzip, das pathophysiologischen Gesichtspunkten folgt, legt einer solchen Einteilung die ›Art der entgleisten Funktionen oder Störungen‹ zugrunde: Ob sie durch eine Entzündung, einen degenerativen Prozeß oder ein Tumorwachstum bedingt sind; gleichgültig, in welchen Organen sie sich ereignen. Der Vorteil solcher Einteilung liegt darin, daß der gemeinsame *Pathomechanismus* das Verständnis für das Wesen und den Ablauf der Erkrankung erleichtert.

Und schließlich wird eine Einteilung gehandhabt, in der Erkrankungen nach den ›Gewebestrukturen‹ zusammengefaßt sind, an denen sie sich ereignen, etwa dem Bereich des Bindegewebes, des Knochengerüstes, des Nervengewebes oder des Deckgewebes der Haut. Die in dieser Form zusammengefaßten Erkrankungen verfügen diesmal über wichtige Gemeinsamkeiten, die eine solche Ordnung rechtfertigen, nämlich eine gewebespezifische Eigentümlichkeit. In typischer Weise am Beispiel der Tumoren abgehandelt, gehen ›Karzinome‹ nur vom Deckgewebe des Körpers und der Schleimhäute aus, vom Epithel bzw. Endothel, ›Sarkome‹ hingegen vom Bindegewebe, ›Myome‹ vom Muskelgewebe und ›Lipome‹ vom Fettgewebe. Damit ist aber fast gleichzeitig ihr Verhalten im Sinne der Gutartigkeit oder Bösartigkeit vorgegeben: Karzinome und Sarkome verfügen über eine *bösartige*, Myome und Lipome hingegen über eine *gutartige* Wachstumstendenz.

Sosehr jede Einteilung logisch aufgebaut und für den Arzt überschaubar ist, für die Betrachtungen innerhalb dieses Buches wäre sie zu umfangreich. Sie entspräche einem Lehrbuch und würde den Zweck und Rahmen der vorgesehenen Darstellungen überschreiten.

Der Autor folgt einer Einteilung, für die er einen engen *Zusammenhang mit der alltäglichen gesundheitlichen Praxis* sieht. Sie *beginnt* mit der oft nur zufälligen, flüchtigen und dann auch bedeutungslosen gesundheitlichen Entgleisung, eben jener ›funktionellen Störung‹, *führt* zu gestörten Teilbereichen des menschlichen Organismus, der Autor nennt sie die ›gestörte Teilfunktion‹ und *endet* bei der umfassenderen, dann meist auch nachhaltigen oder gar dauerhaften Schädigung und damit bei dem, was man gewohnheitsgemäß als den ›Organschaden‹ bezeichnet.

Damit aber folgt diese Einteilung der *ständig zunehmenden Krankheitsbedeutung* einer gesundheitlichen Störung: wie sich beispielsweise aus einer zunächst noch bedeutungslosen Cholesterinstoffwechselstörung die Arteriosklerose entwickelt und aus dieser die arteriosklerotischen Folgekrankheiten, etwa der Herzinfarkt, das Raucherbein oder der Schlaganfall. Eine solche Darstellung erfährt auch dadurch keine Einschränkung, daß es sich bei solcher Entwicklung weniger um einen geradlinigen Weg handelt als um einen oft verschlungenen Pfad aus vielfältigen Ursachen und Einflüssen und aus einem Wechselspiel der Ereignisse.

Indem der Leser die Entwicklung von der harmlosen Entgleisung bis zu der manifesten Organerkrankung nachvollzieht, läßt sich für ihn vielleicht schon bald die Frage nach dem eigentlichen Kranksein, nach dem *»Wann-eigentlich-bin-ich-krank?«* entsprechend der Intuition des Autors beantworten.

Und noch eines zum besseren Verständnis der nachfolgenden Ausführungen:

Mit der Gestalt des Menschen und seiner Organe beschäftigt sich die ›Anatomie‹; sie beschreibt ihre Form und ihre gegenseitigen Lagebeziehungen, dringt unter Zuhilfenahme der Gewebeuntersuchungen, der ›Histologie‹, in mikroskopischen Verfahren in ihren inneren Aufbau ein, in die Einzelheiten ihrer Gewebestrukturen. Die ›Physiologie‹ hingegen widmet sich dem funktionellen Geschehen in Organen und Organsystemen, ihrem Auftrag innerhalb des Gesamtgeschehens eines Organismus, der Organisation und der Durchführung dieser Arbeit.

Diese Einteilung gilt auch für die Zustände der *entgleisten* gesundheitlichen Situationen. Dann wird die Anatomie zur ›Pathologischen Anatomie‹ und die Physiologie zur ›Pathologischen Physiologie‹, wobei sich das Wort von »Pathos«, der griechischen Übersetzung für das Leiden, ableitet.

Somit werden sich auch die nachfolgenden Überlegungen den entgleisten ›anatomischen‹ oder ›physiologischen‹ Situationen im menschlichen Organismus zuwenden.

2. Die funktionellen Störungen

Noch gesund oder schon krank?

Der Mensch ist es gewohnt, von einer ›funktionellen Störung‹ zu sprechen, wenn er damit ihre *Harmlosigkeit* zum Ausdruck bringen möchte, und sie im Gegensatz dazu einen ›*Organschaden*‹ zu nennen, wenn er in der Beschwerde eine erfaßbare und somit *ernste* gesundheitliche Störung sieht. Doch hat er damit auch recht?

Eine Störung der Funktion muß man sich immer als eine erste Irritation der Lebensvorgänge innerhalb des menschlichen Organismus und damit auch innerhalb jedes seiner Teile vorstellen. Ein schneller oder unregelmäßiger Herzschlag, der sich im Verlauf einer Erregung einstellt, die plötzliche Darmentleerung in der Folge eines erschreckenden Erlebnisses oder das Gefühl der Luftnot, sobald sich die Angst eines Menschen bemächtigt, können einer solchen Beeinflussung entsprechen. Sie ließen sich um beliebig viele Beispiele vermehren, denn eine solch flüchtige und vorübergehende Entgleisung der Funktion kann fast jedes Organ treffen. Klingen die Einflüsse, durch die sie ausgelöst worden sind, wieder ab, können die gestörten Systeme zur Ruhe gelangen. Das entsprechende Beschwerdebild würde sich zurückbilden und der ursprüngliche Zustand wäre wiederhergestellt. Ein solcher Krankheitsablauf ist gegeben, wenn es sich um nicht mehr als nur die flüchtige Reaktion auf einen meist harmlosen Einfluß handelt, so wie ihn viele Menschen tagtäglich an sich erleben. Ein wesentlicher Krankheitswert geht von einer solchen Entgleisung nicht aus.

Doch was, wenn es nicht bei der Flüchtigkeit eines solchen Geschehens bleibt? Etwa weil die Erregung, die zum Herzklopfen geführt hatte, sehr stark ist, über eine unverhältnismäßig lange Zeit anhält oder sich in kürzeren Abständen wiederholt. Dann könnte der gesteigerte Herzschlag auch weiterhin unterhalten werden und das Herz zu einer vermehrten Sauerstoffaufnahme zwingen. Würde eine Erkrankung der Herzkranzgefäße diesen Mehrtransport nicht erlauben, könnte das Herz die Gefahr des Sauerstoffmangels laufen und ein Herzinfarkt die Folge sein. Somit hätte sich aus der zunächst harmlos anmutenden *funktionellen* Störung durchaus eine *organische* Schädigung entwickelt.

Und noch eine zweite Tatsache verbietet es, von vornherein in einer sogenannten ›funktionellen Störung‹ immer nur den Ausdruck eines *harmlosen* Geschehens zu sehen.

Jedes Organ im menschlichen Organismus ist auch der Träger einer Funktion. Seine *organische* Schädigung wird sich also immer auch in einer Störung seiner *Funktion* bemerkbar machen. Hierdurch wird sie oft erst empfunden und erkannt. Um bei dem erwähnten Beispiel zu verweilen: Das Herzklopfen hätte auch von vornherein der Ausdruck einer organischen Schädigung des Herzmuskels, ja sogar eines Herzinfarktes sein können. Letzteres hätte freilich noch andere Symptome als nur das des Herzklopfens ausgelöst, etwa ein unangenehmes Engegefühl und Schweißausbrüche. Mit anderen Worten: *Jeder Organschaden geht auch mit einer Störung seiner Funktion einher, oder, umgekehrt gesehen, jede funktionelle Störung kann auch der Ausdruck eines solchen Organschadens sein.*

Der Leser mag diesen Beispielen entnehmen, daß eine ›funktionelle Störung‹ zunächst einmal über keinen eigenen Krankheitswert verfügt, sondern dieser erst ausfindig gemacht werden muß. Wer am Rande des Meeres steht und der Bewegtheit der Wellen zuschaut, wird nicht voraussagen können, ob es der Wind bei einer morgendlichen Brise bewenden lassen wird oder sich nicht doch noch ein heftiger Sturm entwickelt. Die näheren Umstände vielleicht oder die kommenden Stunden werden das zu erkennen geben. So sollte auch die funktionelle Störung ausreichend Veranlassung geben, ihren weiteren Verlauf abzuwarten und dabei über ihre eigentliche Krankheitsbedeutung zu befinden.

Funktionen sind so zahlreich, wie es unterschiedliche Organe und Organfunktionen gibt: Möchte man auf die Tätigkeit des Herzens abheben, würde man von seiner Funktion sprechen. Gleiches würde dann auch für die Arbeitsweise des Kreislaufs zutreffen, für die Tätigkeit der Verdauungsorgane, die Tätigkeit des Bewegungsapparates, der Haut und ihrer Anhangsorgane, des Blutes oder des Stoffwechsels – kurzum für die Arbeitsweise jedweden Organs.

Funktionelle Abläufe äußern sich beispielsweise am Herzen in seiner Schlagfolge, dessen Tempo und Rhythmus. Wenn der Kreislauf das Blut an einen Ort besonderen Bedarfs leiten muß, erreicht er dieses durch eine Änderung seiner Funktion: unwichtige Körperbereiche drosselt er in ihrer Versorgung, während er dem wichtigen Bereich bevorzugt Blut zuführt. Dabei sorgt das funktionelle Zusammenspiel von Herz und Kreislauf dafür, daß ein erforderlicher Bedarf gedeckt wird. Im funktionellen Sinne beeinflußt wird die Atmung, wobei sich ihre Steuerung ebenso wie jene des Kreislaufs nach dem aktuellen Bedarf richtet, in ihrer Situation nach jenem des Sauerstoffs. Ein funktionelles Geschehen im Bereich der Verdauungsorgane stellt die Aufspaltung der Nahrung in ihre einzelnen Baubestandteile dar, da sie nur in dieser Form durch die Wandungen des Darmes in den Körper aufgenommen werden können. Wiederum im funktionellen Sinne sind daran durch die Produktion von Verdauungssäften, den sogenannten Enzymen, die Verdauungsorgane wie der Magen, die Leber, die Bauchspeicheldrüse und viele andere Drüsen in den Darmwandungen beteiligt. Funktionell unterschiedlich beeinflußt werden die Bewegungsabläufe im Magen-Darmbereich durch die sogenannte Peristaltik; sie bewerkstelligt die Durchmischung und den Transport des Verdauungsbreies durch den Verdauungstrakt.

In den Organen des Bewegungsapparates ereignet sich *Funktionelles* in der Form, daß die Muskelzelle Kraftreserven aufnehmen und deponieren und nach deren Nutzung ihre Abbauprodukte wieder ausschleusen. Funktion bedeutet für den Muskel aber auch die Arbeit selbst, die Umsetzung der Energie in Muskelarbeit in der Absicht, eine bestimmte Leistung zu erstellen. Selbst wenn ein Knochen dem Betrachter wie eine tote Materie erscheint, ist er innerlich voller Lebensvorgänge; sie gewährleisten über die Versorgung mit lebenswichtigen Mineralien seine Stabilität. Eine im wahrsten Sinne funktionelle Wirkung entfalten die Drüsen mit Innerer Sekretion, indem ihre Wirkstoffe, die Hormone, Einfluß auf viele Lebensvorgänge im menschlichen Organismus nehmen. Innerhalb eines sehr komplizierten Systems sind sie in einem Funktionskreis auch untereinander verbunden. Einem funktionellen Geschehen schließlich entsprechen alle chemischen Reaktionsabläufe im sogenannten Stoffwechsel, also in jenem Bereich des Organismus, in dem chemische Verbindungen je nach Bedarf auf- und abgebaut oder ineinander übergeführt werden. Und schließlich noch: wenn sich ein Organismus veränderten Temperaturverhältnissen anpassen muß, nutzt er Funktionsabläufe, die zum Teil chemischen, zum Teil physikalischen Gesetzen folgen, um Eigenwärme abzugeben oder zu erstellen und den Körper im Bedarfsfalle vor ihrem Verlust zu schützen, die wichtige Eigentemperatur zu erhalten.

Somit bleibt kein Organ, keine Zelle und keine einzige Stelle des menschlichen Organismus von ›Funktionsabläufen‹ ausgeschlossen. Komplizierte chemisch-physikalische Prozesse garantieren dabei den Übertritt lebenswichtiger Stoffe durch die Zellwände. Hier, an der Basis allen Lebens, spielen sie sogar eine außerordentlich wichtige Rolle. Würde der Organismus in umschriebenen Bereichen des Körpers oder in seiner Gesamtheit diese Funktionen drosseln oder gar einstellen, würden die davon betroffenen Zellen, das Organ oder gar der gesamte Organismus absterben. Eine Situation, die mit dem Weiterleben nicht mehr vereinbar wäre.

Damit nicht jeder macht, was er will: Die Steuerungsmechanismen

Innerhalb eines so komplizierten Systems wie dem des menschlichen Organismus kann nicht jedes Organ ein »Eigenleben« führen. Der Körper ist daher darauf angewiesen, seine Funktionen miteinander in Einklang zu bringen. Als ein solches Steuerungssystem stellt sich ihm zunächst das deshalb auch ›vegetativ‹ = naturhaft genannte Nervensystem zur Verfügung. Einer guten Fügung entsprechend ist es dem *willkürlichen* Zugang des Menschen entzogen, weshalb man es auch als das ›autonome‹ = selbständige Nervensystem bezeichnet. Es entspräche einem unvorstellbaren Chaos, wenn dem Menschen ein willkürlicher Zugang zu seinen vegetativen Funktionen möglich wäre und er beispielsweise die Tätigkeit seines Herzens, Darmes oder seiner Nieren beeinflussen könnte. Zu einer solchen Auswirkung kommt es nur dann, wenn der Einfluß außerordentlich stark ist. Dann kann sich in der Folge einer heftigen Aufregung der Darm plötzlich entleeren, ein Schreck die Schweißdrüsen zur Tätigkeit anregen oder der Mensch aus Scham erröten. Doch ist auch dieser Zusammenhang nicht direkt, sondern er nimmt seinen Weg über die Wahrnehmung und ihre Verarbeitung in bestimmten Bereichen des Gehirns und von dort über die nahegelegenen vegetativen Schaltstellen zum eigentlichen Erfolgsorgan.

Seinen Ursprung nimmt das vegetative Nervensystem in bestimmten Regionen des menschlichen Gehirns, dem sogenannten ›Zwischenhirn‹ mit den Abschnitten ›Thalamus‹ und ›Hypothalamus‹ und überzieht von dort aus auf unterschiedlichen Wegen den gesamten menschlichen Organismus. Mechanismen dieser Steuerungs- oder Befehlszentren stellen bestimmte endokrine Drüsen dar mit den von ihnen gebildeten Hormonen. Zu den Inneren Drüsen, die an dieser Steuerung beteiligt sind, zählen in erster Linie die ›Hirnanhangsdrüse‹, genannt Hypophyse, und die ›Nebenniere‹, die bekanntesten von ihnen gebildeten Hormone entsprechen dem ›Adrenalin‹ und dem ›Cortison‹.

Steuern setzt voraus, daß entgegengesetzte Einflüsse zur Wirkung gelangen können. Das vegetative Nervensystem verfügt daher über einen *antreibenden* wie auch einen *hemmenden* Anteil. Die antreibende Aufgabe ist dem Nerv ›Sympathikus‹ zugeordnet, seinen Teil nennt man daher das ›Sympathische Nervensystem‹. Es veranlaßt den Körper, seine Kräfte zu entfalten. Es vermittelt also den Antrieb zu vielen Tätigkeiten. Seine Wirkung wird deshalb als *ergotrop* bezeichnet, was sich von dem griechischen »Ergos« für die Leistung ableitet. Das hemmende System wird durch den Nerv ›Parasympathikus‹, auch Vagus genannt, gesteuert, nach ihm benennt es sich als das ›Parasympathische Nervensystem‹. Es steht im Zusammenhang mit der Schonung und Ruhigstellung des Körpers und sorgt für die Wiederauffüllung verbrauchter Reserven. Sein Verhalten ist demnach *trophotrop*, was bedeuten soll, daß es »auf die Ernährung ausgerichtet« wirkt.

Schon daraus geht eine bedeutungsvolle Funktionsaufteilung innerhalb des menschlichen Organismus hervor, aber auch, daß diese Funktionen sinnvoll aufeinander abgestimmt sein müssen. So entspricht es dem Auftrag an das vegetative Nervensystem, antreibenden wie hemmenden Einfluß in einer Weise zur Wirkung gelangen zu lassen, wie es die *jeweilige* Situation erfordert. Dazu erteilen die Steuerungsmechanismen entweder dem sympathischen oder dem parasympathischen Nervensystem die Führungsrolle, abhängig etwa davon, ob der Mensch wacht oder ruht, ob er liegt oder sich körperlich fordert, ob er Nahrung zu sich nimmt oder am Schreibtisch ein schwieriges Problem zu lösen versucht. Immer sind die Steuerungsabläufe des Organismus auf die jeweilige Situation abgestellt, ja eigentlich stellt eine entsprechende Steuerung erst die Voraussetzung dafür dar, daß eine Leistung erstellt werden kann.

An einer Art Zügel reagieren die Organe auf den Einfluß des sympathischen oder des parasympathischen Nervensystems *unterschiedlich*, ja entgegengesetzt. Von einem Überwiegen der Tätigkeit des ›Sympathikus‹ muß man erwarten, daß sich Herzaktion und Atmung beschleunigen, der Blutdruck ansteigt, die Durchblutung in nicht wichtigen Bereichen des Organismus gedrosselt wird, in

Bereichen der Aktivität hingegen steigt. Daß sich die Bronchien erweitern und damit die Voraussetzung für eine verstärkte Atemtätigkeit schaffen. Daß sich im Bereich des Darmes die Tätigkeit der Verdauungsdrüsen vermindert und die Entleerung von Darm und Blase eher gehemmt wird; während einer kämpferischen Auseinandersetzung würde die Verdauung eine störende Rolle spielen. Der Einfluß des ›Sympathikus‹ auf die Herzkranzgefäße wird günstig sein müssen, um der entfachten Herztätigkeit mehr Sauerstoff zur Verfügung zu stellen. In der Tat stellt der Sympathikus die Herzkranzgefäße weit. Herzmuskel und die Aktion der Herzkranzgefäße sind in solcher Situation sinnvoll aufeinander abgestellt. Der Stoffwechsel reagiert in einer Situation der Kraftentfaltung mit einer Erhöhung des Blutzucker- und Cholesterinspiegels, um dem Organismus Energien zur Verfügung zu stellen. Er erhöht die Gerinnbarkeit seines Blutes, um im Falle der Verletzung nicht zu verbluten. Insgesamt entwickelt der Organismus ein Einstellungsmuster, das ganz auf ›Kampfbereitschaft‹ und ›Kraftentfaltung‹ eingestellt ist.

Von seinem Gegenspieler, dem ›Parasympathikus‹, gehen verständlicherweise gegenteilige Einflüsse aus. Unter seinem Regime wird zum Beispiel die Durchblutung der Herzkranzgefäße vermindert. Da sich diese Umschaltung in der Situation körperlicher Passivität vollzieht und der Sauerstoffbedarf des Herzmuskels daher vermindert ist, kommt es deshalb nicht zu einer Unterversorgung. Auch die Verengung der Bronchien unter der Einwirkung des Parasympathikus kann sich der Organismus im Zustand der Ruhe leisten. Die Verdauungstätigkeit kommt wieder in Gang, Darm und Blase entleeren sich verstärkt. Diese Einstellung des vegetativen Nervensystems ist in der Erholungsphase oder während der Nachtzeit erforderlich, um die Reserven wieder aufzufüllen und die Voraussetzungen für die Auseinandersetzungen des kommenden Tages zu schaffen.

Und was sie tun, entspricht einer Planung: Die Anpassung

Das *funktionelle* Geschehen spielt für die gesundheitliche Situation des Menschen dann eine wichtige Rolle, wenn er sich an eine neue Situation gewöhnen, also anpassen muß. Umweltbedingungen waren es, die seine Anpassung schon zu Zeiten seiner Evolution herausgefordert haben, Umweltbedingungen sind es auch heute, die ihn ständig zu solchen Maßnahmen veranlassen.

Es sind viele Mechanismen der ›Anpassung‹ vorstellbar. Von den Regulationsmechanismen im Zuge der muskulären Forderung war schon die Rede. Eine Änderung der Umwelttemperaturen verlangt nach einer Aufrechterhaltung der körpereigenen Temperatur. Überschüssige Körperwärme, die durch Stoffwechselprozesse oder im Zuge einer Kraftanstrengung entstanden ist, wird der Organismus durch Maßnahmen auszugleichen versuchen, die man die *Ableitung* oder die *Abstrahlung* der Wärme nennt. Reichen diese Möglichkeiten nicht aus, produziert der Körper Schweiß und macht sich dabei die *Verdunstungskälte* zunutze. Würde solch eine Regulationsmaßnahme nicht gelingen, liefe der Körper Gefahr, sich durch den sogenannten Hitzschlag zu schädigen. Und auch umgekehrt: Bei drohender Unterkühlung verhilft eine vermehrte Muskeltätigkeit, dem Menschen als Muskelzittern imponierend, zusätzliche Wärme zu erzeugen. Drosselt er daneben die Hautdurchblutung, schützt er seinen Organismus vor weiterem Wärmeverlust und wird dadurch seine Eigentemperatur erhöhen können.

Der ›Biorhythmus‹ als eine *zeitliche Festlegung von Funktionsabläufen* im menschlichen Organismus wird gelegentlich zu einer Anpassung genötigt. Ist für einen Menschen eine Reise mit einer mehrstündigen Versetzung nach Ost oder West verbunden, also *entgegen* oder *mit* der Zeituhr, ändert sich für ihn der Tagesablauf am Zielort. Der Organismus paßt sich der neuen zeitlichen Situation dadurch an, daß er den zeitlichen Ablauf seiner Funktionen ändert und sich auf die neue Gegebenheit einstellt. Jede Stunde einer solchen Zeitverschiebung verlangt jedoch einen Tag der Umstellung. Solche Anforderungen an seinen Körper sind für den Menschen nicht nur spürbar, sondern auch an dem Verhalten bestimmter Blutzellen und der Körpertemperatur meßbar. Hat der Organismus seinen Biorhythmus dem wirklichen, also dem für ihn *neuen* Tagesablauf angepaßt, kehrt er dadurch zu seiner gewohnten Leistungsfähigkeit zurück. Nach der Rückkehr an seinen Wohnort findet das gleiche Anpassungsgeschehen statt.

Andererseits sind bestimmte Körperfunktionen so stark an den Biorhythmus des Menschen gekoppelt, daß er sich diesem Zusammenhang nicht ohne Schaden zu nehmen entziehen kann. Ist der Mensch gehalten, während der Nachtzeit Leistungen zu erstellen, die von seinem Körper für diesen Teil des Tages nur mit Mühe erstellt werden können – müßte er die »Nacht zum Tag machen« –, kann er in Anpassungsschwierigkeiten geraten. Die Folgen beruflicher Schicht- und vor allem Nachtdiensttätigkeit lassen das erkennen; Magengeschwüre sind bei den Betroffenen die häufige Folge. Das Leistungsoptimum des Menschen läßt sich somit nicht beliebig verschieben und aus einem Menschen mit dem Höhepunkt seiner Leistungsfähigkeit während der ersten Tageshälfte, dem ›Tagmenschen‹, kein Mensch machen, dessen Leistungshöhepunkt in der zweiten Tageshälfte und am Abend liegt und deshalb einen sogenannten ›Nachtmenschen‹ darstellt. Die hohen Anforderungen, die das Leben in einer auf Leistung abgestellten Gesellschaft an den Menschen stellt, sollten ihn anhalten, seine eigene ›Typzugehörigkeit‹ zu analysieren; es ließe sich dann der Tagesablauf auf das individuelle Leistungsmuster abstellen und vor allem ein gesundheitlicher Schaden abwenden.

Muß sich der Organismus bestimmten Umweltbedingungen oder Forderungen anpassen, verhelfen ihm die Steuerungsmechanismen dazu. Sie sind auf ein bestimmtes Ziel ausgerichtet und entsprechen damit einem natürlichen Anliegen des Organismus. Sollte sich dabei im Zuge einer körperlichen Forderung beispielsweise das Herz durch ungewöhnlich starkes Klopfen bemerkbar machen, so ist selbst dieses programmiert und stellt nur einen Teil eines sinnvollen Anpassungsmechanismus dar; damit aber auch keine unbegründete Beschwerde oder schon gar keine Krankheit.

Wenn die Anpassung nicht gelingt: Die Neuro-vegetativen Störungen

Ein funktionelles Geschehen büßt hingegen sehr schnell den Ruf eines soliden Anpassungs- oder Bewältigungsmechanismus ein, wenn es ein Ziel überhaupt nicht gibt oder die Bemühungen ein solches Ziel nicht erreichen können.

Wenn sich Herzklopfen oder Atemnot einstellen, obwohl keine körperliche Belastung vorausgegangen ist. Wenn sich die Haut eines Menschen mit Schweiß bedeckt, obwohl ihn keine erhöhte Umgebungstemperatur zum Schwitzen veranlaßt hat. Wenn der Hals wie zugeschnürt erscheint und der Eindruck vermittelt wird, einen Kloß verschluckt zu haben. Wenn die Verdauung gestört ist, sie jetzt häufiger am Tage eintritt oder sich mehrere Tage verzögert. Wenn sich Schmerzen im Oberbauch einstellen, obwohl sich der Mensch keines Diätfehlers bewußt ist. Wenn die Blase nach einer Entleerung verlangt, obwohl sie nur wenig gefüllt ist. Wenn der Mensch von Kopfschmerzen geplagt wird und sich bei ihm das Gefühl der Zerschlagenheit ausbreitet, wenn Konzentration und intellektuelle Leistungsfähigkeit nachlassen und sich ungewohnte Stimmungsschwankungen bemerkbar machen, sich Verzagtheit, Lustlosigkeit oder gar Aggressivität einstellen.

Solche und ähnliche Beschwerden sprechen dafür, daß die körperlichen Reaktionen nicht mehr der Anpassung an eine Forderung oder der Bewältigung einer Leistung dienen, sondern offenbar unnatürlichen und widersinnigen Impulsen folgen. Der Arzt würde davon sprechen, es habe sich eine ›neuro-vegetative Störung‹ entwickelt. Mit dem Wortteil »neuro« würde er an die Beteiligung des Nervensystems erinnern wollen, mit dem Wortteil »vegetativ« an den Vermittler der Reaktion, das vegetative Steuerungssystem.

In solchen Situationen weicht das zu Zeiten der Gesundheit bestehende Gleichgewicht zwischen den Gegenspielern Sympathikus und Parasympathikus einer *Unausgeglichenheit.* Wider gesetzte Regeln hat einer von ihnen in seinem Einfluß auf die Organe die Oberhand gewonnen. Das Bild möglicher Störungen ist bunt, es kann jedes Organ und dieses auch noch in unterschiedlicher Weise einbeziehen und beeinflussen. ›Vegetative Dystonie‹ ist die zutreffende Bezeichnung für eine solche Störung. Sie bringt zum Ausdruck, daß die Harmonie des Zusammenspieles vegetativer Einflüsse gestört, *dyston* geworden ist.

Da auch Eindrücke aus der Umgebung des Menschen, Gemütsbewegungen und mnestische Leistungen in der Lage sind, auf diese Weise einen Einfluß auf die vegetativen Systeme auszuüben und ihre Entgleisungen auszulösen, spricht der Arzt auch von einer ›Psycho-vegetativen Störung‹ oder ›Psycho-vegetativen Dystonie‹.

Zu Recht macht sich der Mensch Gedanken, warum es bei ihm zu solchen Störungen gekommen sein konnte. Er fragt sich dabei selbst, ob es wohl eine Übernächtigung war, der Einfluß der Witterung, ein hohes Maß an beruflicher Forderung, der übermäßige Konsum von Nikotin und Koffein oder der Umstand, längere Zeit auf einen Urlaub verzichtet zu haben. Mancher wird einen Mangel an Entspannung und Ausgleich gegenüber Forderungen und Streßbelastungen des Alltags hinter seinen Beschwerden vermuten, eine ungelöste Konfliktsituation oder die Unzufriedenheit mit den Lebensumständen.

Sie alle mögen mit ihren Überlegungen recht haben. Es bedarf immer einer kritischen Analyse, die eigentliche Ursache solcher Entgleisungen aufzudecken; sie sind den Reaktionen des Körpers alleine nicht abzulesen. Würde der Arzt in einer solchen Situation den Menschen untersuchen, könnte er lediglich auf die erwähnten Zeichen der vegetativen Übererregbarkeit stoßen.

Es entspricht keinem Zufall, daß funktionelle Störungen ihren häufigsten Niederschlag an den Organsystemen des Kreislaufs, der Verdauung, der Atmung und im Bereich des Bewegungsapparats finden. Diese Organe sind wegen ihrer vielseitigen und subtilen Aufgaben gegenüber Störungen besonders anfällig, und der Mensch nimmt sie im Gegensatz etwa zu solchen des Stoffwechsels selbst wahr, er empfindet sie. Werden solche Wahrnehmungen als lästig registriert und lösen sie gar Ängste aus, werden sie dazu führen können, daß sich die Mißempfindungen noch verstärken. Solche *zyklische* Abhängigkeit und Beeinflussung kann letztendlich auch, zumindest vorübergehend, zu einer stärkeren Entgleisung von Körperfunktionen führen.

Über der Einbeziehung von Herz, Kreislauf und Atmung innerhalb eines solchen psychovegetativen Geschehens vergißt der Mensch oft, daß sich auch seine Muskulatur an diesem Fehlverhalten beteiligen kann. Dank ihrer entwicklungsgeschichtlichen Bedeutung im Sinne eines »Kampforgans« ist sie durch ihren Auftrag gehalten, sehr schnell etwa in eine Auseinandersetzung einzugreifen. Solche Reaktion bleibt oft unbemerkt, wenn die vorgesehene Auseinandersetzung gar nicht stattfindet, sie etwa nur durch eine aversive Vorstellung ausgelöst wurde. Das Unterbewußtsein ist in der Lage, solche Reaktionen auszulösen. Sprechen muskuläre Verspannungen etwa im Bereich des Nackens auf eine physikalische Therapie nicht ausreichend an, wird der Arzt ihre Ursache in einem derartigen psycho-vegetativen Krankheitsgeschehen vermuten müssen.

Nicht alle Menschen reagieren auf ein bestimmtes Schreckerlebnis oder auf eine bestimmte seelische Belastung in auch *gleicher* Weise. In der Tat ist die Auswahl des Organs, das von psycho-vegetativen Störungen befallen wird, von Mensch zu Mensch unterschiedlich und damit *individuell* vorgegeben. Eine Art *konstitutionell verankerte Reaktionsbereitschaft* des Betroffenen entscheidet offenbar über das Organsystem, das in erster Linie in den genannten Störmechanismus einbezogen wird; den »schwachen Punkt« eines Menschen könnte man ihn nennen oder seine »Anfälligkeit«.

Dennoch kann sich die Reaktionsbereitschaft des einzelnen Menschen im Lauf seines Lebens ändern, der Anfälligkeit eines Organs jene eines *anderen* Organs folgen. Gründe dazu bleiben meist unerkannt. Es kann sich um genetische Vorgaben handeln, die sich erst in einem bestimmten Lebensabschnitt in der Form einer bestimmten Reaktionsweise manifestieren; dann würde es zum Wechsel der Erscheinungen keines weiteren Einflusses bedürfen. Ändert sich hingegen das Reakionsverhalten einer größeren

Menschengruppe, einer Population, müssen andere Einflüsse in Erwägung gezogen werden; etwa solche von seiten der Umwelt, durch eine Änderung der Lebensbedingungen und Ernährungsgewohnheiten oder durch geänderte klimatische Gegebenheiten. So hat im Laufe vieler Jahre die Krankheitsanfälligkeit des Magens gegenüber einer solchen des Darms abgenommen. Das ›Geschwür von Magen und Zwölffingerdarm‹ ist mehr und mehr dem Reizdarm, dem sogenannten ›Colon irritabile‹, gewichen. Für diesen Symptomwechsel macht man eine Änderung im Nahrungsverhalten verantwortlich.

Solche Beobachtungen fügen sich in die noch näher zu besprechende Feststellung ein, daß viele gesundheitliche Störungen und Erkrankungen nicht auf einer einzigen, sondern auf mehreren Ursachen beruhen. Erst ihr Zusammentreffen gibt der Krankheit die Möglichkeit, sich zu entwickeln. Der Arzt spricht in diesem Zusammenhang von der Multikausalität oder der ›Vielfachverursachung‹ einer Erkrankung.

Der neuralgische Punkt: Die funktionellen Störungen von Herz, Kreislauf, Atmung, Verdauung und der Muskulatur

Funktionelle Störungen im Bereich des Herzens und des Kreislaufs kennt der Arzt unter dem Begriff des ›Kardio-vasculären Syndroms‹. Die Bezeichnung deutet auf die Beteiligung des Herzens wie des Gefäßsystems hin. Seine Symptome können vielfältig sein.

Im Bereich des ›Herzens‹ selbst entsprechen sie in typischer Weise uncharakteristischen Mißempfindungen, von dem Betroffenen mehr in der Ruhe wahrgenommen als unter den Bedingungen der Belastung, und nicht selten verbunden mit dem Gefühl der Angst. Sie kennzeichnet überhaupt die Grundstimmung vieler Menschen, die zu derartig psycho-vegetativen Störungen neigen. Die Herztätigkeit selbst kann unangemessen beschleunigt oder auch verlangsamt sein, nicht selten auch gering unregelmäßig. Seine Beschwerden empfindet der Mensch oft nach einem anstrengenden Bürotag, unmittelbar nach dem Zubettgehen oder auch nachts aus dem Schlaf heraus. In vielen Situationen beschuldigt schon der Betroffene selbst nervöse Einflüsse für seine Herzbeschwerden.

Die Unausgeglichenheit des ›Kreislaufs‹ kann sich in allen Gefäßbereichen bemerkbar machen. Benommenheit, Schwindelerscheinungen und die Beeinträchtigung der Konzentration können auf eine Irritation der Hirndurchblutung hinweisen, Kälteempfindungen und Kraftlosigkeit in Armen oder Beinen auf eine Störung der peripheren Durchblutung. Nimmt die Störung ein stärkeres Ausmaß an, können die Hände blaß und kühl erscheinen, Betroffene klagen über Mißempfindungen wie das Gefühl des Eingeschlafenseins und Kribbelns. Im Falle eines extremen Gefäßkrampfes, wie man ihn bei der ›Raynaudschen Erkrankung‹ kennt, werden die Finger anfallsweise schneeweiß, man spricht von »Leichenfingern«. Während der Nachtruhe kann der Abfall des Blutdrucks solche Kreislaufkrisen begünstigen. Solange der Mensch dann nicht unvermittelt das Bett verläßt, bleibt die Störung meist ohne Folgen. Tut er dies nicht, muß er damit rechnen, daß der erniedrigte Blutdruck dann auch einmal zu einem Kollaps führen kann. Die Durchblutungsstörungen im Bereich der oberen Extremitäten sind selten dauerhaft, während Durchblutungsstörungen der Beine auf einem organischen Gefäßprozeß beruhen können und dessen Ausschluß erforderlich machen. Der Nikotinkonsum pflegt Störungen im Zuge des ›Kardio-vasculären Syndroms‹ zu begünstigen, starker Koffeinkonsum kann sich kurzzeitig im gleichen Sinne auswirken.

Die Störeinflüsse auf das Gefäßsystem greifen an jener Muskulatur an, die einen Bestandteil der Gefäßwand selbst darstellt, und verändern willkürlich und ungesetzmäßig deren Weite. Verengen sie sich, entwickelt sich also ein Gefäßkrampf, setzen sie dem Blutstrom einen Widerstand entgegen und drosseln die Durchblutung des Erfolgsorgans. Schmerzen im betroffenen Körperbereich sind dann die Folge. Erweitern sie sich unbegründet, wird sich der Blutstrom verlangsamen können. Der betroffene Körperteil würde sich dann überwärmt oder schwer anfühlen und könnte bläulichrot verfärbt sein. Auch eine solche Situation kann mit schmerzähnlichen Mißempfindungen einhergehen. Im Extremfall würde diese Art der Durchblutungsstörung der Entwicklung einer ›Thrombose‹ Vorschub leisten können. Beim Kopfschmerztyp einer ›Migräne‹ wird der Betroffene anfangs von einer krankhaften Erweiterung seiner Hirngefäße betroffen, der erst später eine unnatürliche Engstellung folgt. Diese Eigenart gegenüber dem »alltäglichen Kopfschmerz«, der auf einer Verengung der Blutgefäße beruht, bestimmt den besonderen therapeutischen Ansatz in der Form von Migränemitteln.

Eine entsprechende erbliche Belastung, die auch ihren Weg über die Konstitution des Menschen nehmen kann, führt häufig zu Funktionsstörungen des Kreislaufs, besonders im Zusammenhang mit dem Blutdruckverhalten des Betroffenen. Der Untersetzte, man könnte ihn als ›Pykniker‹ bezeichnen, neigt zu einer Erhöhung des Blutdrucks, während dem langaufgeschossenen ›Astheniker‹ die Neigung zu einem niedrigen Blutdruck eigen ist. Solche ›Hypotension‹ geht oft mit Beschwerden wie Benommenheit, Schwindel, Müdigkeit und Konzentrationsschwäche einher. Doch scheinen Beobachtungen dafür zu sprechen, daß sich die Blutdruckerniedrigung und die Müdigkeit nicht gegenseitig bedingen, sondern bei demselben Menschen ohne einen solchen Zusammenhang gleichzeitig auftreten. Aus der Umwelt können sich Medikamente, Emotionen, die Gifte von Krankheitserregern und viele weitere Umstände aus der Lebensweise nachteilig auf das Gefäßsystem auswirken und den Blutdruck im Sinne einer Erniedrigung beeinflussen.

Als die bedeutungsvollste Funktionsstörung des Kreislaufs stellt sich der erhöhte Blutdruck dar, die ›arterielle Hypertension‹. Nicht das Herz bestimmt diesen Druck, sondern das Gefäßsystem mit seinem ›Tonus‹, der Spannung seiner Wandungen. So etwa, wie auch die Weite eines Schlauches über den Druck des Wassers bestimmt, das ihn durchfließt. Gegen diesen in der großen Körperschlagader bestehenden Druck muß das Herz sogar bei jedem Herzschlag anarbeiten; daraus resultiert seine verstärkte Belastung. Die Regulation des Blutdrucks erfolgt zum Teil durch Rückmeldungen aus der Peripherie des Körpers, ausgehend von Sensoren, die ihn dadurch den jeweiligen Gegebenheiten anpassen. Diese Regulationen können durch viele Einflüsse vegetativ-humoraler Art gestört werden und dann zu einer Blutdruckanhebung führen; sie kann zunächst nur vorübergehend sein. Die *manifeste* Form der Blutdruckerhöhung wird selten auf diesem Wege ausgelöst, sondern folgt zu über 90% einer erblichen Belastung. Im restlichen Prozentsatz ist sie nur die *symptomatische* Folge einer anderen Grunderkrankung, etwa der Nieren oder der Drüsen mit Innerer Sekretion. Sie muß der Arzt bei der erstmaligen Feststellung eines erhöhten Blutdrucks ausschließen. Von der Hetze, dem emotionalen Streß oder dem übermäßigen Konsum von Genußgiften wollen viele Autoren nur einen vorübergehenden Einfluß auf das Blutdruckverhalten annehmen. Mehr über den erhöhten Blutdruck und seine Krankheitsbedeutung wird im nachfolgenden Buchabschnitt zu erfahren sein.

Die ›Atmung‹ steht im Mittelpunkt der Lebensvorgänge des menschlichen Organismus, weil nur dank ihrer Tätigkeit das Leben möglich ist: sie verbindet den Organismus mit der Außenwelt und führt ihm den lebenswichtigen Sauerstoff zu. Damit bestreitet der Körper die *innere* Atmung, was die Weitergabe des Sauerstoffs an alle lebenden Anteile des Organismus meint. Sie gibt auch die Kohlensäure als ein Endprodukt des Stoffwechselgeschehens wieder an die Umwelt ab. Ihrer Bedeutung halber erfolgt die Atmung spontan und selbständig, was ihre ungestörte Tätigkeit während des Schlafs beweist. Einbezogen ist die Atmung in ein vielseitiges Regulationssystem, an dessen Ende die Atemmuskulatur die Bewegungen des Brustkorbs und damit die Atmung selbst bewirkt. Über diese Muskeln ist dem Menschen der Zugang zu einer *willkürlichen* Beeinflussung der Atemtätigkeit ermöglicht, woraus sich nicht selten selbstverschuldete Störungen des Atemvorganges ableiten.

Die bekannteste unter ihnen stellt die ›Hyperventilationstetanie‹ dar. Eine Störsituation, die ihrem Namen entsprechend die Folge einer zu starken Atmung darstellt. In ihrem Verlauf führt die unnatürliche Abgabe der Kohlensäure aus dem Blut zu einer Änderung der Calciumwirkung im Körper. Dadurch steigert sich die Erregbarkeit der Muskulatur und es kommt zu den typischen Muskelkrämpfen, zunächst im Bereich der Finger und der Mundmuskulatur. Ein bewußtes Zurückhalten der Atemtätigkeit ermöglicht auch dem medizinischen Laien, solchen Prozeß schnell wieder zur Auflösung zu bringen.

Mit der Beobachtung des Luftanhaltens in Schrecksituationen weist der Volksmund auf eine andere willkürliche Beeinflussung der Atemtätigkeit hin. Er spricht damit Augenblicke des Schrecks und vielleicht auch der Angst an. Dem Mensch gelingt im allgemeinen das Anhalten der Atmung nur kurze Zeit, weil sie sich dann durch die Anhäufung nicht ausreichend abgegebener Kohlensäure im Blut mit aller Gewalt wieder Bahn bricht. Ein zu langes, willkürliches Anhalten der Atmung wird dem Menschen also nicht gelingen. Die sogenannte ›Schlafapnoe‹ hingegen entspricht einem vorübergehenden, unwillkürlichen Aussetzen der Atmung während des Schlafes, das gelegentlich Minuten anhalten kann. Solche Atempausen kann der Betrachter des Schlafenden wahrnehmen. Ihr kann der Arzt mit einer regulierten Sauerstoffzufuhr während des Schlafes begegnen.

Das Gefühl der ›Atemnot‹ kann auf einer Störung aller Organe beruhen, die an der Sauerstoffversorgung des Organismus und damit auch an seinem Transport beteiligt sind. Damit sind organische Erkrankung von Herz, Lungen, Kreislauf und der roten Blutkörperchen angesprochen. Hier würde sich beispielsweise ein unzureichender Blutumfluß, eine chronische Lungenkrankheit und auch eine ›Anämie‹, also eine Blutarmut, nachteilig auswirken können. Unter solchen Bedingungen würde die Atemnot im Zuge einer körperlichen Belastung noch *zunehmen*. Demgegenüber stellt das »Ringen nach Luft« häufig die Folge einer willkürlichen Beeinflussung der Atemtätigkeit dar. Das Symptom wird sich in der *Ruhe* stärker bemerkbar machen als während einer Belastung. Bei solcher Störung begeht der Mensch dank eines entsprechenden psychovegetativen Impulses den Fehler, unvollständig auszuatmen, wodurch er auch den nachfolgenden Einatmungsvorgang behindert; das eben empfindet der Betroffene als Luftnot. Eine bewußt vollständige Ausatmung wird diese Mißempfindung wieder beheben können. Seelische Spannungszustände oder akute Emotionen sind ihre eigentlichen Ursachen.

Die Bedeutung des *unbeeinflußten* Atemvorganges wird aus der Anweisung des Therapeuten während des ›Autogenen Trainings‹ deutlich. Er versucht, seinem Patienten dadurch zu einer möglichst natürlichen Atemtätigkeit zu verhelfen, daß er ihn auffordert, sich seiner Atmung zu *überlassen*: »Es atmet mich« stellt das autosuggestive Kommando dar, das sich der Patient geben muß. Nicht ein Übermaß also stellt das Geheimnis einer natürlichen Atmung dar, sondern ihre selbsttätige Regulierung – und diese beschränkt sich auf das Notwendigste.

Die funktionelle Störung des ›Darmes‹ kann zu einer Irritation seiner Peristaltik, also seiner *Transportfunktion,* oder seiner *Verdauungstätigkeit* führen. Zu den klinischen Erscheinungsbildern rechnet das ›Irritabile Kolon‹, also der irritierbare Dickdarm, auch ›Reizdarm‹ genannt. Die sich bemerkbar machenden Folgen resultieren zumeist aus einer verstärkten Blähneigung. Ihrerseits bedingen sie Mißempfindungen im Leib, ein unnatürliches Völlegefühl, Schmerzen mit wechselhafter Lokalisation und täglich mehrfach abgesetzte Stühle. Auch das Allgemeinbefinden scheint bei dieser sonst harmlosen, nervösen Störung nicht selten beeinträchtigt. Es veranlaßt viele Menschen, einen Arzt aufzusuchen; nach jüngsten Erhebungen sind 40 bis 60% der geklagten Magen- und Darmbeschwerden durch Einflüsse der genannten Art verursacht.

Arzt und auch Betroffene dürfen nicht vergessen, daß Störungen, die man einem *nervös* gestörten Darm anlastet, auch einmal von einer *organischen* Darmerkrankung ausgelöst sein können. Die harmlosere der Ursachen wird der Arzt daher erst annehmen dürfen, nachdem er eine *organische* Magen- und Darmerkrankung oder eine Störung der Verdauungsdrüsen ausgeschlossen hat, wozu auch das Wachstum eines bösartigen Tumors zählt. Gehen erst einmal Schleim oder gar Blut mit dem Stuhl ab, kann von einer *nervösen* Verursachung der Darmstörung kaum mehr die Rede sein; Blutaufkommen im Stuhl gehört bereits mit Sicherheit nicht mehr zu dem Erscheinungsbild eines ›Irritabilen Colon‹.

Auch die ›Muskulatur‹ ist vom vegetativen Erregungszustand

des Organismus abhängig, richtiger gesagt ihr Tonus. Der Mensch kann sich auf dem Weg über seine seelische Verfassung bewußt oder unbewußt einer Situation aussetzen, in der sich seine Muskulatur verspannt. Entsprechend subtile anatomische und funktionelle Verhältnisse lokalisieren solche Störungen häufig in den Bereich der Muskulatur des Schultergürtels und Nackens; sie können ihrerseits unterschiedliche Folgeerscheinungen nach sich ziehen. Es kommt zu schmerzhaften Mißempfindungen und Gefühlsstörungen in den genannten Körperregionen einschließlich des Kopfes und der Arme, zur ›Migräne‹, zu ›Schwindelerscheinungen‹ und offenbar auch zum ›Tinnitus‹, dem lästigen Ohrgeräusch. Störungen der Halswirbelsäule etwa degenerativer Art kommen solchen Entgleisungen entgegen. Wer sich selbst einmal auffordert, seine Schultermuskulatur zu entspannen, wird überrascht sein, in welchem Spannungszustand er sie bei diesem Versuch antrifft. Auch Schmerzen, die sich aus den inneren Organen des Menschen ergeben, werden zu einer entsprechenden regionalen oder sogar allgemeinen Verspannung der Muskulatur führen können. Oft weisen sie dem Arzt den Weg zu dem erkrankten Organ. Entsprechend der Lokalisation der Beschwerden spricht der Arzt etwa von einem ›Halswirbelsäulensyndrom‹ oder einem ›Schulter-Armsyndrom‹.

Funktionell – also was?

Wenn der Autor beispielhaft bestimmte Organe in seine Betrachtungen über die funktionellen Störungen einbezogen hat, soll das nicht heißen, daß sich funktionelle Störungen nicht auch in anderen Organbereichen ereignen können. Sicherlich entsprachen die erwähnten Krankheitssituationen den häufigsten, die von Betroffenen geklagt werden, doch läßt sich ihr Prinzip auch auf viele andere Organe übertragen.

Es bleibt zusammenzufassen, daß jede ›funktionelle Störung‹ zunächst nicht mehr als nur einem Symptom, also einer körperlichen Entäußerung entspricht, über deren Krankheitswert erst noch entschieden werden muß. In ihrer einfachsten Form ist sie der

Ausdruck einer mehr zufälligen und flüchtigen Irritation der Lebensvorgänge im menschlichen Organismus. Sie begleitet in jedem Falle aber auch eine Organschädigung und entspricht dabei ihrem wichtigsten Merkmal. Daraus resultiert, daß eine harmlose Ursache für eine funktionelle Störung erst angenommen werden darf, nachdem eine organische Krankheitsursache ausgeschlossen werden konnte. Oft bedarf es dazu einer kritischen Analyse und nicht selten auch eines nicht geringen Untersuchungsaufwands. Und selbst eine funktionelle Störung kann sich verfestigen, chronifizieren, so sie sich nur häufig genug ereignet und ihre Ursache nicht rechtzeitig ausgeschaltet wird. Auf diesem Wege kann sie sogar zu einer Organschädigung führen.

›Funktionell‹ also nur als den Ausdruck der Harmlosigkeit anzusehen entspricht somit nicht dem wirklichen Geschehen.

3. Die gestörte Teilfunktion

Der medizinische Laie wird die Gesamtzusammenhänge krankhafter Lebensvorgänge im menschlichen Organismus leichter verstehen, wenn er sie zunächst in weniger weitläufigen Zusammenhängen kennenlernt. Darüber hinaus verfügen Störungen in Teilbereichen des menschlichen Organismus in der Tat oft nur über eine beschränkte Bedeutung. Die Erhöhung des Cholesterinspiegels im Blut selbst entspricht beispielsweise noch keiner Erkrankung. Das wird sich erst ändern, wenn noch andere Risikofaktoren hinzutreten und sich auf dem Boden aller Einflüsse eine Arteriosklerose entwickelt. Auch aus diesem Grunde entspricht es kaum einer Mißachtung der Gesamtzusammenhänge, wenn sich der Leser zunächst Störungen in Teilbereichen des Krankheitsgeschehens zuwendet.

Der Kreislauf ist gestört: Zu seinen nachhaltigen Entgleisungen

Die Bedeutung des Kreislaufs für die Lebensvorgänge im menschlichen Organismus erhellt daraus, daß sein Versagen mit dem Leben nicht mehr vereinbar ist und diese Feststellung für die Annahme des klinischen Todes einmal ausreichend erschien. »Kreislaufstörungen« spielen in den Augen des medizinischen Laien jedoch eine größere Rolle, als es gerechfertigt erscheint. Viele Mißempfindungen, die der Mensch in ihren Ursachen nicht zu erklären vermag, lastet er diesem System an. So wird die »Kreislaufstörung« sehr oft zu einem Prügelknaben für ein Krankheitsgeschehen, das in Wirklichkeit durch ganz andere Mechanismen ausgelöst wird wie etwa eine Entgleisung des Stoffwechsels oder eine Störung der Verdauung. Es scheint immer erst eine kritische Analyse der Gesamtsituation erforderlich, um nicht unberechtigt von seiner Störung zu sprechen.

Daran ändert die Tatsache nichts, daß eigentlich *alle* Funktionsabläufe im menschlichen Organismus auf den Kreislauf angewiesen sind. Er stellt das eigentliche Kommunikationsorgan zwischen den Organen und Geweben dar, er führt ihnen den lebensnotwendigen Sauerstoff zu, er sorgt für den Antransport lebenswichtiger Stoffwechselsubstrate und den Abtransport ihrer Verbrennungsprodukte und läßt schließlich auch Zellen und chemische Wirkstoffe, etwa in der Situation einer Entzündung, an den Ort ihres Einsatzes gelangen. Davon profitieren auch die Steuerungsorgane lebenswichtiger Lebensvorgänge selbst wie das vegetative Nervensystem oder die Drüsen mit Innerer Sekretion, die ihm ihre Wirkstoffe anvertrauen. Auch das Stoffwechselgeschehen im menschlichen Organismus wäre undenkbar, würde es nicht ein System geben, daß alle Beteiligten des Geschehens miteinander in Verbindung bringt. Das eben besorgt der Kreislauf. Ist die Kreislauffunktion wirklich gestört, können auch die genannten Teilbereiche des Organismus ihre Arbeit nicht mehr oder nur eingeschränkt verrichten. Somit entspricht der Kreislauf wirklich dem

»Lebensnerv« des Organismus, dessen intakte Funktion für das Wohlergehen des Menschen unerläßlich und dessen Versagen, wie erwähnt, mit dem Leben nicht mehr vereinbar ist.

Andererseits wäre der Mensch durch Kreislaufstörungen stärker gefährdet, würden sich diese nicht oft nur auf einen *beschränkten* Körperbereich beziehen. Etwa, wenn es um das Erscheinungsbild des Schwindels oder eine flüchtige Sehstörung geht. Solche Begebenheiten können sich vor dem Hintergrund eines völlig normalen Blutdrucks, also einer völlig ausgeglichenen Funktion des Gesamtkreislaufs ereignen; bei ihnen spielen dann lokale Abweichungen der Kreislauffunktion eine Rolle.

Einer anderen sinnvollen Absicht entspricht es, daß der Kreislauf die an ihn gerichteten Aufgaben möglichst sinnvoll, richtiger gesagt *ökonomisch* erfüllt. Ist irgendwo seine vermehrte Anwesenheit gefragt, wird er dort entsprechend stärker präsent, schränkt dafür aber sein Engagement in anderen Körperabschnitten ein und gibt sich dort mit einer Art Minimalversorgung zufrieden. Das nächtliche Drosseln der Blutzufuhr in den Bereich der Arme und Hände mit dem Erfolg des Gefühls, dieser Körperteil sei abgestorben, zugunsten der Durchblutung wichtigerer Körperareale ist ein Beispiel dafür. Somit erscheint ›gestört‹, was einer sinnvollen Maßnahme entspricht.

So vielfach abgesichert und rationell eingesetzt, kommt es weit weniger zu *umfassenderen* Störungen des Kreislaufs, als es der medizinische Laie von seinem Empfinden her annimmt.

Die Blutdruckanomalien

›Blutdruckanomalien‹ zählen in der Tat zu den wichtigsten Störungen der Kreislauffunktion. Vor allem deshalb, weil insbesonders der *erhöhte* Blutdruck von Folgeerkrankungen gefolgt ist wie etwa solchen des Herzens, des Gehirns oder der Nieren.

Die Abgrenzung des normalen Blutdruckbereiches gegenüber seiner Erniedrigung oder Erhöhung aber ist nicht einfach zu vollziehen und gibt Veranlassung zu mancherlei Mißverständnissen. Das bereits erwähnte Prinzip, nach dem sich der Kreislauf den augenblicklichen Bedürfnissen anzupassen versucht, führt auch zu einer Änderung des Blutdruckes. *Somit entspricht der Blutdruck weniger einer festen Größe als der sich jeweils ergebenden Situation und Anforderung, denen sich der Mensch aussetzt; er stellt also eine sich ständig wandelnde Größe dar.* Zu Zeiten der Ruhe, geringer körperlicher oder seelischer Inanspruchnahme bewegt er sich im allgemeinen in einem niedrigeren, d.h. »normalen« Bereich, während er in gegenteiligen Situationen, hier einmal als Forderung oder Irritation zusammengefaßt, ansteigt.

Das Ausmaß eines Blutdruckanstiegs im physiologischen Sinne, sozusagen den *Umständen* entsprechend, hängt von der Intensität und der Art der Forderung, aber auch von der Reaktionsweise des einzelnen Menschen ab. So wird es zwar bei jedem Menschen während einer körperlichen Belastung zu einer Blutdrucksteigerung kommen, doch wird diese von Mensch zu Mensch unterschiedlich ausfallen können. Im besonderen trifft dies für emotionelle Einflüsse zu. Kommt es bei Belastungen zu überschießenden Blutdruckreaktionen, besteht nicht selten eine *grundsätzliche* Neigung zur Blutdruckerhöhung. So stellt ein unangemessen hoher Blutdruckanstieg während körperlicher Belastung – auch eine ›Belastungshypertension‹ genannt – nicht selten den Vorläufer einer später dann *bleibenden* Blutdruckerhöhung dar.

So wird die Beurteilung eines Blutdruckwertes zu keinem geringen Problem, und es kann überhaupt nicht als ausreichend angesehen werden, bereits von einem *einzelnen* Blutdruckwert auf ein abwegiges Blutdruckverhalten zu schließen.

Aus den genannten Gründen fällt es selbst dem Arzt schwer, Richtwerte für das normale Blutdruckverhalten aufzustellen. Da sie nicht für jede Situation bekannt sind, kann auch er die Situation nur annähernd beurteilen. Bei einer körperlichen Belastung entsprechend 100 Watt – das entspräche einer leicht- bis mittelgradigen körperlichen Forderung – sollte der systolische Blutdruck, um einmal einen »genormten« Wert zu nennen, etwa 200 mm Hg. nicht überschreiten.

Die eigentliche Bewertungsgrundlage für das Blutdruckverhalten stellt die Erhebung des sogenannten ›Ruheblutdrucks‹ dar.

Seine Bestimmung verlangt nicht nur den Zustand völliger Ruhe während des Meßvorganges selbst, sondern muß auch jede Form einer körperlichen Belastung geraume Zeit *vor* der Messung ausschließen lassen. Dazu zählen körperliche Belastungen ebenso wie solche seelischer Art, der gehetzte Gang zum Arzt, die unmittelbar zuvor genossene Mahlzeit oder der Konsum von koffeinhaltigen Getränken. Auch sollte der Mensch bereits vor dem Meßvorgang jene Position eingenommen haben, unter der dann die Messung stattfindet.

Legt man der Blutdruckbeurteilung solche Normen zugrunde, sollte der erstgenannte, der *systolische* Blutdruckwert 150 mm Hg. nicht überschreiten. Ein Wert oberhalb 160 mm Hg. wird im allgemeinen als behandlungsbedürftig angesehen.

Für den zweitgenannten, den *diastolischen* Blutdruckwert kennt der Arzt unter den gleichen Meßbedingungen – und nicht ohne diese – einen oberen Wert von 90 bis 95 mm Hg., der nicht *dauerhaft* überschritten werden soll. Verursacht werden systolischer wie diastolischer Blutdruckwert durch die unterschiedliche Füllung des Gefäßsystems zwischen den einzelnen Herzschlägen; vergleichbar einer Pumpe, die ihre Flüssigkeit auch nicht kontinuierlich, sondern stoßweise auswirft. Die dadurch entstehende »Flutwelle« teilt sich den Gefäßwandungen in der Form eines unterschiedlichen Drucks mit.

Das Verhalten des ›diastolischen‹, also des zweitgemessenen Blutdruckwerts bedarf aber zum besseren Verständnis noch einer weiteren Erklärung, steht er doch gegenwärtig im Mittelpunkt des Interesses vieler Menschen. Ein Beispiel soll das Verständnis erleichtern. Erhebt sich der Mensch aus dem Sitzen und geht er umher, steigt der diastolische Blutdruck aus kreislaufphysiologischen Gründen an; solche Reaktion ist vorgesehen und erforderlich, damit das Blut nicht in den abhängigen Körperpartien versackt. Er sinkt jedoch erst wieder, *normalisiert* sich erst wieder, nachdem der Mensch ausreichend lange gesessen oder gelegen hat, also zur Ruhe gekommen ist. Erfolgt die Messung vorher, wird sie fälschlich zu hohe Werte aufweisen. Deshalb scheinen passagere Blutdruckmessungen, wie sie sozusagen »von der Straße herunter«

häufig in Apotheken vorgenommen werden, fehl am Platze. Auch der Arzt ist gehalten, zur Beurteilung des Blutdruckwerts seinen Patienten die Möglichkeit zu eröffnen, ausreichend lange vor der Messung geruht zu haben. *Erst wenn der diastolische Blutdruckwert selbst unter diesen Bedingungen nicht mehr in den Normbereich abfällt, somit ständig erhöht bleibt, ist er als ein prognostisch ungünstiges Zeichen zu werten.* Als krankhaft gelten unter solchen Bedingungen Meßwerte, die höher als 90 bis 95 mm Hg. diastolisch liegen.

Über den Blutdruck bestimmt weniger das Herz als das Gefäßsystem. Indem es die Spannungen seiner Wandungen ändert, stellt es die Gefäße enger oder weiter, wie das schon geschildert werden konnte. Am Gefäßsystem setzt auch die blutdruckbeeinflussende Wirkung des vegetativen Nervensystems an. Das Herz selbst bewirkt den Blutdruck nicht, sondern stellt dazu durch seine Tätigkeit nur eine ausreichende Blutmenge zur Verfügung. Und mehr noch: aus dem gleichen Grund muß das Herz sogar *gegen* den bestehenden Blutdruck anarbeiten. Ist er erhöht, wird sich das Herz vermehrt belasten und es kann zu einer Schädigung kommen, die man dann das ›Hypertonieherz‹ nennt: Der Herzmuskel wird an Masse zulegen, die Herzhöhlen sich erweitern und die eigene Blutversorgung nicht unbedingt mehr Schritt halten können. Darüber wird der Herzmuskel nicht mehr ausreichend mit Blut versorgt und seine Muskelkraft läßt nach, es entwickelt sich eine ›Herzinsuffizienz‹. Das Herz selbst ist an einer Blutdruckerhöhung nur dann beteiligt, wenn es aus irgendeinem Grund seine Schlagzahl erhöht. Dadurch nimmt die zirkulierende Blutmenge und gleichzeitig damit auch der Blutdruck zu.

Aus allem Gesagten mag verständlich geworden sein, daß man in der Beurteilung seiner Blutdrucksituation zurückhaltend sein muß und einen einzigen oder gar zufälligen Wert nicht als repräsentativ für das grundsätzliche Blutdruckverhalten ansehen darf. Der Autor spricht in Situationen, in denen es immer nur *vorübergehend* zu einer Blutdruckabweichung kommt, von einer *Tendenz*, etwa zur Erniedrigung oder zur Erhöhung, und nicht von mehr.

Eine nur *vorübergehende*, der Situation nicht mehr angemessene

Blutdruckerhöhung bezeichnet man als eine *labile* Hypertension; sie wurde bereits im Buchabschnitt über die funktionellen Störungen behandelt. Meistens stellt sie den Vorläufer einer endgültigen und dann *manifesten* Blutdruckerhöhung dar. Ihre sogenannte *primäre* Form ist in ihrer Ursache unklar und verfügt wohl über eine erbliche Begünstigung; man nennt sie die »essentielle« Form der Blutdruckerhöhung. Ihr stehen etwa 5% der Blutdruckerhöhungen *sekundärer* Art, also als eine Folgeerscheinung einer anderen Erkrankung, gegenüber. Sie sind gegebenenfalls durch die Beseitigung ihrer Ursache zu beheben. Solche Grunderkrankungen können von Störungen der Drüsen mit Innerer Sekretion ausgehen, etwa der Hypophysenkrankheit des ›Morbus Cushing‹ (s. d.) oder der Nebennierenkrankheit des ›Phäochromozytoms‹ (s. d.); von einer Gefäßmißbildung wie etwa einer Verengung der großen Körperschlagader, vor der sich das Blut staut, der sogenannten ›Aortenisthmusstenose‹, oder von Nierenerkrankungen, etwa einer ›Schrumpfniere‹. Jeder erstmaligen Feststellung einer manifesten Blutdruckerhöhung haben Untersuchungen zu folgen, die solche primären Ursachen ausschließen.

Die erwähnten 95% der sogenannten »essentiellen Hypertension« stellt man sich als die Folge eines *multikausalen* Einflusses vor, wobei genetischen Faktoren gegenüber Umwelteinflüssen ein Vorrang zugebilligt wird. Für die erbliche Begünstigung scheinen weniger ein einzelnes als mehrere Gene verantwortlich zu sein, wie sich wahrscheinlich auch Umwelteinflüsse erst ergänzen müssen, um einen Einfluß ausüben zu können. Eine solche Wirkung wird beispielsweise dem sogenannten ›psychosozialen Streß‹ (s. d.) zugesprochen. Schwierigkeiten in der sozialen Anpassung, gesteigerter beruflicher Ehrgeiz, die Nichterfüllung gehegter Erwartungen und Hoffnungen und schließlich auch Auseinandersetzungen selbst mit nur vermeintlichen Feinden können dabei eine maßgebende Rolle spielen. Streßeinflüsse aktivieren offenbar jenen Teil der vegetativen Steuerungsmechanismen, der im Zusammenhang mit seiner anregenden Wirkung als das ›sympathiko-adrenerge System‹ bereits beschrieben worden ist. Endgültig dürfte die Beeinflussung des Blutdrucks jedoch auch dann nur sein, wenn die

Einwirkung nachhaltig genug ist und eine entsprechend veranlagte Persönlichkeit trifft. Dann ist mit etwa sechsfacher Häufung eine Begünstigung der Blutdruckerhöhung gesehen worden. Einer erhöhten Kochsalzzufuhr billigt man nur dann eine Beteiligung an der Blutdruckerhöhung zu, wenn es sich bei dem Betroffenen um eine, wie der Arzt es nennt, »salzsensitive« Person handelt; sie eben reagiert auf die Kochsalzzufuhr mit einer Blutdruckerhöhung. Ein ungünstiger Einfluß ist schließlich auch von einer Überernährung in Erfahrung gebracht worden. Oft übersieht der Mensch willkürliche Beeinflussungen seiner Blutdruckregulation. Etwa den Effekt einer Blutdrucksteigerung, der von einem Medikament ausgeht, beispielsweise einem oralen Kontrazeptivum, einem Schwangerschaftsverhütungsmittel.

Die Hypertension entspricht einem hohen ›Gesundheitsrisiko‹, das die Entwicklung der Arteriosklerose, die Erkrankung der Herzkranzgefäße, das Herzversagen oder einen Schlaganfall begünstigen kann. Hierin liegt seine große individuelle wie sozialpolitische Bedeutung. Im unzureichend behandelten Zustand und nach einem langjährigem Verlauf kann sich eine Einflußnahme durch Wirkstoffe der Nieren hinzugesellen, die sich durch den dann dauerhaften Anstieg des zweiten, des diastolischen Blutdruckwertes zu erkennen gibt und den weiteren Verlauf der Blutdruckerkrankung ungünstig beeinflußt. Es können sich dann extrem hohe und therapeutisch nur mehr schwer beeinflußbare Blutdruckwerte entwikkeln.

Das ›Behandlungsziel‹ wird in jedem Erkrankungsfalle einem Blutdruck entsprechen, der sich so nahe wie möglich dem »Normwert« angleicht. Es kann als eine allgemeine Regel gelten: Im Alter wird ein Blutdruckwert von 160 mm Hg. *systolisch* durchaus die untere Grenze des Behandlungszieles darstellen; nur dann lassen sich Durchblutungsstörungen etwa des Gehirns vermeiden. In den übrigen Lebensabschnitten kann das Ziel darunter liegen, doch auch hier kaum unter 150 oder 140 mm Hg. Erstrebenswert bleibt ein *diastolischer* Wert unter 90 mm Hg. Die *milde* Hypertension mit vorübergehenden *diastolischen* Blutdruckwerten bis zu 95 mm Hg. stellt die Domäne für Allgemeinmaßnahmen wie die Normalisierung des Körpergewichtes und gegebenenfalls eine Kochsalzbeschränkung dar. Werte, die sich mehrfach *diastolisch* über 100 mm Hg. bewegen, zwingen jedoch schon zu einer medikamentösen Therapie. Unverträglichkeiten aus einer zu intensiven Behandlung des Blutdrucks werden oft übersehen, seine Einstellung muß daher strengen individuellen Gesichtspunkten entsprechen. Das Ziel einer angemessenen Behandlung lohnt sich: Statistisch ist gleichermaßen gesichert, daß mit einer Hypertension die Bereitschaft zu Erkrankungen des Herz-Kreislaufsystems zunimmt und andererseits durch eine erfolgreiche Langzeitbehandlung gesenkt werden kann.

Krisenhaften Blutdruckanstiegen, die sich also nur episodisch ereignen, muß die besondere Aufmerksamkeit gelten; sie werden oft nicht oder erst zu spät in Erfahrung gebracht. Auf die Bedeutung des ›Phäochromozytom‹ (s. d.), eines Nebennierentumors wird in diesem Zusammenhang hingewiesen.

Wer Meßfehler begeht oder Umwelteinflüsse nicht ausreichend würdigt, wird sein Blutdruckverhalten falsch beurteilen. Fremdmessungen, die Messung durch den Arzt, ja schon die Erwartung des Meßwertes während der eigenen Messung können den Wert verfälschen und einen erhöhten Blutdruck vortäuschen. Die Langzeitblutdruckmessung ist hingegen in der Lage, solche Einflüsse auszuschalten und alle alltagsnahen Blutdruckwerte wie extreme Blutdruckbewegungen mit weit größerer Sicherheit als durch Einzelmessungen zu erfassen.

Die Bedeutung der Blutdruckerhöhung für das gesundheitliche Schicksal des Menschen ist somit deutlich. Da sie ein erhebliches Krankheitsrisiko darstellt, ist ihre Behandlung zwingend geboten; nicht überstürzt und nur in ständiger Beziehung zum Therapeuten. Aus der ›gestörten‹ Teilfunktion wird sonst sehr schnell eine umfassende Erkrankung vieler Teile des menschlichen Organismus, ein »Organschaden«.

Die Abweichungen des Blutdruckwerts im Sinne der ›Hypotension‹, also seiner Erniedrigung, sind weniger exakt definiert oder, zutreffender ausgedrückt, nicht zu vereinheitlichen. Für den Jugendlichen wird der Bereich des krankhaft erniedrigten Blutdrucks erst unter 90 mm Hg. *systolisch* beginnen, für einen älteren Menschen hingegen könnten selbst deutlich höher liegende Blutdruckwerte immer noch zu niedrig sein und dem Durchblutungsbedarf seiner Organe nicht mehr entsprechen; er kann zur Aufrechterhaltung seiner Körperfunktionen auf ein Blutdruckminimum angewiesen sein, das weit höher liegt. Der Wunsch nach einem »möglichst normalen« Blutdruck, etwa im Zuge einer Behandlung seiner Erhöhung, bedarf daher im Alter einer Korrektur. Andererseits wird jede Art körperlich-seelischer Forderung bei den meisten Menschen den erniedrigten Blutdruck in einen Bereich anheben, der formal der Norm entspricht; die Gründe dazu wurden bereits erwähnt. Am nachteiligsten macht sich somit die Neigung zur Blutdruckerniedrigung in der Phase der Ruhe und damit *nach* einer Belastung oder etwa während des Schlafs bemerkbar.

Eine bestimmte Form der Neigung zur Blutdruckerniedrigung bringt man mit einer Konstitution des Menschen in Zusammenhang, die man asthenisch nennt (s. Konstitution); man bezeichnet sie dann auch als *essentiell*. Die *sekundäre* Hypotension stellt sich hingegen im Zuge anderer Grunderkrankungen ein, so wie es viele Menschen für die Situation eines fieberhaften Infektes, nach einer Operation oder einem längerdauernden Krankenlager schon an sich selbst feststellen konnten. Reduziert sich die Funktion mancher Innerer Drüsen, etwa der Schilddrüse oder der Nebenniere, kommt es zu ähnlichen Einflüssen auf den Blutdruck. Schließlich können eine Minderleistung des Herzens im Verlaufe einer Herzinsuffizienz, aber auch seelische Einflüsse, etwa während einer Depression, den Blutdruck absinken lassen.

Oft entspricht eine Neigung zur Blutdruckerniedrigung nicht mehr als nur einer konstitutionellen Eigenart und subjektiv gesehen einer Belästigung. Dann wird der Mensch lernen müssen, mit ihr zu leben, und nicht den Fehler begehen, sie für alle Unpäßlichkeiten verantwortlich zu machen. Es liegt am Arzt, darüber eine ernste Ursache nicht zu übersehen.

Die Durchblutungsstörungen

Unter einer ›Durchblutungsstörung‹ versteht der Arzt zunächst die mangelnde Versorgung eines Erfolgsorgans mit Blut, unabhängig davon, ob es sich um eine Einengung des Gefäßlumens durch eine Kompression, also von *außen,* oder durch eine organische Veränderung der Gefäßwandungen selbst, sozusagen von *innen,* handelt, ob *nervöse* Einflüsse die Gefäßweite einengen oder veränderte Fließeigenschaften des Bluts seine Zufuhr beeinträchtigen. Organische Gefäßwandveränderungen können sich durch *entzündliche* oder *degenerative* Erkrankungen, durch eine ›Arteriitis‹ oder die allbekannte ›Arteriosklerose‹ entwickeln. Nicht selten wird ein Blutgefäß durch organische Wandveränderungen sensibler gegenüber nervösen Einflüssen und reagiert dadurch stärker als ein gesundes Gefäß auf solche Reize.

So gilt auch für die ›Durchblutungsstörung‹, daß sie zunächst nur einem Symptom entspricht, über dessen Ursache noch befunden werden muß.

Durchblutungsstörungen in der *Peripherie* seiner Gliedmaße empfindet der Mensch als ein Gefühl des Kribbelns, des Eingeschlafenseins oder der Kälte, das Glied selbst erscheint blaß und fühlt sich kalt an. Kälte und die Nachtruhe verstärken diese Beschwerden; durch eine Verlangsamung des Blutstromes entwickelt sich ein Wärmestau, der dann Schmerzen auslöst. Der Nikotinkonsum beeinflußt über eine Gefäßverkrampfung in jedem Falle eine Durchblutungsstörung nachteilig.

Während das Absterben der Finger – das ›Leichenfinger-Syndrom‹ – einer besonders starken, dennoch nur *vorübergehenden* Verkrampfung der Gefäße entspricht, die der Versorgung der Finger dienen und durch den Einfluß der Kälte ausgelöst werden kann, liegt der ›Raynaudschen Erkrankung‹ bei etwa gleichen Symptomen eine nervös-vegetativ verursachte Erhöhung des Gefäßtonus zugrunde, die unabhängig von äußeren Umständen so gut wie *ständig* vorhanden ist. Plötzliches Erröten oder Blaßwerden unter einem emotionalen Einfluß weisen darauf hin, wie stark das Gefäßsystem auch durch seelische Impulse irritiert werden kann.

Der Schwindel

Über Schwindel klagen etwa 10% aller Patienten, die eine ärztliche Praxis aufsuchen. Dabei äußert sich dieses Krankheitssymptom außerordentlich unterschiedlich; seine Beschreibung fällt dem Betroffenen oft schwer. Etwa als ein Gefühl des Schwankens oder der Benommenheit, daß die Umgebung sich dreht oder auch nur eine Gangunsicherheit bemerkt wird. Oft halten diese Störungen und Mißempfindungen nur einige Sekunden an. Manche seiner Erscheinungsformen sind für einen bestimmten Störmechanismus bezeichnend. Das Gefühl des Drehens, Schwankens oder Liftfahrens beispielsweise spricht für eine Störung des Gleichgewichtsorgans, des ›Vestibularissystems‹, das im Innenohr gelegen ist. Eine konstante Gangabweichung in eine bestimmte Richtung kann auf eine Verursachung des »Schwindels« durch das ›Zentralnervensystem‹ hinweisen.

Die Begleiterscheinungen vieler Schwindelattacken, besonders wenn sie akut auftreten, sind oft stark und für den davon Betroffenen beunruhigend. Eine plötzlich einsetzende Übelkeit, Erbrechen, die reaktive Verlangsamung der Herz- und Pulstätigkeit, ein Abfall der Körpertemperatur und des Blutdruckes rufen bei vielen Betroffenen das Gefühl einer vitalen Bedrohung hervor. Selbst die berechtigte Gewißheit, daß fast mit Sicherheit ein glimpflicher Ausgang solchen Geschehens zu erwarten ist, würde daran wenig ändern. Die Steuerungslosigkeit, der solche Menschen ausgesetzt sind, entspricht nun mal dem Gefühl des Versagens einer außerordentlich wichtigen Körperfunktion und somit auch ihrer wirklichen und starken Beeinträchtigung. Betroffene kommen von dem ›Karussell‹ – die Übelkeit dort ist nicht wesentlich anders verursacht als bei dem Schwindelgeschehen ganz allgemein – einfach nicht herunter.

Bei den Erscheinungen des Schwindels sind Mechanismen gestört, die der Orientierung und Einordnung des Körpers im Raume dienen und von verschiedenen ›Sinnen‹ vermittelt werden. Sinne meint hier den erwähnten Vestibularisapparat, der im Innenohr gelegen ist, die Funktionen des Sehens und Hörens, von denen auch Orientierungsimpulse ausgehen, und vor allen die Tiefensensibilität, die durch sensible Bahnen des Nervensystems vermittelt wird und dabei Wahrnehmungen aus dem Bereich der Beine dem Gehirn zuleiten. Ihre so komplizierten Mitteilungen können im Falle des Schwindels von den zentralen Verwertungsstellen offenbar nicht mehr miteinander in Einklang gebracht werden. Hierbei kann jedes an der Regulierung des Gleichgewichtes beteiligte System gestört sein, entsprechend ist seine differentialdiagnose Beurteilung erschwert.

Die für die Gleichgewichtsregulation erforderlichen ›Rezeptoren‹, wahrnehmende Nervengeflechte, sind im Bereich der Halsmuskulatur besonders zahlreich vorhanden. Die Haltung des Kopfes ist es ja eigentlich, die den Menschen über die Lage des Gesamtorganismus im Raume orientiert und diese Lage auch durch entsprechende Maßnahmen gewährleistet, sein »ruhender Pol« sozusagen. Selbst während eines Kopfstandes und bei geschlossenen Augen wäre der Mensch noch fähig, seine Lage richtig zu beurteilen.

Vom ›Zervikogenen Schwindel‹ (Cervix = Hals) spricht man unter der Annahme, daß ein Störeinfluß von den genannten Weichteilen des Nackens oder der Wirbelsäule ausgeht. Aus den gleichen Körperbereichen wird beim älteren Menschen Schwindel durch eine Beeinflussung jener Gefäße verantwortlich gemacht, die dort verlaufen und die für die Versorgung des Gehirnes zuständig sind. Die »Ménièresche Erkrankung«, deren Ursache im Innenohr selbst zu suchen ist, bewirkt neben dem Schwindel auch die für sie typischen Ohrgeräusche und eine Gehörsminderung.

Schwindel kann auch ausgelöst werden, wenn die Gleichgewichtsorgane nicht selbst erkrankt sind, sondern *sekundär* in ihrer Funktion beeinträchtigt werden. Dabei können Anpassungsschwierigkeiten des Gesamtkreislaufs im Spiele sein, ein zu niedriger Blutdruck, Herzrhythmusstörungen, die den kontinuierlichen Strom des Blutes beeinträchtigen, eine Anämie, die den Sauerstoffgehalt des Blutes reduziert, oder eine Störung der Lungenfunktion, die die Sauerstoffaufnahme erschwert. Neben dem Nikotin gibt es pharmakologische Einflüsse, die Schwindel verursachen können, etwa manche Psychopharmaka. Bei ›Psychosomatischen Krankheitsbildern‹ scheint der Schwindel eine wichtige Rolle zu spielen, wie ihn auch manche ›Hypochondrisch-depressive Erlebnisverarbeitungen‹ zum Inhalt haben.

Die oft bedrohenden Ursachen der Schwindelerscheinungen verlangen es, in ihnen mehr als nur ein flüchtiges Symptom oder eine unwichtige Erscheinung zu sehen. Ihre ursächliche Abklärung ist unumgänglich, auch wenn sie oft nur wahrscheinlich gemacht werden kann. Zumindest aber lassen sich ernste Krankheitsursachen wie etwa ein Hirntumor oder eine gravierende Durchblutungsstörung des Gehirns ausschließen.

›Kreislaufstörungen‹, das sei zusammengefaßt, werden unterschätzt wie überbewertet. Solange sie nur die subjektive Entäußerung eines möglichen Krankheitsgeschehens darstellen, entsprechen sie zunächst nicht mehr als einem ›Symptom‹. Sobald sie sich jedoch nicht mehr nur zufällig ereignen, sondern sich häufen, muß auch an eine ernsthafte, organische Ursache gedacht werden; ihre diagnostische Abklärung ist dann dringend geboten.

Eine weitere, eingehende Betrachtung der »Kreislauf- und Durchblutungsstörungen« wird in dem Buchabschnitt über die »Arteriosklerose« erfolgen, auf das in diesem Zusammenhang verwiesen werden darf.

Das Zusammenspiel ist gestört: Die entgleisten endokrinen Steuerungsmechanismen

Das Zusammenspiel von Organen und Organsystemen innerhalb eines funktionellen Gesamtkonzepts des Organismus vollzieht sich entweder auf *nervösem* Wege unter Zuhilfenahme des ›vegetativen Nervensystems‹ oder auf *humoralem* Wege (humor = Saft) durch die Einflußnahme von ›Hormonen‹. Daneben benötigt das vegetative Nervensystem selbst solche ›Wirkstoffe‹, um seinen Einfluß auf ein Erfolgsorgan übertragen zu können.

Die Bildung der Hormone stellt im Gegensatz zu den Vitaminen, die dem Körper mit der Nahrung zugeführt werden müssen, eine Syntheseleistung des Organismus dar. Diese vollzieht sich in dazu bestimmten Drüsen. Sie sondern ihre Wirkstoffe *direkt in das Blut* ab und nicht etwa wie die Drüsen der Haut oder der Verdauung nach *außen*. Das verleiht ihnen den Begriff der ›Inneren Sekretion‹ und dem System jenen der ›Drüsen mit Innerer Sekretion‹, letztlich auch der ›Endokrinen Drüsen‹. Für den Körper gelten dabei der Hohlraum des Verdauungskanals oder die Oberfläche der Haut schon als ein *äußeres* Milieu.

Vegetatives Nervensystem und Drüsen Innerer Sekretion bilden eine ›Wirkungsgemeinschaft‹ mit verteilten Rollen. Hormone müssen, um ihre Wirkung entfalten zu können, durch die Wand der Zelle des Erfolgsorgans gelangen und sich dort mit einem Partnermolekül, dem Hormon-Rezeptor, verbinden; das gelingt ihnen meistens ohne Schwierigkeiten. Dieser Rezeptor wird seine hormonelle Botschaft an die Erbsubstanz weitervermitteln. Dazu muß das Molekül in den Zellkern wandern und sich an jene Stellen des Moleküls anlagern, die für die erbliche Übertragung verantwortlich sind. Jetzt kann der eigentliche hormonelle Auftrag umgesetzt werden, der im Falle der Insulinwirkung die Verwertung des mit der Nahrung aufgenommenen Zuckers bedeutet. Das Hormon und sein Rezeptor passen zusammen wie »der Schlüssel in ein Schloß«. Schon die geringste strukturelle Veränderung an einem von ihnen stört ihre Kommunikation. In therapeutischer Absicht kann man daher mit der Belegung eines Rezeptors durch ein bestimmtes Medikament die Wirkung des Hormones ausschalten; damit würde man den Folgen einer Überproduktion begegnen können.

Die Endokrine Drüse richtet sich mit der Produktion ihrer Wirkstoffe nach dem Blutspiegel des von ihr produzierten Stoffes oder eines Verwandten, eines ›Metaboliten‹. Sobald er von der Norm abweicht, drosselt oder erhöht sie ihre Produktion. Solches Geschehen der Rückmeldung und des daraus resultierenden Verhaltens des Empfängers dieser Botschaft nennt man einen ›Regelkreis‹. Er garantiert einen gleichbleibenden Spiegel des von ihm überwachten Wirkstoffs im Blut und ist auch bestrebt, diesen gegen alle Einwirkungen zu verteidigen. Dadurch beteiligt er sich daran, das für die Tätigkeit aller anderen Funktionen des Körpers wichtige »Milieu intérieur« (Claude Bernard) – mit »Blutbeschaffenheit« könnte man es übersetzen – aufrechtzuerhalten.

Die Haupteinflüsse der Hormone sind auf das Wachstum, den Stoffwechsel und die Fortpflanzung ausgerichtet; sie begleiten diese Vorgänge das ganze Leben. Die Hauptfunktion der Keimdrüsen entfaltet sich hingegen erst mit und nach der Pubertät; zur gleichen Zeit, zu der die Wirkung der Thymusdrüse bereits wieder erlischt.

Die *oberste Stufe* der Regelkreise und damit eine gewisse »Führungsrolle« im Konzert ihrer Wirkungen nehmen in enger funktioneller Verknüpfung das Zwischenhirn mit dem Abschnitt Hypothalamus und die Hypophyse, die Hirnanhangsdrüse ein. Zu den *untergeordneten* Drüsen zählen die Schilddrüse, die Nebenschilddrüse, der Thymus, der innersekretorische Anteil der Bauchspeicheldrüse sowie die paarigen Nebennieren und die Geschlechtsdrüsen, also die Hoden und die Eierstöcke. Die *Erfolgsorgane*, in denen es an *unterster* Stelle des Regelkreises zu einer bestimmten Hormonwirkung kommen soll, stellen die einzelnen Zellen des entsprechenden Organs dar. Etwa jene der Brust, die sich unter der Hormonwirkung der Eierstöcke während der Pubertät zu weiblicher Form entwickelt, aber auch jede andere Zelle.

Störungen sind an fast allen Stellen der Regelkreise möglich und wegen des funktionellen Zusammenspieles der meisten Drüsen zahlreich und vielgestaltig. Entscheidend bleibt für die Gesundheit des Menschen, ob sie mit einer *verstärkten* oder *verminderten* Hormonproduktion einhergehen, also eine Über- oder Unterfunktion bewirken. Dabei kann das Organ selbst erkrankt sein oder der Arbeitsauftrag *von oben* zu schwach oder zu stark ausfallen. Man spricht in diesem Zusammenhang von der *primären* oder *sekundären* Störung einer Drüsenfunktion. Beispielsweise kann eine Funktionsstörung der Schilddrüse entweder durch ihre Entzündung selbst oder aber durch den in seinen Auswirkungen gleichgerichteten Einfluß der übergeordneten Hirnanhangsdrüse zustande kommen.

Dem medizinischen Laien gelingt es meistens nicht, eine Drüsenstörung an sich selbst auszumachen. Ihre Symptomatik ist sehr versteckt und auch von Krankheitsbild zu Krankheitsbild zu unterschiedlich, als daß sie sich verallgemeinern und als ein brauchbarer Hinweis empfehlen ließe. Aus der Vielzahl möglicher Störungen hat der Autor jene herausgegriffen, die sich häufiger ereignen, wichtig sind und auch schon einmal mit auffälligen Krankheitserscheinungen einhergehen können.

Die Nebennierenstörungen

Die ›Nebenniere‹ besteht aus den *anatomisch* unterschiedlichen Teilen Nebennierenrinde und Nebennierenmark mit auch unterschiedlicher Aufgabenstellung.

Den Hauptrepräsentanten der Wirkung, die von der Nebennierenrinde ausgeht, stellt das Cortison dar. Es zählt zu den über 40 verschiedenen ›Steroiden‹, die von ihr gebildet werden und die einen Einfluß auf den Stoffwechsel des Organismus ausüben. Man unterteilt sie in die Mineralokortikoide, die Glukokortikoide und die Sexualhormone. Ihre Bezeichnung verrät demnach den Zusammenhang ihrer Funktionen mit dem Haushalt der *Mineralien*, des *Zuckers* und dem *Sexualgeschehen*.

Eine Störung der ›Nebennierenrinde‹ im Sinne einer beidseitigen *Unterfunktion* führt zur ›Addisonschen Erkrankung‹ mit der für sie typischen Dunkelpigmentierung der Haut, starker Blutdruckerniedrigung, der Neigung zur Unterzuckerung bis hin zur Muskelschwäche und Abmagerung. Die tuberkulöse Zerstörung war einmal die Hauptursache, Tochtergeschwülste bösartiger Tumoren oder Operationsfolgen können an ihr einen gleichen Einfluß ausüben. Die *Überfunktion* der Nebennierenrinde führt zu dem beinahe entgegengesetzt erscheinenden Krankheitsbild mit dem dafür typischen Vollmondgesicht, einer Fettsucht, die in erster Linie den Körperstamm betrifft und dadurch mit den normal entwickelten Extremitäten kontrastiert, einer Hypertension und Entgleisung des Zuckerstoffwechsels, der Ausbildung einer Akne und bei erkrankten Frauen mit einem männlichen Behaarungstyp und dem Ausbleiben der Menstruation. Man nennt diesen Symptomenkomplex den ›Morbus Cushing‹. In einem hohen Prozentsatz ist er die Folge eines Tumors der steuernden Hirnanhangsdrüse, wobei die Nebennierenrinde nur sekundär in das Krankheitsgeschehen einbezogen wird.

Vom ›Nebennierenmark‹ wird das allgemein bekannte Hormon Adrenalin gebildet, das zusammen mit dem verwandten Noradrenalin und dem Dopamin zu den ›Katecholaminen‹ zählt. Diese Stoffgruppe entfaltet vor allem eine Kreislaufwirkung.

Obwohl das Nebennierenmark die Hauptbildungsstätte der genannten Hormone darstellt, muß selbst ihr doppelseitiger Ausfall, also ihre *Unterfunktion,* kaum zu auffälligen Krankheitserscheinungen führen. Die vom sympathischen Nervensystem in geringem Umfang sezernierten Hormonmengen dieser Art reichen offenbar aus, ihre Funktion zu übernehmen. Doch kann manche Form der therapeutisch kaum beeinflußbaren Hypotension, also der Blutdruckerniedrigung, dadurch begünstigt werden. Sie tritt vor allem während des Stehens in Erscheinung.

Ihre *Überfunktion* führt hingegen zu einem typischen und auch wichtigen Krankheitsbild, dem bereits erwähnten ›Phäochromozytom‹. Dieser Tumor kann einerseits zu einer dauerhaften, daneben aber auch zu einer episodischen und dazu sehr starken Blutdruckerhöhung führen, die man dann eine Blutdruckkrise nennt. Sie tritt meistens plötzlich und unvermittelt auf und wird dann von Kopfschmerzen, Schwindel und Sehstörungen begleitet. Der Puls kann unter Noradrenalin verlangsamt, unter Adrenalin beschleunigt sein und geht dabei mit starkem Schwitzen und Zittern einher. Schwere Formen jeder Hypertension oder anfallsartige Blutdruckanstiege erfordern immer den Ausschluß einer solchen Erkrankung. Den Komplikationen in der Form einer Hirnblutung, eines Herzinfarkts oder einer akuten Herzschwäche sowie einer extremen Herzrhythmusstörung könnte man damit vorbeugen.

Die Schilddrüsenerkrankungen

Ein Defizit an Information, aber auch an Verständnis führt oft zu falschen Vorstellungen über eine eigene Schilddrüsenerkrankung. *Funktionsstörungen* einerseits und *anatomische Anomalien* des Organs andererseits entsprechen den einschlägigen Entgleisungen; sie müssen nicht unbedingt in einem Zusammenhang stehen und werden deshalb oft mißverstanden. Zugegeben: Das Krankheitsgeschehen ist kompliziert und die gegenseitigen Verflechtungen und Abhängigkeiten sind zahlreich.

Allgemeine Unruhe und Nervosität erwecken beim Menschen immer wieder den Eindruck, seine Schilddrüse sei erkrankt. Solche Erscheinungen und Beschwerden entwickeln sich zwar häufig im Verlaufe ihrer *Überfunktion*, doch die wenigsten Menschen, die über solche Beschwerden klagen, stehen unter dieser Schilddrüsenwirkung; sie sind einfach »nervös«. Kennzeichnend für die Überfunktion ist vielmehr ein ganzes Bündel von Symptomen, zu denen ein Gewichtsverlust, die Neigung zu Durchfällen, eine Wärmeüberempfindlichkeit und vor allem eine konstante Beschleunigung des Herzschlags zählen, der sich dann auch in die Nacht fortsetzt und oft unregelmäßig wird. Die Hand beginnt unruhig zu werden oder gar zu zittern, es können sich Mißempfindungen im Bereich der Schilddrüse selbst, also des Halses einstellen, und er kann an Umfang zunehmen. Durch äußere Einflüsse werden die Symptome im allgemeinen nicht verstärkt, was sie in typischer Weise von einer nervösen Verursachung unterscheidet.

Die *Unterfunktion* des Organs ist hingegen von einer Gewichtszunahme, einer für den Betroffenen unerklärbaren Müdigkeit und Blässe, einer Kälteempfindlichkeit, durch eine trockene Haut und einem oft sehr langsamen Puls begleitet und gelegentlich auch von der Neigung zur Obstipation. Die lokalen Empfindungen am Hals können die gleichen sein wie bei der Überfunktion des Organs.

Die *Größe* des Organs ist zunächst einmal unabhängig von seiner Funktion zu sehen, denn seine Vergrößerung, die ›Struma‹, trifft man bei jeder Funktionslage an. Im unkompliziertesten Fall, der gegenwärtig auch der häufigste ist, vergrößert sich die Schilddrüse in der Folge einer Verarmung des Trinkwassers an Jod. Solcher *endemischer* Jodmangel dehnt sich inzwischen über die ursprünglich betroffenen Gebiete auf weite Landesteile aus und begünstigt damit die Zunahme des Krankheitsbildes ›Jodmangelstruma‹. Der Gebrauch von Jodsalz oder die medikamentöse Jodzufuhr reichen als eine Vorbeugungsmaßnahme oft nicht aus, die genannte Entwicklung zu verhindern.

Die Gefährdung durch eine *Vergrößerung* der Schilddrüse geht in erster Linie von einer Verdrängung oder Druckschädigung des Nachbarorgans Luftröhre aus, die sie umlagert. Nimmt sie zu oder ist sie zu stark, wird eine operative Verkleinerung des Organs unumgänglich. Demgegenüber wird sich eine Störung ihrer *Funktion* auf den Stoffwechsel des menschlichen Organismus auswirken. Jetzt reichen oft medikamentöse Behandlungsmaßnahmen, jodhaltige Medikamente oder ein Schilddrüsenhormon aus, die Störung zu beseitigen oder zu kompensieren. Die Radiojodbehandlung korrigiert unter Zuhilfenahme der durchaus zu kontrollierenden Wirkung des zugeführten radioaktiv-markierten Jods die Funktion der Schilddrüse auf unblutige Weise. Sie ist immer dann angezeigt, wenn andere Behandlungsmaßnahmen nicht mehr möglich sind oder unangemessen erscheinen, etwa ihre operative Entfernung.

Die *Ursachen* der Schilddrüsenerkrankungen sind zahlreich. Zu Form- und Funktionsanomalien der Schilddrüse kann es immer dann kommen, wenn der *Regelkreis* ›Hirnanhangsdrüse-Schilddrüse-Peripherie‹ gestört ist, wenn Verwertungsstörungen des Jods bei seinem Einbau in das Hormonmolekül bestehen, wenn entzündliche Prozesse, Tumoren oder die Tochtergeschwülste eines bösartigen Tumors im Bereich des Organs selbst Platz greifen oder sich ein »Autoimmungeschehen« entwickelt. Medikamente können absichtlich oder in der Folge ihrer unerwartet starken Wirkung eine Funktionsänderung des Organs bewirken. Es darf auch nicht unerwähnt bleiben, daß die Zufuhr von Jod beinahe explosionsartig zu einer gefährlichen Überfunktion der Schilddrüse führen kann, sobald ein sogenanntes ›Autonomes Adenom‹ (s. u.) der Schilddrüse vorliegt. Da sich mit zunehmendem Alter solche Adenome in einer Struma entwickeln können, ist ihr Ausschluß beispielsweise vor einer diagnostischen Verabreichung eines jodhaltigen Kontrastmittels immer geboten.

Mit der Bezeichnung »autonom« will man auf das Verhalten eines unterschiedlich großen Zellverbandes in der Schilddrüse anspielen, der sich, oft knotig angeordnet, in seiner Funktion nicht den Maßgaben des Regelkreises unterwirft, sondern willkürlich, eben autonom tätig wird und so fast anfallsartig zu Erscheinungen der Überfunktion führen kann. Solche Situationen trifft man bei dem bereits erwähnten ›Autonomen Adenom‹ an, sie stellen auch sein eigentliches Risiko dar. Nicht selten sind autonome Adenome in einer knotig entarteten Jodmangelstruma enthalten.

Knotige Verdickungen innerhalb der Schilddrüse machen auch außerhalb der Adenombildung die Abklärung ihrer Ursache erforderlich. Bei einer Jodmangelstruma werden sie zumeist auf Rückbildungserscheinungen beruhen, sogenannten regressiven Veränderungen. Bösartige Gewebeveränderungen im Sinne des primären Schilddrüsenkrebses oder der Metastasierung eines Tumors können in ähnlicher Weise in Erscheinung treten, sie sind zwar selten, aber in jedem Fall in die differentialdiagnostischen Überlegungen des Arztes einzubeziehen. Da solche Knoten im Gegensatz zu den autonomen Adenomen weniger Hormone produzieren als ihre Umgebung und dieser Zustand auch im Szintigrammbild zu erkennen ist, spricht man von einem *kalten* Knoten. Bildgebende Verfahren wie die Sonographie, Radiographie und das Computertomogramm sowie das Szintigramm und schließlich die Probepunktion entsprechen Methoden, die zur »Schilddrüsendiagnostik« geeignet sind und herangezogen werden und etwa auch bösartige von gutartigen Schilddrüsenveränderungen trennen lassen.

Die Verordnung eines Schilddrüsenhormons ist zunächst einmal bei einer mangelhaften Eigenproduktion des Organs als eine Substitutionstherapie gedacht, um diese auszugleichen. Seine Einnahme oder die eines Jodpräparates wird aber auch zur Vermeidung weiteren Größenwachstums der Schilddrüse genutzt. Der Therapeut macht sich dabei den bereits bekannten Regelkreis ›Hirnanhangsdrüse-Schilddrüse-Peripherie‹ zunutze: Durch die Anwesenheit dieser Medikamente im Blute wird dem Steuerungsorgan Hirnanhangsdrüse der Eindruck vermittelt, als habe sie ausreichend oder gar zu stark gearbeitet – worauf sie ihre Tätigkeit vermindert und damit ihrerseits die Schilddrüse nicht mehr in einem Maße zur Tätigkeit und damit zur Vergrößerung anregt, wie sie es zuvor getan hatte.

Zu den Möglichkeiten der gestörten Schilddrüsenfunktion zählt der ›Morbus Basedow‹. Sein Erscheinungsbild wird häufig durch das gleichzeitige Auftreten der sogenannten ›Basedow-Orbipathie‹ bestimmt, deren Merkmal das Hervortreten der Augäpfel aus der Augenhöhle, der »Exophthalmus« darstellt. Den Krankheitserscheinungen der Überfunktion des Organs liegt eine Störung des Immunsystems im Sinne der ›Autoimmunreaktion‹ (s. d.) zugrunde. Der Bogen der Ursachen spannt sich dabei von der erbmäßigen Verankerung über exogene Einflüsse, die von Infektionen, einem Jodexzeß oder auch vom Streß ausgehen, bis zur Bildung von Antikörpern gegen Teile des eigenen Schilddrüsengewebes, also zu einer gestörten Immunregulation und damit zu einer ›Autoimmunerkrankung‹.

Sieht man einmal davon ab, daß auch eine stark vergrößerte Schilddrüse den Anlaß zu ihrer Schmerzhaftigkeit geben kann, geht diese meistens nur von einer Entzündung des Organs aus. Demgegenüber begegnet der Arzt häufig der Klage über ein Druckgefühl am Halse, mehr im Sinne eines »Kloßes«, das er als nervös verursacht ansieht und mit dem Ausdruck ›Globus‹ belegt.

Die Diagnose der Schilddrüsenerkrankungen wird möglich durch ihr klinisches Erscheinungsbild, die Bestimmung ihrer Wirkstoffe im Blut, die Darstellung der Form und der Struktur des Organs durch bildgebende Verfahren und die Gewebeuntersuchung aus gewonnenem Zellmaterial. Da sich auch bösartige Tumore entwikkeln können und sich mit zunehmendem Alter Funktionsstörungen nicht sofort oder ausreichend bemerkbar machen, sind vorsorgliche Untersuchungen der Schilddrüse ratsam.

Die gestörten männlichen und weiblichen Reproduktionsorgane

Auch die Tätigkeit der Geschlechtsorgane, von denen man als den ›Reproduktionsorganen‹ spricht, steht über den Regelkreis mit dem ›Zwischenhirn-Hirnanhangsdrüse‹ in Verbindung und verfügt über die bereits erwähnten Mechanismen der Rückkopplung. Die Gonadotropin-Releasing-Hormone werden im Zwischenhirn gebildet und veranlassen die Hirnanhangsdrüse zur Ausschüttung ihres follikelstimulierenden und ihres luteinisierenden Hormons. Diese bewirken ihrerseits an ›Hoden‹ bzw. ›Eierstock‹ die Abgabe der spezifisch männlichen bzw. weiblichen Wirkstoffe, der Androgene beim Manne und der Östrogene bei der Frau.

Auf dem Wege, der bereits anläßlich der Schilddrüsenerkrankungen beschrieben worden ist, veranlassen die Hormone die Empfängerzellen zu bestimmten, dieses Mal geschlechtsspezifischen Funktionen, der Körper nimmt unter deren Einfluß seine *geschlechtstypischen* Formen und Entäußerungen an: Die Art der Fettanlagerung wird beeinflußt, die Entwicklung von Schamhaaren und Brustdrüsen, die Grundlagen für den Stimmbruch werden geliefert und in hohem Maße das Sexualverhalten des Menschen und sein Affektverhalten beeinflußt. Organe wie Nebenhoden, Samenstrang und Harnröhre beim Manne und die Eileiter bei der Frau dienen lediglich der Deponierung oder Weiterleitung der befruchtungsreifen Geschlechtszellen bis zu ihrer möglichen Vereinigung in der Gebärmutter. In der Prostata vereinigen sich mit dem Samen bestimmte Sekrete. Mit der Einnistung der befruchteten Eizelle in der Schleimhaut der Gebärmutter übernehmen die Hormone des Gelbkörpers zunächst deren Schutz, ab dem 4. Monat der Schwangerschaft die Placenta.

Sind die geschlechtsspezifischen Funktionen der Zelle *vor* dem Eintreten der Pubertät gestört, wird beim Manne wie bei der Frau die Entwicklung der sekundären Geschlechtsmerkmale gestört. *Nach* der Geschlechtsreife kommt es unter ihrem Einfluß bei der Frau zu einer Störung in der Abfolge der Menstruation, beim

Manne zum Nachlassen der Libido, zur Infertilität und zur Impotenz.

Störungen innerhalb des Systems der Reproduktionsorgane können sich an beliebiger Stelle des erwähnten Regelkreises entwickeln und entsprechen dabei entzündlichen Prozessen oder sind die Folge eines Tumorwachstums. Gehen Tumoren aus einem Gewebe hervor, das unter dem Auftrag der Hormonproduktion steht, ist ihr Wachstum oft mit der vermehrten Produktion von Hormonen verbunden; dadurch können sie sich zu erkennen geben. Solche *endokrin aktiven* Tumoren sind bei Frauen häufiger anzutreffen als beim Manne. Soweit sie mit einer vermehrten Androgenproduktion einhergehen, begünstigen sie bei der Frau einen virilen Haarwuchs und eine Beeinträchtigung der Menstruation, unter dem Einfluß einer vermehrten Östrogenprodukion ihre Verstärkung. Beim Manne würde sich die vermehrte Östrogenbildung in der Form einer Störung der Samenreifung, der Libido und Potenz wie einer Entwicklung der Brust im Sinne der Gynäkomastie bemerkbar machen. Störungen dieser Art können durch die Bestimmung der Hormonspiegel im Blut aufgedeckt werden

Zum ›Klimakterium‹ kommt es, sobald sich die Eierstocksfunktion einschränkt, bevor sie endgültig sistiert. Die Abnahme der Produktion weiblicher Geschlechtshormone nimmt die Hirnanhangsdrüse zum Anlaß einer verstärkten Aktivität. Während sie an den Eierstöcken damit nichts mehr auszurichten vermag, kann sie andere Drüsen unnatürlich stark anregen und damit zu den bekannten klinischen Erscheinungen des Klimakteriums beitragen. Die Schilddrüse, Nebennieren und das vegetative Nervensystem sind darin einbezogen. Auch die seelische Befindlichkeit der Frau kann gestört werden. Sobald es zu einem neuen hormonalen Gleichgewicht gekommen ist, bilden sich die Störungen und Belästigungen wieder zurück. Beim Manne entspricht das Klimakterium keiner eigentlichen hormonellen Umstellung, sondern eher einer Existenzkrise am Scheitelpunkt seines Lebens. Während dieser Zeit ist das vegetative Nervensystem wohl labilisiert und verursacht die für diese Lebensphase typischen Beschwerden.

Die Erkrankungen der Nebenschilddrüse und des Thymus

Die ›Nebenschilddrüse‹ wacht über die für das Wohlergehen des Körpers so wichtige Konstanterhaltung des *Calciumspiegels* im Blut. Da dieses Mineral dem Organismus des Säugetieres nicht ständig zur Verfügung steht, ist seine Deponierung als eine Funktion der Nebenschilddrüse von Bedeutung. Beinahe zwanzig Regulationsmechanismen und Organe oder Organsysteme müßten erwähnt werden, um das Regulationsgeschehen in seinen Einzelheiten darzustellen, für das die Nebenschilddrüse eine mitverantwortliche Rolle spielt; das würde die Möglichkeiten dieser Darstellung überschreiten.

Das vierfach repräsentierte Organ entspricht einzeln in seiner Größe nicht mehr als einer Linse und liegt beiden Schilddrüsenpolen an. Lediglich ihrer Lokalisation und nicht einem anderen Zusammenhang mit der Schilddrüse verdankt sie ihren Namen. Ihr Wirkstoff ist das Parathormon, jedoch sind an der Regulierung des Calciumhaushalts neben ihm unter anderen auch das Vitamin D Calciferole und das Calcitonin beteiligt.

Bei einer *Überfunktion* der Nebenschilddrüse spricht man von einem ›Hyperparathyreoidismus‹, ihre Unterfunktion bezeichnet man entsprechend als ›Hypoparathyreoidismus‹. Solche Funktionsstörungen des Organs entwickeln sich *primär* in der Folge einer Eigenerkrankung oder gehen *sekundär* aus der Einwirkung anderer Umstände einer gestörten Stoffwechselsituation hervor; dann sind sie ›fremdverursacht‹.

Den *Eigenerkrankungen* liegen gelegentlich Tumoren in der Form von Adenomen oder eine einfache Gewebsvermehrung, eine Hyperplasie zugrunde. *Sekundäre* Überfunktionen verstehen sich in ihrer Ursache aus den komplizierten Zusammenhängen des Calciumhaushalts und werden beispielsweise bei einer chronischen Einschränkung der Nierenfunktion, aber auch bei einem dauerhaften Mangel an Vitamin D gefunden.

Das führende Symptom einer *primären Überfunktion* der Nebenschilddrüse stellt eine Erhöhung des Calciumspiegels im Blut dar, eine ›Hyperkalzämie‹, die eigentlich sinnwidrig ist und dementsprechend auch zu weiteren Störungen im Bereich des Calciumhaushalts führen kann. Zu ihnen zählen unnatürliche Verkalkungsprozesse auf der einen Seite, aber auch eine Entkalkung von Knochensubstanz auf der anderen Seite.

Da der *sekundäre* Hyperparathyreoidismus immer nur die Folge einer anderen Grundstörung darstellt, steht diese im Vordergrund der Krankheitserscheinungen. Ziel der Funktionssteigerung der Nebenschilddrüse ist es dann, einen aus *anderer* Ursache erniedrigten Calciumspiegel im Blut wieder zu erhöhen. Im typischen Falle tritt ein solcher Mechanismus bei der erwähnten ›Chronischen Niereninsuffizienz‹ in Erscheinung, die ihrerseits den Calciumspiegel im Blut abfallen läßt und dadurch die Nebenschilddrüse zu einer verstärkten Tätigkeit anregt, mit dem Ziel, diesen wieder zu erhöhen.

Ein Krankheitsbild, das mit der *Unterfunktion* der Nebenschilddrüse in Zusammenhang steht, stellt die sogenannte ›Tetanie‹ dar. Der dadurch veranlaßte Calciummangel im Blut steigert die Erregbarkeit der Muskulatur, wodurch deren Verkrampfung im Vordergrund der Krankheitserscheinungen steht. Solche Krampfzustände entwickeln sich vorwiegend im Bereich der Mund-, Hand- oder Fußmuskulatur. Es kann dabei aber auch nur zu Gefühlsstörungen und einer Beeinträchtigung des Allgemeinbefindens kommen.

An der Auslösung einer solchen Situation kann der Mensch dadurch beteiligt sein, daß er *unnatürlich* stark atmet. Angst und Spannung lösen oft diesen Atemmechanismus aus, wodurch es zu einem unnatürlich starken Verlust an Kohlensäure im Blute und dadurch zur sogenannten ›Alkalose‹ kommt. Ihrerseits läßt diese das Calcium im Blut nicht mehr in ausreichendem Maße zur Wirkung gelangen. In solchem Augenblick entwickelt sich dann die bereits erwähnte Störung mit typischen Krampfzuständen der Muskulatur der Hände (»Pfötchenstellung«) und von Anteilen des Gesichtes. Man nennt sie deshalb die ›Hyperventilationstetanie‹. Ein Atemstopp oder die Wiederaufnahme der vermehrt ausgeatmeten Kohlensäure bringen die Krankheitserscheinungen schnell wieder zum Abklingen.

Eine *Unterfunktion* des Organs entwickelt sich gelegentlich durch eine Schädigung, die es bei der operativen Entfernung der benachbarten Schilddrüse erlitten hat, oder aber in der Folge eines Autoimmunprozesses. Auch dadurch kann sich das Krankheitsbild einer ›Tetanie‹ entwickeln.

Ermangelt es ernährungsbedingt an Vitamin D als einem Faktor, der an der Regulierung des Calciumhaushalts maßgebend beteiligt ist, oder ermangelt es an der natürlichen Lichteinwirkung, unter der das Vitamin erst von seiner Vorstufe in eine wirksame Form überführt wird, vermindert sich der Calciumgehalt der Knochen und es entwickelt sich beim Erwachsenen das Krankheitsbild der ›Osteomalazie‹. Hier sind die Skelettveränderungen weniger stark ausgeprägt als bei der ›Osteoporose‹. Im Kindesalter käme es zur ›Rachitis‹, wegen der angeführten Entstehungsursache als die »Krankheit der Hinterhöfe« bezeichnet. Dabei treten während der Knochenentwicklung Verformungen von Skelettanteilen auf.

Die ›Thymusdrüse‹, die auch in diesem Kapitel besprochen werden soll, ist ein Organ aus lymphatischem Gewebe und im Brustkorb vor dem Herzbeutel gelegen. Sie bildet sich zur Pubertät hin unter dem Einfluß zunehmender Produktion der Geschlechtshormone zurück und wandelt sich in Fettgewebe um. Während ihrer Aktivität beeinflußt sie das Wachstum und hemmt im Grunde genommen auch die Geschlechtsorgane in ihrer Entwicklung. An der immunologischen Überwachung der Körperfunktionen ist sie beteiligt und somit Bestandteil der *unspezifischen* zellulären Abwehr des Organismus. In ihr entwickeln sich die Thymuslymphozyten, die daher »T-Lymphozyten« genannt werden. Ihre Produktion vermindert sich im Zuge der altersmäßigen Rückbildung des Organs. Die Vergrößerung der Thymusdrüse steht offenbar mit plötzlichen Todesfällen im Zusammenhang, ohne daß man deren Mechanismus kennt.

Die eigenständigen Erkrankungen des Hypothalamus-Hypophysensystems

Wegen ihrer zentralen Stellung mehrfach erwähnt, deshalb aber auch bewußt an das Ende der Ausführungen gestellt, nimmt die ›Hypophyse‹, die Hirnanhangsdrüse, zusammen mit dem auch bereits erwähnten ›Hypothalamus‹ als einem Teil des Zwischenhirns die oberste und damit wichtigste Stelle der endokrin-humoralen Regulationsvorgänge ein. Schon anatomisch-histologisch steht ihre eine Hälfte, die ›Neurohypophyse‹, in enger Beziehung zu der erwähnten Zwischenhirnregion, da auch sie aus Nervengewebe besteht. Demgegenüber stellt die ›Adenohypophyse‹ den Ort der Hormonproduktion dar, ihre Störung bewirkt über die Abhängigkeit und Beeinflussung der untergeordneten Drüsen die besprochenen Krankheitsbilder, beispielsweise das »Cushing-Syndrom«.

Dennoch entwickelt das System ›Hypothalamus–Hypophyse‹ ihm eigene Störungen. Es bewirkt beispielsweise die Kombination von Fettsucht, Unterentwicklung der Keimdrüsen und eine Wachstumsstörung, bekannt als die ›Dystrophia-adiposogenitalis-Fröhlich‹: Fettsucht, genitale Unterentwicklung, Sehstörungen und Skelettmißbildungen sind ihre typischen Wesensmerkmale. Die ›Insuffizienz des Hypophysenvorderlappens‹ ist unbehandelt mit dem Leben nicht vereinbar, sie führt über ein typisches Koma zum Tod. Ist die Produktion des Wachstumshormons zu gering, kommt es vor einer Beendigung des Längenwachstums zu einem ›proportionierten Minderwuchs‹, einem verminderten Längenwachstum also mit natürlichen körperlichen Proportionen. Seine Überproduktion läßt den Menschen zu übernatürlich Größe gelangen, was man den ›hypophysären Riesenwuchs‹ nennt. Nach Beendigung des Wachstums kann sich solcher Impuls nur noch an bestimmten Körperstellen bemerkbar machen: es entwickeln sich dann noch der Unterkiefer, die Nase, bestimmte Stirnbereiche und Hände wie Füße zu unnatürlicher Größe, zur ›Akromegalie‹. Durch eine zu starke Anregung der Urinausscheidung kann eine Störung entstehen, die das Trinken zum Teil erheblicher Flüssigkeitsmengen erforderlich macht, ›Diabetes insipidus‹ genannt. Somit sind das vermehrte Wasserlassen – was der Initialstörung entspricht – und starker Durst mit dem Zwang zur Aufnahme großer Flüssigkeitsmengen ihre Hauptsymptome. Offenbar können auch affektive Störungen, im besonderen depressive Erscheinungen mit einer Funktionsstörung des hypothalamisch-hypophysären Systems einhergehen, die aber wohl mehr ihre Folge als ihre Ursache darstellen.

Die Störungen des ›Hypothalamus–Hypophysensystems‹ werden in erster Linie durch Tumoren der Hypophyse verursacht, sogenannte Adenome. Auch wenn sie über eine gutartige Wachstumstendenz verfügen, führen sie oft durch Verdrängungserscheinungen zu einer Minderleistung des betroffenen Organs, also zu seiner *Unterfunktion*, oder durch vermehrte Eigenproduktion der einschlägigen Hormone zu einer *Überfunktion*. Die nachbarschaftliche Beziehung der Hypophyse zum Sehnervensystem bewirkt nicht selten *Sehstörungen*. In typischer Weise kommt es dabei zu Ausfällen des seitlichen Gesichtsfeldes, auch als Hemianopsie bezeichnet. Sie weisen oft neben Kopfschmerzen als ein erstes Symptom auf den Krankheitsprozeß hin.

Vom ›Milieu intérieur‹ war die Rede, dem »Inneren Milieu« oder der ›Homöostase‹ als der *›ausgewogenen Anwesenheit von Wirkstoffen‹ im Blut* des Menschen. Sie wird in erster Linie durch die Regulationsmechanismen des hormonellen Systems und seiner Regelkreise gewährleistet. Störungen dieser Funktionen, so sie sich nicht etwa in den oben dargestellten Krankheitserscheinungen äußern, werden vom medizinischen Laien oft nicht erkannt, denn ihre Symptome erschöpfen sich oft in einer Beeinträchtigung des Allgemeinbefindens. Das Nachlassen der körperlichen oder seelischen Leistungsfähigkeit und Spannkraft und ein vermindertes Vitalgefühl entwickeln sich oft weit vor den Lokalsymptomen. Würden solche Beschwerden geklagt, bestünde ausreichende Veranlassung, die diagnostischen Maßnahmen auch auf das »Endokrine System« auszudehnen.

Das ›Endokrine System‹ beeinflußt die meisten Lebensvorggänge im menschlichen Organismus und nimmt darin eine Vorrangstellung ein. Sein Zusammenspiel gleicht einem Wunder an Einfallsreichtum und Präzision. Störungen, die von ihm ausgehen, sind von entsprechend hoher Bedeutung und bedürfen der Aufmerksamkeit der Beteiligten.

Die Stoffwechselstörungen
Was bedeutet Stoffwechsel?

Es gäbe keine passendere Bezeichnung für die Summe vieler Lebensvorgänge im menschlichen Organismus als die des ›Stoff-Wechsel‹. Das im gleichen Sinne von der Wissenschaft verwendete Wort ›Metabolismus‹ leitet sich von Metabolie ab, was die *Veränderungen der körperlichen Formen* meint. Stoffwechsel wird von anderen Autoren als die Bezeichnung für *alle chemischen Veränderungen im menschlichen Organismus* verwendet. Autoren, die sich den Details des Stoffwechsels zuwenden, erwähnen »die Aufnahme des Sauerstoffs aus der Atemluft, die Verarbeitung, Verdauung und Aufsaugung der Nahrungsstoffe, die chemischen Umsetzungen in den Zellen und die Ausscheidung der Schlackenstoffe, und sie beziehen auch, da in der Definition bisher nicht ausreichend berücksichtigt, das Wachstum und den fortwährenden Umbau aller Zellen in den Begriff ein.

Insgesamt umfaßt der Stoffwechsel somit jenen Bereich der Lebensvorgänge im menschlichen Organismus, der mit der *Aufnahme* von Nahrung und Sauerstoff in den Organismus des Menschen beginnt und mit der *Abgabe* der Endprodukte Kohlensäure, stickstoffhaltige Verbindungen und Wasser endet.

Doch was geschieht im einzelnen?

Der Körper entnimmt der Nahrung jene chemischen Verbindungen, die er einerseits zu seinem Bau und andererseits zur Aufrechterhaltung seiner Funktion benötigt. Da die Umsetzung dieser Verbindungen häufig Oxydationsvorgängen entsprechen, ist er zur Aufnahme des Sauerstoffs mit der Atemluft gezwungen. Nicht verwendete Substrate verlassen den Körper entweder oxydiert zu Kohlendioxyd mit der Atemluft oder zu stickhoffhaltigen Produkten umgewandelt auf dem Weg über den Darm und die Nieren, und schließlich noch als Wasser über die Haut, die Atemluft, die Blase und den Darm. Alleine ein Drittel des täglichen Kalorienumsatzes benötigt der Organismus zur Aufrechterhaltung seiner Körperwärme.

Entsprechend den unterschiedlichen Substraten, die der Körper aus der Nahrung aufnimmt, ergibt sich eine Einteilung des Stoffwechsels in jenen der ›Eiweiße‹, der ›Fette‹ und der ›Kohlenhydrate‹. An der Regulierung des nicht kalorienvermittelnden ›Mineralstoffwechsels‹ sind die Vitamine und Hormone beteiligt.

Der *intermediäre* Teil des Stoffwechsels stellt die eigentliche Schaltstelle aller Stoffwechselvorgänge dar. Durch seine Tätigkeit werden Substrate, die zunächst noch körperfremd sind, in solche körpereigener Art umgewandelt. Aus dem »Fleisch« eines Tieres wird durch dessen Zerlegung in seine kleinsten Baubestandteile, die Moleküle der Eiweiß-, Fett- und Kohlenhydratverbindungen und ihre erneute, dann arteigene Zusammensetzung, das »Fleisch« des Menschen. Somit stellt der intermediäre Stoffwechsel sozusagen einen ›Pool‹ der wichtigsten und lebensnotwendigen Bau- und Energieträger dar, auf die der Körper im Bedarfsfall zurückgreifen kann oder die er, entsprechend dem augenblicklichen Bedarf, ineinander überführt. So wandelt er problemlos Eiweiß- und Fettverbindungen in solche der Kohlenhydrate; dadurch ist der Organismus zu ihrer Aufnahme mit der Nahrung nicht gezwungen. Den »Speicherstoff« der Kohlenhydrate stellt das Glykogen dar, ihren »Verwendungsstoff« der Blutzucker. Hingegen muß der Organismus bestimmte Eiweiß- und Fettverbindungen mit der Nahrung aufnehmen; ohne sie ist er nicht lebensfähig. Mit ihnen bestreitet er wichtige Stoffwechselprozesse etwa fermentativer Art. Man nennt solche Nahrungsbestandteile wegen ihrer Unverzichtbarkeit *essentiell*. Entsprechend dem erforderlichen Stoffwechselgleichgewicht und auch in der Abhängigkeit von einem aktuellen Bedarf stehen *aufbauende*, »anabole« Prozesse in einem bestimmten Verhältnis zu jenen *abbauender* Natur, die man mit »katabol« bezeichnet. Das Wort »anabol« erinnert an die wegen ihres Mißbrauches im Doping bekannt gewordenen Stoffe, die »Anabolika«, unter deren Einfluß der Organismus Eiweiß und mit ihm Muskelmasse aufbaut.

Innerhalb dieses Buchabschnitts wird sich der Autor auf die Betrachtung krankhafter Entgleisungen in den Bereichen des Stoffwechsels der ›Purine‹, der ›Fette‹ und der ›Kohlenhydrate‹ beschränken. Sie sind für das Verständnis so wichtiger Krankheitskomplexe wie der Gicht, des Diabetes mellitus, also der Zuckerkrankheit, und der Arteriosklerose sowie anderer Folgen einer gestörten Funktion des Fettstoffwechsels wichtig.

Wohlleben nicht ungestraft: Harnsäureerhöhung und Gicht

Die ›Gicht‹ galt schon immer als eine Erkrankung des Wohlstandes. Und dies in zweifacher Beziehung: Man wußte, daß sie bevorzugt den Wohlgenährten trifft und außerdem, daß sich ihre Anfälle nach einem besonders opulenten Mahl mit reichlichem Alkoholgenuß ereignen. Das beobachtete man bereits zu einer Zeit, als man die Harnsäure für dieses Krankheitsgeschehen noch gar nicht verantwortlich machen konnte. ›Podagra‹ (vom Wort Poús/Podós = Fuß abgeleitet) war einmal der gängige Begriff für den Gichtanfall, auch das »Zipperlein«.

Die ›Harnsäure‹ ensteht beim stoffwechselmäßigen Abbau bestimmter Purinkörper, der »Nukleinsäuren«; jenen wichtigen Baubestandteilen der Zellkerne, auf denen die Erbinformation des Menschen festgelegt ist, die ›DNS‹ oder ›Desoxyribonukleinsäure‹. Sie passiert das Blut und wird zu 80% durch die Nieren, zu 20% auf dem Weg über den Darm ausgeschieden. Im Blut selbst bildet sie eine Art Sammelbecken, einen Pool. Überschreitet dieser ein kritisches Maß, kann sie in stoffwechselmäßig weniger aktive Gewebe übertreten, etwa in die Gelenke, das Bindegewebe, in Schleimbeutel oder in den Ohrknorpel und dort die Krankheitserscheinungen der Gicht auslösen. In den Ohrknorpeln bildet sie Knötchen, die ›Tophi‹, in den Gelenken kann sie zur ›Gichtarthritis‹ führen. Davon betroffen sind in erster Linie die Grundgelenke der Großzehen und die Gelenke von Füßen, Knien und Händen. Da sie auch vermehrt mit dem Urin ausgeschieden wird, besteht die Gefahr, daß sie zur Bildung von Nierensteinen beiträgt. Auf dem Wege durch die Nieren kann sie aber auch in deren Gewebe übertreten und die Entwicklung einer ›Gichtniere‹ begünstigen. Schließlich beteiligt sich die Harnsäure auch an der Begünstigung der Arteriosklerose.

Über den aktuellen Harnsäurespiegel im Blut bestimmt ihre Bereitstellung aus dem Stoffwechsel einerseits und ihre Ausscheidung durch Nieren und Darm andererseits. Eine Erhöhung ihres Angebotes oder eine Verminderung ihrer Ausfuhr wird also zu der Harnsäureerhöhung im Blut führen können. Ein Harnsäurespiegel über 7 mg%, je nach der angewandten Methode, gilt als erhöht, ohne dann schon Krankheitssymptome setzen zu müssen. Übersteigt er 9 mg%, müssen etwa 90% aller Menschen, die von solcher Erhöhung betroffen sind, mit ihnen rechnen.

Als eine *primäre* Form der Harnsäureerhöhung im Blut gilt eine entsprechende erblich festgelegte Veranlagung. Dabei verzögert eine enzymatische Regulationsstörung im Bereich der Nieren ihre Ausscheidung. Die Vererbung dieser Störung ist autosomaler Natur und trifft Männer zehnmal häufiger als Frauen. Dadurch kann es selbst ohne ein überhöhtes Angebot zu exzessiven Erhöhungen der Harnsäure im Blut kommen.

Im *sekundären* Sinne erhöht sich der Harnsäurespiegel im Blut durch den Einfluß jener Erkrankungen, die mit einem vermehrten Angebot von Harnsäure einhergehen. Etwa, wenn es zu einem vermehrten Zerfall von Zellen und damit auch von Zellkernen kommt wie bei Anämien und Leukämien. Dadurch wird vermehrt das Substrat zur Bildung von Harnsäure freigesetzt. Im Sinne des vermehrten Angebots spielt auch das Übergewicht eine gleiche Rolle. Und schließlich liefert die Nahrung, sobald sie über einen hohen Anteil an zellulären Proteinen verfügt, wie sie das Muskelfleisch, vor allem aber die Leber oder die Nieren enthalten, die Grundlage zur Harnsäureerhöhung. Harntreibende Medikamente, die Salizylsäure und Zytostatika können sich jeweils in ihrer Art an der Harnsäureerhöhung im Blut beteiligen.

Zu einer verminderten Ausscheidung der Harnsäure kommt es als einer sekundären Störung, wenn die Gesamtfunktion der Nieren stärker beeinträchtigt ist, eine Niereninsuffizienz besteht. Neben anderen harnpflichtigen Substanzen können dann die Nieren auch die erforderliche Menge von Harnsäure nicht mehr aus dem Körper schleusen; infolgedessen erhöht sie sich im Blut. Schließlich nimmt man für die Harnsäurestoffwechselstörung eine Assoziation mit der Zuckerkrankheit und bestimmten Fettstoffwechselstörungen an.

Der ›Gichtanfall‹ stellt die Folge einer kritischen Harnsäureerhöhung dar und wird oft durch das bereits erwähnte opulente Mal begünstigt. In der Form von Kristallen schlägt sich die Harnsäure in den Gelenken nieder und entwickelt dort ein hochakutes und sehr schmerzhaftes entzündliches Krankheitsgeschehen, das oft auch zu einer heftigen Allgemeinreaktion des Organismus mit Herzklopfen und einem stark gestörten Allgemeinbefinden führen kann. Die ›Gichtniere‹ entwickelt sich auf dem Boden langdauernder Harnsäureablagerungen in ihrem Parenchym und kann innerhalb von Jahren zum völligen Versiegen der Nierenfunktion führen.

Damit bieten sich mehrere Ansatzpunkte zur Behandlung der Harnsäurestoffwechselstörung an. Die medikamentöse Senkung des Harnsäurespiegels stellt zwar keine natürliche, wohl aber eine sehr wirksame und wenig gefährliche Maßnahme dar und trägt zudem der Unzulänglichkeit des Menschen Rechnung, enthaltsam leben zu können. Sonst würden die Normalisierung des Gewichtes und eine entsprechende Kosteinschränkung, die vorwiegend Fleisch, aber auch Fisch einschließlich deren Produkten betreffen müßte, wirkungsvollen therapeutischen Maßnahmen entsprechen können.

Die »Zuckerharnruhr« oder der Diabetes mellitus

Am Ausfluß des Zuckers mit dem Urin erkannten die griechischen Ärzte die ›Zuckerkrankheit‹ und nannten sie den Diabetes mellitus. Von dieser wichtigsten Störung des Kohlenhydratstoffwechsels sind etwa 3% der Gesamtbevölkerung von Industriestaaten betroffen, und ihre Anzahl ist noch im Ansteigen begriffen. Der Störmechanismus ist sehr kompliziert, in seinem Mittelpunkt steht die mangelhafte Wirkung des Insulins. Des Hormons also, das der *innersekretorische* Anteil der Bauchspeicheldrüse bildet und an das Blut abgibt. Im Falle der Erkrankung kann die Produktion des Insulins vermindert oder produziertes Insulin nicht in ausreichendem Maße wirksam sein.

Unterschiedliche Erscheinungsformen der Erkrankung werden von dem *Alter* abhängig gemacht, in dem die Erkrankung manifest wird. Ein anderes Unterteilungsschema fußt auf unterschiedlichen *Ursachen* der Erkrankung und ein drittes schließlich darauf, ob der Erkrankte zu seiner Behandlung *Insulin* benötigt oder nicht. Doch verwischen sich oft die Grenzen innerhalb eines solchen Einteilungsschemas.

Der ›Typ-I-Diabetes‹ ist therapeutisch vom Insulinbedarf abhängig, der ›Typ-II-Diabetes‹ kommt zumindest in den Anfängen seiner Erkrankung ohne Insulin aus, seine Behandlungsmaßnahmen beschränken sich auf eine ausgesuchte Kost, eine Diät und gegebenenfalls auf die Einnahme eines Medikaments. Dieses bringt das noch vorhandene Insulin besser zur Wirkung. Je nachdem, ob der Träger des Typ-II-Diabetes normal- oder übergewichtig ist, erhält der Diabetes die Bezeichnung ›IIa‹ oder ›IIb‹. Die in jugendlichen Jahren auftretende Form der Zuckerkrankheit entspricht dem ›Typ-I-Diabetes‹ und ist von vornherein auf die Verabreichung von Insulin angewiesen. Sein frühes Auftreten hat ihm die Bezeichnung ›Jugendlichendiabetes‹ eingebracht, während man die Zuckerkrankheit des fortgeschrittenen Alters den ›Erwachsenendiabetes‹ nennt.

Diesen sogenannten *primären* Erscheinungsformen der Zuckerkrankheit stehen Erkrankungssituationen in der Folge anderer Grunderkrankungen als *sekundäre* Formen gegenüber. Die operative Entfernung der Bauchspeicheldrüse wird immer zu einem Diabetes mellitus führen müssen. Die Erkrankung anderer Drüsen der Inneren Sekretion, etwa der Nebennieren, bestimmte Medikamente, wie beispielsweise das Cortison, oder chronische Krankheiten können auch einen Diabetes mellitus auslösen, doch sind solche Diabetesformen selten.

Der Kohlenhydratstoffwechsel geht verschlungene Wege. Passiert eine kohlenhydrathaltige Nahrung den Darm, beginnt durch

Vermittlung bestimmter Wirkstoffe der Darmwände, der ›Peptide‹, die Bauchspeicheldrüse bereits mit der Insulinproduktion. Das eigentliche Signal zu ihrer Tätigkeit, innerhalb von Sekunden ausgelöst und auch bereits beendet, stellt jedoch die Erhöhung des Zuckerspiegels im Blut dar. Es sei späteren Überlegungen vorweggenommen: Menschen, die auf ein Nahrungsangebot von Kohlenhydraten nur verzögert mit ihrer Insulinproduktion reagieren, sogenannte ›Spätreagierer‹, scheinen über eine Disposition zur Zuckerkrankheit zu verfügen. Ein Zuckerbelastungstest könnte solche Veranlagung aufdecken.

Das ›Insulin‹ gelangt mit Hilfe von Mechanismen, die schon für andere Hormone beschrieben worden sind, an Rezeptoren der Empfängerzelle, die ihrerseits den Auftrag der Zuckerverwertung in die Zelle hineintragen. Da ihre Funktion von der enzymatischen Aktivität eines anderen Wirkstoffes abhängt, kann schon im Zellbereich selbst eine Ursache für eine eingeschränkte Wirkung des Insulins liegen.

Bildet die Bauchspeicheldrüse nicht ausreichend Insulin, wird nicht nur die Verwertung der Kohlenhydrate, sondern auch der Fett- und Eiweißhaushalt gestört sein. Darunter entstehen Ketonkörper. Ist in solcher Situation der Kohlenhydratstoffwechsel vollständig entgleist, kann es unbehandelt zu dem gegebenenfalls tödlich endenden diabetischen ›Koma‹ kommen.

Die Ungewißheit um die Entstehungsursachen des ›Typ-I-Diabetes‹ scheint mit der gegenwärtig gültigen Annahme dahingehend entschieden, daß sie in etwa 30% ihres Auftretens durch eine Viruserkrankung ausgelöst wird – etwa die »Coxsackie-B4-Infektion«. Ein restlicher Prozentsatz ist von einem Erbfaktor abhängig, folgt also einer Veranlagung. In beiden Situationen scheint die Erkrankung durch ein ›Autoimmungeschehen‹ begünstigt, das seinerseits erst durch eine Störung der beta-Zellen in der Bauchspeicheldrüse, die für die Insulinproduktion verantwortlich sind, ausgelöst wird. Danach wird sich die Erkrankung manifestieren können. Die erbliche Veranlagung geht offenbar aus einer Genkombination hervor.

Etwa 90% aller Betroffenen erkranken an dem ›Typ-II des Diabetes‹, sie haben also bereits das Erwachsenenalter erreicht. Daneben sind sie nicht selten übergewichtig und es ist in ihren Familien eine überzeugende Häufung der Zuckerkrankheit zu beobachten, was deren erbliche Begünstigung belegt. Geschwister entsprechend Erkrankter teilen dieses Schicksal zu 20-40%, Kinder mit ihren Eltern zu etwa 25-40%. Wenn sich die verantwortlichen Erbträger auch bisher noch nicht demaskieren ließen, nimmt man doch schon jetzt einen autosomal-dominanten Erbgang für sie an.

Bei einer entsprechenden Veranlagung wird die Manifestation der Zuckerkrankheit durch einen überhöhten Kalorienkonsum begünstigt, was ein Licht in die Bedeutung des Übergewichts wirft. Von ihm wird es abhängen, *wann* sich die anlagemäßig zu erwartende Erkrankung manifestiert. Andererseits kann aus dem gleichen Grunde eine Gewichtsreduktion die Entgleisung des Zuckerstoffwechsels für einige Zeit zurückschrauben und damit den Beginn der Zuckerkrankheit verschieben.

Es gibt eine Reihe von Gründen, warum man der Entscheidung, ob eine Zuckerkrankheit vorliegt oder wie weit sie fortgeschritten ist, nicht nur einen *einzelnen* Blutzuckerwert zugrunde legen kann. Eine Lungenentzündung entspräche einem konkreten und erfaßbaren Krankheitsgeschehen, man würde sie »haben können oder nicht«. Der Blutzuckerwert eines bestimmten Tages hingegen gleicht nicht grundsätzlich jenem anderer Tage, seine Grenzen sind für einen Einzelwert auch nicht exakt definiert. Schließlich benötigt eine Zuckerkrankheit einen längeren Zeitraum der Entwicklung und durchläuft dabei einige nur schwer gegeneinander abzugrenzende Stadien. Jeder Einzelwert und jede zu schematische Beurteilung würde im Grunde genommen dieser als *prozeßhaft* anzusehenden Entwicklung der Zuckerkrankheit nicht ausreichend Rechnung tragen.

Formal kann innerhalb eines Übergangsbereichs die Verwertung des Zuckers gestört sein, ohne daß bereits eine Zuckerkrankheit besteht. Ausgehend von der Bezeichnung Glukose für den Blutzucker spricht man von einer ›Glukosetoleranzstörung‹, abgekürzt ›GTS‹, also einer ›Verwertungsstörung für den Zucker‹. Sie kann durch einen Belastungstest, den Glukosetoleranztest, erfaßt werden, im Verlauf dessen dem Betroffenen eine zuckerhaltige Flüssigkeit zugeführt oder injiziert wird und man anschließend über zwei Stunden das Verhalten seines Blutzuckers untersucht. Eine normal arbeitende Bauchspeicheldrüse wird den Abbau des Zuckers nach einem bestimmten Zeitplan und in einem bestimmten Umfang erstellen, die gestörte Bauchspeicheldrüse hingegen würde diese Voraussetzungen nicht erfüllen können und dadurch ihre Erkrankung zu erkennen geben. Das Ergebnis ist auch quantitativ zu verwerten, da es Normwerte für das Verhalten des Blutzuckerspiegels unter diesen Belastungsbedingungen gibt. Zusammen mit der Insulinbestimmung im Blut ist der Glukosetoleranztest Einzelbestimmungen des Blutzuckers weit überlegen und eine sichere diagnostische Maßnahme. Die Entwicklung zur Zuckerkrankheit könnte begonnen haben, sobald sich ein Nüchternblutzuckerwert in dem Übergangsbereich zwischen 90 und 115 mg% bewegt.

Eine Zuckerkrankheit hat sich *manifestiert,* sobald *unter normalen quantitativen und qualitativen Ernährungsbedingungen die Blutzuckerwerte nicht mehr angemessen sind und auch Zucker im Urin nachzuweisen ist.* Auf eine nahende Zuckerkrankheit könnte der Mensch durch Beschwerden wie eine gesteigerte Müdigkeit und Leistungsschwäche, ein vermehrtes Durstgefühl und eine Gewichtsabnahme aufmerksam gemacht werden. Der Wundheilungsprozeß ist gelegentlich gestört und es entwickeln sich bevorzugter als bei gesunden Menschen Entzündungen.

Bestimmend für die gesundheitliche Situation des Menschen wird die Zuckerkrankheit weniger in Abhängigkeit von ihrem Typ als von ihrer Dauer und ihrem Behandlungserfolg. Sie bestimmen über die ›Spätfolgen‹, die von Störungen des Gefäßsystems, der Nerven und der Nieren ausgehen können. Beispielsweise trifft die Arteriosklerose den Diabetiker häufiger als den Gesunden und ist nach zwanzig Jahren des Bestehens bei jedem Zuckerkranken nachzuweisen.

Der Befall der kleinsten Blutgefäße, die sogenannte Arter*iolo*sklerose, auch als ›Mikroangiopathie‹ bezeichnet, entwickelt sich in allen Organen des Erkrankten. Dort führt sie zu Durchblutungsstörungen, löst am Nervensystem den Schaden der ›diabetischen

Neuropathie‹, an der Niere jenen der ›diabetischen Nephropathie‹ aus. Entsprechende Gefäßveränderungen an der Netzhaut entsprechen dem Schaden der ›diabetischen Retinopathie‹. Da die Neuropathie sensible wie motorische Nervenelemente in ihre Störung einbeziehen kann, stehen Mißempfindung oder eine Kraftlosigkeit im Vordergrund der Beschwerden. Die Neuropathie befällt bevorzugt die Nerven der Beine.

Die Behandlung der Zuckerkrankheit folgt einem »Stufenplan«. Er sieht an erster Stelle die Normalisierung des *Körpergewichts*, eine ausgesuchte Kost, die *Diät* und die Regulierung der *Lebensweise* mit der Betonung *körperlicher Aktivitäten* vor. Erst danach wird der Arzt *medikamentöse* Hilfen einsetzen. *Tabletten* sollen die Wirkung des durchaus vom Körper noch gebildeten Insulins unterstützen, injiziertes *Insulin* den Verlust an Eigenproduktion ersetzen. Jugendliche Diabetiker werden von Anbeginn der Erkrankung auf die Zufuhr von Insulin angewiesen sein, dem Erwachsenen unter den Neuerkrankten werden meistens Tabletten den gewünschten Ausgleich des Zuckerstoffwechsels garantieren. Gefäßkomplikationen beim Diabetiker begegnet der Arzt in der gleichen Weise wie bei anderen Krankheitsursachen.

Die Zuckerkrankheit wird für den von ihr Betroffenen zu einem einschneidenden gesundheitlichen Ereignis. Ihre Bedeutung geht bald über die Störung einer Teilfunktion hinaus und beeinflußt die gesundheitliche Situation des gesamten Organismus. Dennoch wird die Lebensqualität des Erkrankten kaum eingeschränkt sein müssen.

Auf dem Weg zur Arteriosklerose: Die Fettstoffwechselstörungen

Der Fettstoffwechsel hat im Zusammenhang mit der Arteriosklerose und ihren Folgekrankheiten in den letzten Jahrzehnten an Bedeutung gewonnen. »Ohne Fettstoffwechselstörung«, so kann man es formulieren, »keine Arteriosklerose«.

Die Fette, ›Lipide‹, werden angelagert an bestimmte Eiweißverbindungen, ›Proteine‹, im Blut transportiert, was ihnen die Bezeichnung ›Lipoproteine‹ verleiht. Sie werden in der Leber und in geringerem Maße im Darm gebildet. Über ihn gelangen auch jene Lipide in den menschlichen Organismus, die mit der Nahrung aufgenommen werden,

Zu den wichtigen Formen der Lipide zählen die ›Phospholipide‹, die ›Neutralfette‹, auch ›Triglyceride‹ genannt, und das ›Cholesterin‹, dessen Erhöhung man eine besonders gesundheitsschädliche Wirkung nachsagt. Lipoproteine enthalten die genannten Lipide in unterschiedlicher Menge, was ihnen auch unterschiedliche Eigenschaften im Stoffwechsel verleiht. Störungen können von einem abnormen Mengenverhältnis der Lipide *zueinander* oder von einer krankhaften Vermehrung eines *einzigen* Lipids ausgehen. Man spricht daher von einer ›Dys‹- oder ›Hyper-Lipoproteinämie‹. Nach einer Einteilung von Fredrickson sind sechs unterschiedliche Kombinationen möglich und als ihre Klassifizierung bekannt. Tritt eine Hyperlipoproteinämie in ihrer *primären* Form auf, ist sie vorwiegend genetisch bedingt, in ihrer *sekundären* Form hingegen die Folge eines anderen Grundleidens, etwa der Zuckerkrankheit. Alle Hyperlipoproteinämien können, wenn auch in unterschiedlichem Ausmaß, durch das Nahrungsverhalten beeinflußt werden.

Die ›Neutralfette‹ können aus der Eigenproduktion des Körpers oder aus der Nahrung stammen. Sie dienen dem Körper in erster Linie als Energieträger. In Fett- oder Muskelzellen abgelagert, warten sie dort auf ihre Verwertung. Neben der Zufuhr über die Nahrung erfährt der Bestand der Neutralfette im Körper auch eine Auffüllung durch die Umwandlung aus anderen chemischen Verbindungen. Viele Nahrungsbestandteile gehen auf diese Weise in ihren Pool ein. Ihr Gehalt im Blut kann nach einer umfangreichen Mahlzeit vorübergehend ansteigen oder in der Folge ständig übermäßiger Kalorienzufuhr erhöht bleiben. Einen solchen Einfluß sagt man auch dem regelmäßigen Alkoholkonsum, der Zuckerkrankheit und bestimmten Erkrankungen der Nieren nach. Neutralfette beeinflussen das Krankheitsgeschehen der Arteriosklerose weit geringer als das Cholesterin, dagegen bewirkt ihre Erhöhung eine vermehrte Fettablagerung in der Leber und führt zur sogenannten Fettleber.

Auch wenn man dem ›Cholesterin‹ in der genannten Weise Schlechtes nachsagt, entspricht es einem unersetzbaren Stoff im menschlichen Organismus: Es bildet einen Bestandteil der Zellmembran und steht chemisch in naher Verbindung zu den Hormonen der Nebennieren. Dabei liefert es sozusagen das chemische Grundgerüst für ihre Synthese.

Cholesterin kann vom Körper selbst aufgebaut oder aber mit der Nahrung aufgenommen werden. Den Weg aus dem Körper findet das Cholesterin als Bestandteil der Gallenflüssigkeit, entweder als ihr Begleiter oder umgewandelt zu Gallensäuren, die aus ihm entstehen. Auf diese Weise in den Darm gelangt, verläßt es ihn bis auf jenen Teil mit dem Stuhl, den sich der Körper zur eigenen Verwendung wieder zurückholt. *Somit entscheiden die Bildung und Aufnahme des Cholesterins einerseits, sein Verbrauch oder seine Ausscheidung andererseits über seinen Spiegel im Blut.* Beide Seiten unterliegen bei dieser Tätigkeit einem bestimmten Regulationsmechanismus.

Warum aber geht von einer Cholesterinstoffwechselstörung die ihr nachgesagte krankhafte Bedeutung aus?

Würde man die recht komplizierten Regulationsmechanismen aus der Sicht der Körperzelle verfolgen wollen, würde man in ihr in einem *beliebig gewählten Augenblick* eine ausreichende Menge Cholesterin antreffen können. Würde dieses Cholesterin von ihr verwertet und nähme seine Menge ab, sähe sich die Zelle zu seiner Neuaufnahme aus dem Blut veranlaßt. Dazu würde sie sich mit ›Rezeptoren‹ ausrüsten, die wie Greifarme das vorübertreibende Cholesterin aufnehmen und ihr zuführen. Daß es sich dabei um die *ungünstige* Form des Cholesterins handelt, ihre ›LDL-Fraktion‹, sei ergänzend erwähnt. Anschließend wäre die Zelle mit ihrem Cholesterinbestand zufrieden und würde ihre Greifarme wieder einziehen. Ernährte sich ihr Organismus *dauerhaft* fettarm, wäre sie zu häufigem Nachrüsten ihres Bestandes veranlaßt und würde sich dieses Cholesterin immer wieder aus dem Blut holen. Unter solchen Bedingungen würde der Cholesteringehalt im Blute einem normalen Spiegel entsprechen. Es sei vorweggenommen, daß eine *erbliche* Form der Cholesterinstoffwechselstörung auf einem Mangel oder Defekt dieser Rezeptoren beruht und therapeutisch dadurch kaum zu beeinflussen ist.

Eine ständig fettreiche Kost würde der Zelle hingegen mehr Cholesterin anbieten, als sie benötigt. Diese sähe sich jedoch nicht veranlaßt, mehr Cholesterin aufzunehmen. Folglich würde sich sein Spiegel im Blut erhöhen oder erhöht bleiben. Dann nähme auch der Cholesterinpool in der Leber zu und insgesamt wäre eine Situation entstanden, der man nachsagt, sie begünstige die Entwicklung der Arteriosklerose. Auf diese Weise erhöht ein gesteigerter Fettgehalt der Nahrung den Cholesterinspiegel im Blut; das anfallende Cholesterin wird ihm unter den genannten Bedingungen einfach nicht mehr »abgenommen«.

Die Eigenproduktion der Leber, für die es offenbar keinen ausreichenden Rückkopplungsmechanismus gibt, trägt ihren Teil zur Cholesterinerhöhung bei. ›Rückkopplungsmechanismus‹ würde bedeuten können, daß ein Anstieg des Cholesterinspiegels im Blut die Eigenproduktion vermindert. Damit wäre der Cholesterinspiegel im Blut reguliert; doch eben dieser Mechanismus ist beim Menschen mehr oder weniger gestört.

Schicksalhaft wird die Situation des vermehrten Cholesteringehalts im Blut, wenn ihr die bereits erwähnte ›familiäre Hypercholesterinämie‹ zugrunde liegt. Die Erhöhung ist dann oft extrem stark und auch therapeutsich kaum oder nur unbefriedigend zu beeinflussen. Mitglieder solcher Familien erreichen häufig nicht einmal das 25. Lebensjahr, da sie vorher an den Folgen einer Arteriosklerose sterben, meistens an einem Herzinfarkt.

Eine nächste gedankliche Exkursion soll zu den Wirkungen der unterschiedlichen *Fraktionen* des Cholesterins führen.

Der ›HDL-Cholesterin-Fraktion‹ (abgeleitet von ›high density lipoproteins‹ = Lipoproteine *höherer* Dichte) wird eine schützende Wirkung im Zusammenhang mit der Arteriosklerose zugeschrieben, der ›LDL-Cholesterin-Fraktion‹ (von ›low density lipoproteins‹ = Lipoproteine *geringer* Dichte) eine Begünstigung dieses Prozesses. ›Dichte‹ (density) meint in diesem Zusammenhang die Menge und die Verpackung des Cholesterins innerhalb des Lipoproteinpartikels. Die LDL-Fraktion des Cholesterins transportiert etwa 70% des im Blut enthaltenen Cholesterins, die HDL-Fraktion hingegen nur etwa 25% bis 30%. LDL-Partikel bestehen zu 40% aus Cholesterin, HDL-Partikel nur zu 15%. Auch die Eiweißbestandteile unterscheiden sich untereinander und sind an der Eigenart ihrer physiologischen Reaktionen beteiligt.

Damit sieht es zunächst einmal so aus, als ob das LDL-Cholesterin eindeutig die eigentlich *schädliche* Form des Cholesterins darstellt. Doch gibt es auch Forschungsergebnisse, die der *schützenden* Wirkung des HDL-Cholesterins den eigentlich wichtigen Einfluß auf die Gefäßerkrankung zuschreiben. Nach dieser Vorstellung sollte der Mensch möglichst viel von ihr besitzen. Mit anderen Worten: LDL-Fraktion und HDL-Fraktion rivalisieren in ihrer Einflußnahme auf die Arteriosklerose im umgekehrten Sinne: niedriges LDL-Cholesterin und hohes HDL-Cholesterin scheinen das Geheimnis möglichst später Arteriosklerose. So jedenfalls schien es bis kurz vor der Drucklegung des Buches. Inzwischen scheint es aufgrund des Ergebnisses einer als seriös anzusehenden Untersuchung auch *nachteilige* Fraktionen des HDL-Cholesterins zu geben.

Aus den dargestellten Gründen läßt sich die Krankheitsgefährdung durch einen erhöhten Cholesterinspiegel inzwischen nicht mehr aus *einer* Zahl, nämlich dem Wert für das ›Gesamtcholesterin‹ ableiten; längst bestimmen darüber die Einzelwerte des HDL- und LDL-Cholesterins und auch ihr mengenmäßiges Verhältnis zueinander. Geht mit einer Erhöhung des schädlichen LDL-Cholesterins auch eine adäquate Erhöhung des günstigen HDL-Cholesterins einher, scheint ihr Krankheitseinfluß nach Ansicht mancher Autoren gering zu bleiben.

Entsprechend diesen Vorstellungen über die Wirkungsmechanismen der Cholesterin-Fraktionen sollte der Blutspiegel des LDL-Cholesterins dauerhaft einen Wert von 160 mg% nicht überschreiten und sich bei zusätzlichen Risikofaktoren sogar unter 150 mg% bewegen. Würde ein stark erhöhtes Risikoprofil vorliegen oder bestünde bereits eine arteriosklerotische Folgeerkrankung, sollte die obere Grenze des Gesamtcholesterins im Blut 120 mg%, besser noch 100 mg% darstellen. Das Erkrankungsrisiko scheint sich noch zu erhöhen, sobald zusätzlich der HDL-Spiegel unter 35 mg% liegt; seiner *isolierten* Erniedrigung alleine mißt man andererseits keine sonderlich krankhafte Bedeutung bei.

Die Beeinflussung des Cholesterinspiegels im Blut stellt vor Probleme. Einem ersten Hindernis entspricht die bereits erwähnte mangelhafte und gar ausbleibende Rückkopplung der Eigenproduktion; von diesem Mechanismus kann sich der Mensch nur wenig versprechen. Da man sich die Art des Cholesterins im dargestellten Sinne mit der Nahrung nicht aussuchen kann, ist es auch nicht möglich, etwa auf das LDL-Cholesterin zu verzichten und das HDL-Cholesterin zu bevorzugen. So verbleibt als eine diätetische Möglichkeit nur, den Cholesterinverzehr überhaupt so niedrig wie möglich zu halten; dadurch würde der Spiegel des schädlichen LDL-Cholesterins absinken können. Auch die Beeinflussung des HDL-Spiegels im Blut scheint sich in einigen Theorien zu erschöpfen. Unter dem Einfluß der körperlichen Inaktivität, eines Übergewichts, des Rauchens und durch eine fettarme Diät soll sich ihr Blutgehalt erniedrigen. Hier wäre ein schwacher Ansatzpunkt, um das Gegenteil zu bewirken, doch scheint die körperliche Aktivität beinahe der Intensität eines Leistungssportes entsprechen zu müssen, um zu einer günstigen Wirkung zu gelangen. Und schließlich noch: Bewirkt auch der regelmäßige Alkoholkonsum eine Zunahme des HDL-Cholesterins, so scheint dieser Einfluß nur eine physiologisch *unwirksame* Variante des HDL-Cholesterins zu betreffen, die man die ›HDL3‹-Form nennt; und wieder bringt ein therapeutischer Ansatz dem Betroffenen offenbar nichts ein.

Das therapeutische Ziel einer Behandlung ist es, den Spiegel des LDL-Cholesterins den individuellen Gegebenheiten des Erkrankungsfalls anzupassen. Andere Autoren sprechen sich für eine grundsätzliche Senkung unter 135 mg% aus. Stellt sich eine Erhöhung des Cholesterinspiegels als die Folge einer anderen Grunderkrankung dar, etwa einer Unterfunktion der Schilddrüse oder bestimmter Störungen von Leber und Nieren, könnte über sie eine Behandlung erfolgreich werden.

Die Entwicklung der Arteriosklerose entspricht bei noch nicht völlig durchschaubaren Details nicht alleine der Wirkung des Cholesterins oder der Lipide, sondern einer ›Interaktion‹ zwischen Zellen der *Gefäßwand,* den *Fett-Eiweißkörpern des Bluts,* also den Lipoproteinen und bestimmten *Blutzellen,* die beispielsweise als Phagozyten über die Eigenschaft verfügen, Lipide zu speichern und mit ihnen in die Gefäßwand einzudringen. Damit würden sie dort einen Prozeß begünstigen können, der zur Bildung der sogenannten ›arteriosklerotischen Plaques‹ führt. Sie entsprechen Erhebungen der Gefäßwand, die das Lumen des Gefäßes zunehmend einengen.

In den Entstehungsmechanismus der Plaques fügt sich offenbar auch das Wachstum von *Muskelzellen* ein, die in jeder Gefäßwand enthalten sind. Dieser Prozeß soll durch einen biologisch hochaktiven ›Mediator‹ angeregt werden können. Man vergleicht seine Wirkung gerne mit der Aktivität der ›Onkogene‹. Ihr erbmäßig festgelegter Auftrag, von dem der Leser noch erfahren wird, begünstigt offenbar die Entwicklung eines Tumors. Mögliche Querverbindung zwischen der genannten Mediatoraktivität und der Aktivität der Onkogene verleitet zu der Annahme, daß *auch die Arteriosklerose einer Tumorerkrankung entsprechen könnte.* Solche Tumortheorie steht gegenwärtig wissenschaftlich zur Diskussion.

Die Erklärungen über die Entwicklung der Arteriosklerose scheinen demnach noch immer nicht endgültig abgeschlossen.

Durch die arteriosklerotisch bedingte Einengung des Gefäßes wird dessen Durchfluß vermindert und eine Durchblutungsstörung des Erfolgsorganes bewirkt. Innerhalb eines *letzten* Schritts zum endgültigen Verschluß eines Blutgefäßes kann sich über den Einfluß der *Fließeigenschaften* des Blutes und seiner *Gerinnbarkeit* das Blut verklumpen und zu einer Thrombosierung des Gefäßes führen. Damit wäre der Blutstrom endgültig versiegt und ein Herzinfarkt oder eine andere Folgeerkrankung unausweichlich geworden.

Die medikamentöse Therapie der älteren Generation versuchte, dem Körper *entstandenes* Cholesterin zu entziehen und damit in seiner pathogenen Wirkung abzuschwächen. Moderne Medikamente beeinflussen hingegen seine *Synthese* in der Leber. Damit sind sie der Pathogenese des Krankheitsgeschehens näher und inzwischen auch erfolgreicher als ihre Vorgänger.

Es wird deutlich, daß sich ohne die Würdigung von Einzelheiten des Störmechanismus und ohne die Kenntnis der gesundheitlichen Gesamtsituation des Menschen keine sicheren Konsequenzen für die Behandlung einer Fettstoffwechselstörung ergeben. Noch viel weniger trifft das für eine Situation zu, bei der ihre Behandlung eigentlich nur einer vorsorglichen Maßnahme entsprechen soll.

Was also bedeutet gestörte Teilfunktion?

Unter dem Begriff ›Gestörte Teilfunktion‹ sollten weniger gesundheitliche Störungen einer pathogenetischen Krankheitseinheit zusammengefaßt werden als aus didaktischen Gründen Teilereignisse im Krankheitsablauf, um sie dadurch dem Leser verständlicher zu machen.

Dennoch dürfte ihm nicht entgangen sein, daß *die gestörte Teilfunktion gegenüber der zuvor besprochenen funktionellen Störung deren flüchtigen Charakter und deren auch oft nur eingeschränkte Krankheitsbedeutung abgelegt und sich zu einer manifesten gesundheitlichen Entgleisung entwickelt hat. War die Bedeutung der funktionellen Störung noch räumlich eingeschränkt, oft ein eigenständiges und mehr regionales Geschehen, so hat sie jetzt weite Bereiche des Körpers in die Störung der gesundheitlichen Abläufe einbezogen.*

War es zunächst nur eine emotional bedingte Blutdruckerhöhung, so ist diese Erhöhung jetzt dauerhaft. Schien die Ursache eines Herzklopfens zunächst nur auf einem schreckhaften Erlebnis zu beruhen, so ist es jetzt die Folge einer manifesten Überfunktion der Schilddrüse. Hatte die Forderung im Verlauf einer Streßeinwirkung nur vorübergehend zu einer Erhöhung des Blutzuckers geführt, so ist daraus jetzt eine bleibende und für die weitere gesundheitliche Entwicklung bedeutungsvolle Zuckerkrankheit geworden. Kam es zunächst nur nach einer fettreichen Mahlzeit zu einer Erhöhung des Cholesterinspiegels im Blut, normalisiert er sich danach von selbst, so bleibt er jetzt ständig erhöht.

Doch nicht nur das: Von einer jetzt dauerhaften Hypertension gehen Auswirkungen auf weite Bereiche des *gesamten* Gefäßsystems und auch auf die Verfassung der Nieren aus. Dadurch wird die Entwicklung der Arteriosklerose als einer alle Gefäße betreffenden Erkrankung begünstigt und die Nieren in das Geschehen um den erhöhten Blutdruck einbezogen. Die Überfunktion der Schilddrüse führt in *allen* Zellen des Organismus zu einer Entfachung ihres Stoffwechsels, worüber es zu allgemeinen Krankheitserscheinungen wie zu einer Gewichtsabnahme oder gar zu einer Psychose kommen kann. Im Verlaufe der Zuckerkrankheit entwickelt sich eine Schädigung des Nervensystems, eine sogenannte Polyneuropathie, die für den Erkrankten eine zusätzliche Belästigung darstellt. Die Fettstoffwechselstörung schließlich gewinnt als einer der wichtigsten Risikofaktoren einen Einfluß auf die Entwicklung der Arteriosklerose und schafft damit die Voraussetzungen zu arteriosklerotisch bedingten Folgekrankheiten.

Die gestörte Teilfunktion stellt somit eine Art Brücke zwischen der nach dem üblichen Sprachgebrauch ›funktionellen‹ Störung und dem eigentlichen ›Organschaden‹ dar.

Dieser dann fortgeschrittenen Form einer gesundheitlichen Entgleisung werden sich die Betrachtungen des nachfolgenden Kapitels widmen.

4. Der Organschaden

Ein ›Organschaden‹ entspricht grundsätzlich der nachhaltigen Schädigung eines Organs oder eines ganzen Organsystems. Er geht im allgemeinen mit geweblichen Veränderungen einher und wird dadurch auch anatomisch-histologisch erfaßbar. Dennoch ist damit noch nicht über seine Fortentwicklung entschieden. Am Beispiel einer Lungenentzündung läßt sich verdeutlichen, daß sich eine während der Erkrankung selbst ernst zu nehmende organische Schädigung mit allen ihren Krankheitserscheinungen wieder zurückbilden kann und sich der vorausgegangene Zustand wiederherstellt. Der Arzt spricht von einer »restitutio ad integrum«, einer

Zurückführung in den *ursprünglichen* Zustand. Die aggressive Form einer Leberentzündung mit ihrem Übergang in eine Lebercirrhose wird demgegenüber ein Beispiel für das Fortschreiten eines Organschadens darstellen können. Ein anatomischer Teilverlust, etwa der Gallenblase nach ihrer Entfernung oder der einiger Finger der Hand in der Folge eines Unfalls, entspräche auch einer endgültigen Schädigung, doch hängt deren Bedeutung von dem Umfang und der Lokalisation eines solchen Verlustes ab. Mit ihnen stünde auch die *Funktionseinbuße* der Hand in Zusammenhang, wie jede Form eines Organschadens ohne solche funktionelle Beeinträchtigung fast nicht denkbar ist: eine Verdauungskapazität ändert sich, die Herzkraft läßt nach, die Verwendbarkeit der um einige Finger verlustig gegangenen Hand schränkt sich ein.

Somit scheint ausreichend begründet, derartig unterschiedliche Krankheitsverläufe anhand von *Einzelbeispielen* zu betrachten. Dazu hat der Autor die beiden gegenwärtig bedeutungsvollsten Erkrankungsbereiche herausgegriffen: Die ›Arteriosklerose‹ mit ihren Folgekrankheiten und verschiedene Erscheinungsformen der ›Tumorerkrankungen‹.

Die Arteriosklerose und ihre Folgekrankheiten: Zu ihren Ursachen

In der Tat stellen die Arteriosklerose und die Tumorkrankheiten für den Menschen die wichtigsten und folgenschwersten Krankheitsereignisse dar. Sie beeinträchtigen in besonders hohem Maße seine Gesundheit und Leistungsfähigkeit und zählen zu den häufigsten Ursachen des Krankseins und seines tödlichen Ausganges. Von der Arteriosklerose war eine solche Stellung zu erwarten, da sie als eine Funktion der Alterung mit steigendem Lebensalter eine zunehmende Bedeutung erfahren muß. Ihr entgeht der Mensch nicht, wenn er auch unterschiedlich intensiv und zu unterschiedlichen Zeiten seines Lebens davon betroffen wird. Die Erkrankungen an einem bösartigen Tumor stehen zumeist nur in einem indirekten Zusammenhang mit dem Alter eines Menschen, dafür aber stellen sie für jeden Betroffenen ein zutiefst schicksalhaftes Ereignis dar.

Um beide Erkrankungskomplexe besser zu verstehen, bedarf es ihrer genaueren Betrachtung.

Die ›Arteriosklerose‹ beginnt im allgemeinen schon knapp jenseits des 20. Lebensjahres eines Menschen und schreitet mit dem Alter fort. Wer sich in ihre Entwicklung versetzen wollte, begegnete an frühester Stelle einer *erblichen* Begünstigung, die in viele Generationen zurückreichen kann und offenbar von großer Bedeutung ist. Wie sonst wäre die Beobachtung zu erklären, daß drei Brüder in etwa gleichem Lebensalter an einem Herzinfarkt erkrankten, obwohl sie unter nicht vergleichbaren Bedingungen lebten, unterschiedliche Berufe ausübten und sich in einem jeweils anders gearteten sozialen Milieu bewegt haben. In einer anderen Fallstudie war zu belegen, daß sich bei einem Paar eineiiger Zwillinge an der *gleichen* Stelle des Gefäßsystems und in *gleicher* Ausprägung arteriosklerotische Wandveränderungen entwickelt hatten. Solche Beispiele, die mehr als nur einem Zufall entsprechen, sollten andererseits nicht suggerieren, daß die Krankheitserscheinungen um die Arteriosklerose *ausschließlich* einer erblichen Disposition folgen.

Da bisher keine *eigene* Genlokalisation für die Entwicklung oder Begünstigung der Arteriosklerose gefunden worden ist, könnte sich ein erbmäßiger Einfluß nur dadurch ergeben, daß er die Entwicklung von Störungen begünstigt, die *ihrerseits* der Arteriosklerose zur Enstehung verhelfen: etwa eine Fettstoffwechselstörung, ein erhöhter Blutdruck oder eine Zuckerkrankheit. Auf diesem Wege könnte sich dann eine Erbanlage im Krankheitsgeschehen der Arteriosklerose niederschlagen. Diabetiker erkranken in der Tat etwa 3mal häufiger an der arteriosklerotischen Folgekrankheit Herzinfarkt und etwa 6mal häufiger an der Folgekrankheit Schlaganfall. Ein zweite Möglichkeit erbmäßiger Begünstigung der Arteriosklerose wäre über die Persönlichkeitsstruktur des Menschen denkbar. Sie könnte ihn aus Gründen, die noch näher zu beschreiben sein werden, zu einem vermehrten Konsum von Nikotin und Alkohol anhalten oder etwa über sein Nahrungsverhalten ein Übergewicht mit dem daraus resultierenden Erkrankungsrisiko bewirken.

Überhaupt würde der Beobachter einzelner Lebensschicksale bestätigt finden, in welch hohem Ausmaß sich die *äußeren Lebensumstände* des Menschen auf die Entstehung und die Fortentwicklung der Arteriosklerose auswirken können. Das sind neben den bereits erwähnten Einflüssen durch die Blutdruckerhöhung und manche Stoffwechselstörungen auch das Übergewicht und der Konsum von Nikotin, die körperliche Immobilität, der falsche Umgang mit der beruflichen Forderung, die mangelhafte Nutzung gesundheitsfördernder Maßnahmen, zu denen auch die richtige Gestaltung des beruflichen Freiraumes, also des Urlaubs zählt. Mithin auch das, was man den ›Streß‹ oder die Auseinandersetzung mit seinem sozialen Umfeld nennen könnte.

Der Betroffene wird sich aber auch vom Statistiker sagen lassen müssen, daß der Einfluß der *einzelnen* Risikofaktoren auf das Krankheitsgeschehen unterschiedlich ist und somit jeden Menschen in anderer Weise treffen kann. Damit aber verliert jeder Risikofaktor an *absoluter* Bedeutung. Andererseits ist der Einfluß mehrerer Risikofaktoren stärker, als man ihn sich nur ihrer Addition entsprechend vorstellt: sie werden vielmehr sich gegenseitig verstärkend, also *kumulativ* wirksam. Beispielsweise nimmt die Wahrscheinlichkeit, durch einen Cholesterinspiegel von über 250 mg% an einer kardio-vasculären Erkrankung zu sterben, durch den gleichzeitigen Einfluß des Rauchens von 6% auf 10% zu. Eine Todesfallrate, die aufgrund des erwähnten Cholesterinspiegels und einer Blutdruckerhöhung von über 90 mm Hg. diastolisch etwa 9% beträgt, würde sich durch einen zusätzlichen Nikotinkonsum sogar auf 17% erhöhen können.

Doch solche Vermutungen bleiben nicht unwidersprochen. Ergebnisse jüngerer Studien aus den USA verneinen, daß die Begünstigung der Arteriosklerose überhaupt durch die bekannten Risikofaktoren zustande kommt. Solche Autoren wollen ausfindig gemacht haben, daß die Sterblichkeit an kardio-vasculären Erkrankungen in dem Zeitraum seit 1972 zwar um 35% abgenommen hat, aber ohne den Einfluß der *bekannten* Schädigungsmöglichkeiten. Und mehr noch: hatten jene Forscher nur einen einzigen Risikofaktor in seinem Einfluß auf das Krankheitsgeschehen zu eliminieren versucht, war für sie so gut wie *kein* Einfluß auf die Sterblichkeit des beobachteten Menschenguts festzustellen gewesen.

Kritische Beobachter müßten jetzt zu dem Schluß gelangen, daß nicht der einzelne Risikofaktor, sondern bestenfalls deren Gesamtheit die Entwicklung der Arteriosklerose begünstigt und daß es daneben noch Einflüsse oder Lebensumstände geben muß, die auf bisher nicht bekannten oder nur zu vermutenden Wegen, vielleicht auch verkannt oder mißdeutet, in das Krankheitsgeschehen eingreifen.

Solcher Schluß wird aber auch mahnen müssen, nicht zu geschäftig mit der Tilgung eines *einzigen* Risikofaktors umzugehen, gar noch entgegen berechtigten Ansprüchen an die Lebensqualität.

Und noch mehr Widersprüchliches

Die Stoffwechselstörung der ›Lipoproteine‹ wird heute noch als die eigentliche und damit wichtigste Ursache für die Entwicklung der Arteriosklerose angesehen. Diese Stellung ist sie gewohnt, da sie dem ersten bekanntgewordenen Risikofaktor entsprach, um den sich erst später die weitere Arterioskleroseforschung rankte. Die Aufmerksamkeit zog sie auch dadurch auf sich, daß sie im Gegensatz zu den meisten anderen Risikofaktoren der Arteriosklerose *meßbar* war und sich somit das Ausmaß ihrer Entgleisung, ja von manchen Autoren sogar das Ausmaß ihrer Schädlichkeit beziffern ließ. So kam es dann wohl auch zu der heute bekannten Überbewertung ihrer Krankheitsbedeutung.

Die Frage, was denn nun wirklich ihrem ›Normwert‹ entsprechen würde, ließ dann auch nicht lange auf sich warten. Sie ist in dem Abschnitt über die Störung des Fettstoffwechsels beschrieben worden. Es darf daran erinnert und zugleich ergänzt werden, daß inzwischen sowohl den *Einzelwerten* des ›gesamten‹, des ›HDL‹- und des ›LDL-Cholesterins‹ eine Bedeutung beigemessen wird als auch ihrem *Mengenverhältnis* zueinander und daß innerhalb der Feinregulationen des Cholesterinstoffwechsels die *intrazelluläre* Cholesterinkonzentration und die Aktivität der *LDL-Rezeptoren* der einzelnen Körperzellen eine wichtige Rolle spielen.

Jeder Forscher, der sich auf ein neues wissenschaftliches Feld begibt, wird die Bestätigung seiner Auffassung in dem Ergebnis suchen müssen, das ihre Umsetzung für die Verhütung eines Krankheitsgeschehens erbringen konnte. Im Zusammenhang mit Maßnahmen gegen die Arteriosklerose mußten sich Forscher also vor die Frage gestellt sehen, in welchem Maße sie das Auftreten und den Verlauf der *Arteriosklerose,* ihre Häufigkeit, den Zeitpunkt ihres Auftretens und vor allem ihre Ausprägung beeinflussen konnten. Zur Erklärung der dabei verwendeten Terminologie: Von der ›Morbidität‹ (vom lateinischen »morbus« = Krankheit) in bezug auf eine bestimmte gesundheitliche Störung spricht der Arzt, wenn er die Häufigkeit einer *Erkrankung* ansprechen möchte, von der ›Mortalität‹ (vom lateinischen »moriri« = sterben) hingegen, wenn er diese Häufigkeit auf den *Tod* bezieht.

Exakten Erhebungen zum Krankheitsgeschehen der Arteriosklerose schienen und scheinen auch heute noch gewisse Schwierigkeiten im Wege zu stehen. Da ist zunächst einmal die ›*Vielfachverursachung*‹ der Krankheit, also ihre Multikausalität. Zu dieser Krankheitsentwicklung sind bereits entsprechende Überlegungen angestellt worden. Konnte oder durfte man im einzelnen Erkrankungsfall, den man untersuchte, beim Vorliegen *mehrerer* Risikofaktoren einem *einzelnen, mehreren* von ihnen oder nur ihrer *Interaktion* eine Bedeutung in bezug auf einen Behandlungserfolg beimessen, und wenn einem einzelnen, dann *welchem*? Oder ging der Haupteinfluß vielleicht doch über ein Geschehen, das man noch gar nicht kennt, dessen Existenz man aber für möglich hält und das man bezeichnenderweise noch heute als den ›*Faktor X*‹ beschreibt?

Die Beurteilung eines biologischen Geschehens ist immer dann erschwert, wenn man seine Beeinflußbarkeit weniger an ihm *selbst* als vorwiegend an den *Folgen* eines Krankheitsgeschehens zu messen gezwungen ist; im Falle der Arteriosklerose also an den arteriosklerotisch verursachten *Folgeerkrankungen* wie beispielsweise am Herzinfarkt oder Hirnschlag. Aus dem Krankheitsablauf heraus weiß man nämlich, daß diese Krankheitsereignisse weniger durch den freilich wichtigen arteriosklerotischen Gefäßprozeß *selbst, also direkt ausgelöst* werden als vielmehr durch manche *Begleitumstände*. Dabei spielen *augenblicklich* ungewohnte Belastungen eine Rolle, ob sie nun von einer übermäßigen körperlichen Anstrengung ausgehen, einem zufälligen Umwelteinfluß, von einer aktuellen bioklimatischen Situation, einer zu opulenten Mahlzeit oder einem anderen Exzeß. Der Koronarkranke, der Schnee schaufelte, wäre vermutlich nicht *in diesem Augenblick* das Opfer eines Herzinfarkts geworden, hätte er sich nicht einer ungewohnten und für seine Erkrankung zu starken Belastung ausgesetzt. Durchaus gewohnte und sonst tolerierte Einflüsse können auch durch ihre *Häufung* einen tödlichen Zwischenfall auslösen. In solchen und ähnlichen Krankheitssituationen wird man davon ausgehen können, daß ein Tod »vorweggenommen« wurde, der unter anderen Bedingungen erst später, vielleicht sogar erst nach Jahren eingetreten wäre. Mit anderen Worten: Arteriosklerotischer *Gefäßprozeß* und arteriosklerotische *Folgeerkrankung* stehen zu sehr in einer nur *indirekten* Beziehung zueinander, als daß man sie zur Beweisführung für eine bestimmte Maßnahme ohne eine entsprechende Einschränkung verwerten kann. Ein Umstand, der die Bewertung jeder präventiven oder kurativen Behandlungsmaßnahme erschwert.

Damit sollte nicht zum Ausdruck gebracht werden, daß es keine Möglichkeiten gibt, das Krankheitsgeschehen der Arteriosklerose selbst zu beurteilen, etwa durch eine Gefäßdarstellung. Doch solche Untersuchungen sind nicht in allen Gefäßbereichen möglich und, gemessen an den feingeweblichen Veränderungen des Krankheitsprozesses selbst, ein nur sehr grobes Beurteilungsmuster des Krankheitsprozesses.

In jedem Falle ist die Entscheidung, welche oder welcher der zahlreichen Faktoren den *maßgebenden* Einfluß auf eine Änderung des epidemiologischen Verhaltens der Arteriosklerose ausgelöst haben könnten, nicht leicht zu treffen. Vielleicht verstehen sich die Unterschiede in den Aussagen sogenannter ›Interventionsstudien‹ dadurch besser, vielleicht markieren sie aber auch einen Meinungswechsel.

Was besagt vor diesem Hintergrund beispielsweise das Ergebnis der bereits erwähnten Studie aus den USA, daß die Sterblichkeit an Herz-Kreislauferkrankungen *unabhängig* von einer Berücksichtigung der Risikofaktoren seit 1972 um 35% abgenommen hat, eine Behandlung entsprechend den bisher bekannten Risikofaktoren jedoch nur innerhalb weniger Studien einen günstigen Einfluß auf sie erkennen ließ? Oder daß sich selbst durch eine Senkung des Cholesterinspiegels in einigen Studien eine wirklich *signifikante* Verminderung des kardio-vasculären Erkrankungsrisikos *nicht* finden ließ, in anderen sogar zu *widerlegen* war? Zu welchen Überlegungen schließlich noch mag die Beobachtung veranlassen, daß sich beispielsweise durch die erfolgreiche Behandlung eines erhöhten Blutdrucks ein günstiger Einfluß auf die Häufigkeit von Schlaganfall und Herzinsuffizienz, jedoch nicht auf die des Herzinfarktes erreichen ließ?

Große Unruhe in bisher gehegte Vermutungen brachte schließlich die Auswertung einer Erhebung, nach der sich durch eine Senkung des Cholesterinspiegels im Blut das ›kardio-vasculäre Erkrankungsrisiko‹ zwar bessern ließ, der Tod durch *andere* als die zur Diskussion stehenden Erkrankungen jedoch begünstigt zu werden schien. Es sollen vermehrt Todesfälle in der Folge eines bösartigen Tumors und in der Folge seelischer Irritationen aufgetreten sein, die man mit der Absenkung des Cholesterinspiegels in Zusammenhang brachte. Was also, würde man daraus schließen müssen, würde dem Menschen eine Besserung des Krankheitsgeschehens um die Arteriosklerose einbringen, wenn er gleichzeitig Gefahr liefe, anderweitig zu erkranken und vielleicht sogar zu Tode zu kommen?

Es bleibt zusammenzufassen, daß die ›Arteriosklerose‹ eine wichtige Voraussetzung für viele Erkrankungen darstellt und an ihrer Entwicklung ein Bündel von Ursachen beteiligt ist, in deren Mittelpunkt der gestörte Fettstoffwechsel steht. Daß es andererseits aber wohl viele andere und vielleicht auch noch unbekannte Einflüsse geben mag, die über das Schicksal der Arteriosklerose und damit auch über das Lebensschicksal des von dieser Krankheit Betroffenen entscheiden.

Die klinischen Erscheinungen

Ihren wichtigsten Niederschlag finden arteriosklerotische Gefäßveränderungen in den ›Gefäßbereichen‹ des Herzens, des Gehirns und der Beine. Im Bereich der Herzkranzgefäße bezeichnet man sie in Anbetracht ihres *Krankheitsgeschehens* als ›Koronare Herzkrankheit‹, abgekürzt ›KHK‹, oder aufgrund ihrer *Symptomatik* als ›Angina pectoris‹ . Bei der Einbeziehung des Gehirns und der zu ihm führenden Blutgefäße spricht man von einer ›Cerebro-vaskulären Insuffizienz‹ (von cerebrum = Gehirn). Ihre Symptomatik ist sehr facettenreich. Dem Befall der Beingefäße durch den *Krankheitsprozeß* der Arteriosklerose hat man die Bezeichnung der ›Peripheren arteriellen Verschlußkrankheit‹, abgekürzt ›PAVK‹, verliehen. Aufgrund der *Symptomatik* spricht man von einem ›Intermittierenden Hinken‹ und meint damit, daß es während des Gehens zu einem Muskelschmerz kommt, der sich beim Stehenbleiben zwar legt, beim Weitergehen aber wieder in Erscheinung tritt, sich also *intermittierend* einstellt. Wer an den Hauptrisikofaktor der dort lokalisierten Störung denkt, spricht sofort von einem »Raucherbein« und meint damit das gleiche.

Es soll schon eingangs der Überlegungen erwähnt werden, daß sich die arteriosklerotischen Gefäßveränderungen unterschiedlicher ›Gefäßgebiete‹ in ihrem Umfang nicht gleichen. Analogieschlüsse von dem Zustand eines Gefäßbereichs auf einen zweiten scheinen daher nicht berechtigt. Vielleicht stellt den Schlüssel zu dieser Beobachtung die Feststellung dar, daß die Bedeutung der Risikofaktoren für die drei erwähnten Gefäßbereiche auch unterschiedlich ist: für die Gefäßveränderungen im Gebiet der Herzkranzgefäße scheint der Cholesterinerhöhung im Blut, im Gebiet des Gehirns dem erhöhten Blutdruck und im Bereich der Beine in der Tat dem Nikotinkonsum jeweils die Hauptbedeutung zuzufallen.

Die ›Krankheitserscheinungen‹ einer arteriosklerotisch bedingten Durchblutungsstörung hängen nicht nur von der Beschaffenheit der erkrankten Gefäßareale *selbst* ab, sondern auch von ihrer unmittelbaren Umgebung, der Nachbargefäße, auch ›Kollateralen‹ genannt. Entwickeln sie *rechtzeitig* einen leistungsfähigen Umgehungskreislauf, muß sich der Teilverschluß oder sogar der Verschluß eines Gefäßes noch für eine längere Zeit nicht zu erkennen geben, symptomlos bleiben oder die Beschwerden zumindest erträglich machen. Solcher Ausgleich kann dadurch gefördert werden, daß die Muskulatur schon *vor* Eintritt des Gefäßverschlusses ausreichend trainiert wird und dadurch ein leistungsfähiges Gefäßnetz aufbaut. Darin liegt eine der gesundheitsfördernden Auswirkungen regelmäßiger körperlich-sportlicher Forderung.

›Art‹ und ›Umfang‹ arteriosklerotischer Gefäßveränderungen lassen sich entweder direkt oder indirekt feststellen. Direkt würde bedeuten im *anatomischen* Sinne, also am Krankheitsgeschehen der Arteriosklerose selbst, indirekt durch einschlägige *Beschwerden* des Erkrankten oder durch die Überprüfung der *Funktion* des gestörten Gefäßareals, also durch die Bestimmung seines Blutdurchflusses.

Die ›direkte‹ Beurteilung des Gefäßprozesses wird durch Gefäßdarstellungen möglich, zu denen man sich der Kontrastmittelinjektion bedient. Ausmaß und vor allem auch die Lokalisation von Gefäßwandveränderungen lassen sich dadurch erkennen. Sie sind für die Entscheidung wichtig, ob eine operative Intervention sinnvoll erscheint. Die Mangeldurchblutung selbst ließe sich gegebenenfalls durch die Betastung der Pulse ermitteln, doch hat solche Untersuchung mehr einen orientierenden Charakter.

Der Arzt kann sich einen Einblick in die *grundsätzliche* Beschaffenheit der Arterien durch die Betrachtung des ›Augenhintergrunds‹ verschaffen. Im Bereich der Netzhaut nämlich bieten sich die Blutgefäße ohne eine nennenswerte Überdeckung durch ein anderes Gewebe dem Betrachter *direkt* dar. Starke sklerotische Veränderungen der dort verlaufenden Arterien, ein sogenannter ›Fundus arterioskleroticus‹ im Sprachgebrauch des Augenarztes, erlaubt mit den bereits genannten Einschränkungen eine bereits fortgeschrittene Arteriosklerose anzunehmen.

Einer ›indirekten‹ Beurteilung der Situation entspricht beispielsweise die Ultraschalluntersuchung im Sinne der »Doppler-Sonographie«, die den Blutstrom zu oder in einem Organ mißt. Diese Methode ist bisher jedoch noch manchen Gefäßbereichen vorbehalten.

›Beschwerden‹ in der Folge von Durchblutungsstörungen beruhen darauf, daß ein minderdurchblutetes Gewebeareal Schmerzen verursacht. Da zu Beginn der Erkrankung die Durchblutung im Ruhezustand oft noch ausreicht, wird die Krankheit oft erst unter den Bedingungen einer Belastung erkennbar. Der dann erhöhte Sauerstoffbedarf kann jetzt nicht mehr gedeckt werden, das Defizit den erwähnten Schmerz auslösen. Die dadurch ausgelöste Symptomatik entspräche im Bereich der Herzkranzgefäße der Angina pectoris, bei einer Erkrankung der Beine dem Muskelschmerz in der Wade. Belastungsuntersuchungen stellen für den Bereich der Herzkranzgefäße das unter entsprechenden Bedingungen abgeleitete, sogenannte ›Belastungs-Elektrokardiogramm‹ oder ›-Szintigramm‹ dar, für den Bereich der Beine ein entsprechender ›Gehversuch‹ mit Registrierung der Durchblutung.

Die ›Erfassung‹ einer Durchblutungsstörung durch die Untersuchung des *Erfolgsorgans* selbst wird erst möglich, sobald sie morphologische, also gewebemäßige Veränderungen gesetzt hat. Auf dieser Basis beruht die Feststellung eines Herzinfarkts durch das Elektrokardiogramm oder Szintigramm und gleichermaßen eines Hirninfarkts durch die computergesteuerte Schichtuntersuchung, das Computertomogramm bzw. das Magnetfeldverfahren des Kernspintomogramms; bei ihnen werden sich Substanzdefekte, die durch den Durchblutungsmangel ausgelöst worden sind, darstellen können. Die Ultraschalluntersuchung des Herzens könnte infarktbedingte Funktionseinschränkungen der Herzmuskulatur nachweisen.

Das gesundheitliche Schicksal des Menschen, der an einer Arteriosklerose erkrankt ist, wird von ihrem weiteren Verlauf und von den Möglichkeiten ihrer Behandlung abhängen. Sie können *konservativ-medikamentös* oder *chirurgischer* Art sein oder beide Möglichkeiten gleichzeitig zu nutzen versuchen. Alle Maßnahmen verfolgen den Zweck, die Durchblutung des Erfolgsorgans zu verbessern. Chirurgische Maßnahmen würden sich dazu der Anlegung eines Umgehungskreislaufs bedienen, des ›Bypass‹, oder das erkrankte Blutgefäß ausschälen, ›desobliterieren‹. Die sogenannten arteriosklerotischen ›Plaques‹ lassen sich auch zerteilen, wie es für den Bereich der Herzkranzgefäße von der ›Angioplastie‹ her bekannt ist und neuerdings mit der ›Lasertechnik‹ versucht wird. Medikamentöse Maßnahmen suchen die ›Gefäßdurchblutung‹ auf ihre Weise zu beeinflussen oder die ›Fließeigenschaften‹ des Blutes zu verbessern.

Konservative wie operative Behandlungsmethoden befinden sich in ständiger Entwicklung und sind daher auch immer wieder in bezug auf den Erfolg, den man sich von ihrer Anwendung verspricht, gegeneinander abzuwägen. Der Arzt ist gehalten, sie auf die *individuelle* Erkrankungssituation abzustellen. Noch entspricht beispielsweise die Lebenserwartung nach einer koronaren Bypassoperation in etwa jener, die sich auch nach einer konservativ-medikamentösen Behandlung erreichen ließe. Koronarchirurgen führen für ihre Methoden jedoch ins Feld, daß operative Maßnahmen im Gegensatz zur medikamentösen Behandlung dem Patienten oft einen längeren beschwerdefreien Zeitraum ermöglichen und ihm eine Medikamenteneinnahme ersparen. Noch keinen wirklich gesicherten Vorteil der gefäßchirurgischen Behandlungsmaßnahmen gegenüber weiterem konservativen Vorgehen sieht man gegenwärtig im Zusammenhang mit der Unwegsamkeit der Hirnschlagadern, doch ist auch hier die Technik im Fortschritt.

Gleiche Untersuchungsmethoden, die zu ihrer Diagnostik Anwendung fanden, werden auch zur Beurteilung des Behandlungserfolgs herangezogen. Im *subjektiven* Bereich wird es wiederum um die Schmerzfreiheit unter den Bedingungen der Belastung gehen. War der Schmerz einstmals das Signal, das die Aufmerksamkeit des Betroffenen und später des Arztes auf die Durchblutungsstörung lenkte, so wird er im Verlauf der Behandlung Auskunft darüber geben können, ob sich der Krankheitsprozeß gebessert oder verschlechtert hat. Schließlich ist es ja auch die Beschwerdefreiheit und nicht etwa nur die Behandlung eines anatomischen Substrats, die das Ziel der ärztlichen Behandlung einer arteriosklerotischen Durchblutungsstörung darstellt. Die *objektiven* Untersuchungsmöglichkeiten sind erwähnt. Auch sie werden im Verlauf einer Behandlung Anwendung finden und über den Therapieerfolg Auskunft geben können.

Einige ›Besonderheiten‹ der arteriosklerotischen Gefäßerkrankungen in den großen Gefäßbereichen des *Herzens,* des *Gehirns* und der *Beine* sollen nachfolgend besprochen werden.

Die koronare Herzkrankheit

Die ›Koronare Herzkrankheit‹, ›KHK‹, stellt die Bezeichnung für eine Erkrankung der Herzkranzgefäße dar, unabhängig von der Ursache, die ihr zugrunde liegt. Da sie jedoch nur in Ausnahmefällen durch einen entzündlichen Gefäßprozeß bedingt ist, wird mit ihr im Grunde genommen die *arteriosklerotisch* verursachte Koronargefäßerkrankung angesprochen.

Die ›subjektiven‹ Empfindungen der Erkrankung entsprechen dem Herzschmerz, der ›Angina pectoris‹, einem vorwiegend in der Mitte der Brust lokalisierten Schmerz, der in typischer Weise im Zusammenhang mit einer körperlichern *Belastung* auftritt und in seine Umgebung, am häufigsten in den übrigen Brustkorb, in die Arme oder zum Hals ausstrahlt. Je näher der Brustkorbschmerz dem Brustbein rückt, je mehr er das Gefühl einer Umklammerung vermittelt und je stärker er mit Luftnot oder gar Angst einhergeht, um so wahrscheinlicher wird eine Koronarerkrankung. Doch ist ihre Symptomatik damit nicht erschöpft: Die Angina pectoris oder der Schmerz des Herzinfarkts kann sich auch an *atypischen* Stellen wie etwa im Bereich des Oberbauches einstellen und dann für eine Erkrankung der dort gelegenen Organe gehalten werden. Unter bestimmten Bedingungen führt auch die Nahrungsaufnahme zu einem Angina-pectoris-Schmerz und suggeriert Arzt wie Betroffenem zu Unrecht eine Magenerkrankung. Für den *sich wiederholenden* Schmerz im Brustkorbbereich gilt wie für jeden Schmerz an anderer Körperstelle, daß er mit großer Wahrscheinlichkeit über eine organische Ursache verfügt und dringend der Abklärung bedarf.

Daran sollte auch die Beobachtung nichts ändern, daß mehr als etwa 90% aller Schmerzen im Brustkorbbereich *nicht* durch eine Erkrankung des Herzens selbst verursacht werden. Dann weisen sie im Unterschied zu einem Herzschmerz meistens eine Abhängigkeit von der *Haltung* oder *Bewegung* auf und geben damit einen Hinweis, daß sie durch den Bewegungsapparat ausgelöst werden, hier die ›Hülle‹ des Brustkorbs.

Kommt es zum ›Ruheschmerz‹, tritt die Angina pectoris also bereits ohne Belastung auf, *verstärkt* sie sich oder nimmt sie an *Häufigkeit* zu, wird sich die Unwegsamkeit der Herzkranzgefäße fortentwickelt haben. Eindeutig wird die Krankheitssituation, sobald der Herzschmerz unter immer *geringeren* Belastungen auftritt: Vor Tagen konnte der Betroffene noch 1/2 Stunde gehen, inzwischen ist ihm das nur noch über wenige Minuten möglich, vielleicht gar nur noch über eine Strecke von hundert Metern. Jetzt ist die Gefahr groß, daß es zu einem völligen Gefäßverschluß und damit zu einem Herzinfarkt kommt; eine ärztliche Intervention ist dann *dringend* geboten. Sie wird gegebenenfalls den totalen Verschluß verhindern können. Unberechenbar bleibt auch für den Arzt das mehr launische Auftreten eines Herzschmerzes, den er die ›Instabile Angina pectoris‹ nennt. Wegen ihrer erschwerten Beurteilungsmöglichkeit mahnt auch eine solche Situtation zur Vorsicht.

Ein sozusagen ›nervös‹ verursachter Herzschmerz wird vom Arzt erst angenommen werden dürfen, wenn alle »Indizien« für und nicht gegen ihn sprechen. Die meisten Autoren bezweifeln, daß ein nervös-vegetativer Einfluß einen heftigen Herzschmerz auslösen kann, solange das System der Herzkranzgefäße gesund ist. Weit weniger noch soll er in der Lage sein, eine ernste Durchblutungsstörung der Herzkranzgefäße oder gar einen Herzinfarkt auszulösen. Damit bleibt nicht ausgeschlossen und es wird sogar verdeutlicht, daß sich die nervöse Verengung eines Herzkranzgefäßes einer bereits *bestehenden* organischen Einengung hinzugesellen und die entsprechende Symptomatik auslösen kann. Falsch wäre es nur, sie für *ausschließlich* nervös zu halten.

Die ›Ausprägung‹ der KHK entspricht dem Befall von 1, 2 oder 3 der repräsentativen Herzkranzgefäße und wird entsprechend als eine ›Ein-‹, ›Zwei-‹ oder ›Drei-Gefäßerkrankung‹ bezeichnet. Neben der Lokalisation und dem Ausmaß ihrer Einengung entscheidet über die Prognose der KHK die Leistungsfähigkeit der linken Herzkammer. Da sie am häufigsten von einer Durchblutungsstörung der Herzkranzgefäße betroffen wird, leidet ihre Muskulatur darunter und büßt dadurch an Pumpkraft ein. Herzmuskelgewebe, das in der Folge eines Herzinfarkts untergegangen ist, kann nur noch durch funktionsuntüchtiges Narbengewebe ersetzt werden; dadurch fällt es für die Pumparbeit des Herzens völlig aus. Somit stellt die Leistungsinsuffizienz des Herzmuskels eine Komplikation im weiteren Verlauf der koronaren Herzerkrankung dar. Aus dem gleichen Grunde sind körperliche Belastungen nach einem Herzinfarkt nur noch im Rahmen der verbliebenen Leistungsfähigkeit des Herzens erlaubt, in diesem Ausmaß aber auch erwünscht, da sie der Weiterentwicklung der Erkrankung vorbeugen können.

Die ›Risikofaktoren‹ der KHK entsprechen denen der Arteriosklerose, jedoch fällt diesmal auch emotional-seelischen Einflüssen eine besondere Bedeutung zu. Etwa solchen, wie sie mit dem Streß verbunden sind. Streß als eine chronische Einwirkung kann, wie noch näher zu beschreiben sein wird, über die Förderung der Arteriosklerose eine Koronarerkrankung begünstigen. Streß als eine akute Schrecksituation kann aber auch durch einen plötzlichen Einfluß auf ein Herzkranzgefäß dieses zum endgültigen Verschluß bringen und dadurch gegebenenfalls einen Herzinfarkt bewirken.

Körperlich-sportliches Training trägt dadurch zur ›Vermeidung‹ oder zumindest zu einer günstigen Beeinflussung einer KHK bei, daß es dem Herzen zu einer langsameren Schlagfolge und damit zu einem geringeren Sauerstoffbedarf verhilft. Wird ein trainiertes Herz belastet, kommt es mit weniger Sauerstoff aus. Ein zweiter Trainingseffekt besteht darin, daß sich unter der genannten sportlichen Belastung auch das Netz der Herzkranzgefäße verstärkt. Wie schon dargestellt, nehmen die kleineren Gefäße dadurch an Kapazität zu und würden gegebenenfalls den Ausfall eines größeren Nachbargefäßes im Verlaufe eines Herzinfarktes funktionell kompensieren können. Doch um dieses zu erreichen, muß das körperliche Training auch ausreichend sein. Das stellt Bedingungen an die *Regelmäßigkeit*, das *Ausmaß* und die *Dauer* der Belastung.

Die ›Diagnostik‹ der KHK folgt oft einem Stufenprogramm. Es entspricht in der Reihenfolge ihres Ablaufs im allgemeinen dem Belastungselektrokardiogramm, gegebenenfalls auch als Langzeitelektrokardiogramm, dem Echokardiogramm, also einer Ultraschalluntersuchung, und dem Szintigramm, einer Untersuchung unter Zuhilfenahme radioaktiv markierten Thalliums. Hierbei werden Areale des Herzmuskels erkannt, die nicht ausreichend durchblutet werden, und dabei genau lokalisiert. In Abwägung aller bisherigen Untersuchungsergebnisse kann am Ende der Untersuchungen die Darstellung der Herzkranzgefäße selbst durch eine Koronarangiographie stehen, durchgeführt im Zuge eines Herzkatheters. Dabei wird der Arzt häufig den Druck in den Herzhöhlen messen, der über ihre Leistungsfähigkeit Auskunft gibt. Damit ist die Entscheidung über das Ausmaß, die Lokalisation und vor allem die Bedeutung einer Koronargefäßerkrankung gefallen. Und schließlich damit auch über den weiteren therapeutischen Weg, ob er chirurgisch, also invasiv, oder konservativ-medikamentös sein wird.

›Keine Beschwerden‹ im Sinne der Angina pectoris zu haben bedeutet noch keineswegs, frei von arteriosklerotischen Veränderungen seiner Herzkranzgefäße zu sein. Schon nach dem 20. Lebensjahr beginnt ein solcher Krankheitsprozeß. Außerdem ist eine Einengung des Gefäßlumens auf etwa 70% erforderlich, um zu klinischen Erscheinungen einer KHK zu führen und einen Schmerzanfall im Sinne der Angina pectoris auslösen zu können; sie ist dann nur durch eine Gefäßdarstellung selbst nachzuweisen. Auch das Elektrokardiogramm zählt zu jenen Untersuchungsmethoden, die auf Wandveränderungen unter dem genannten Prozentsatz nicht ansprechen. Schließlich kann eine Erweiterung der Herzkranzgefäße, die unter den Bedingungen der Belastung fast immer stattfindet, eine günstigere Beschaffenheit der Herzkranzgefäße vortäuschen, als sie in Wirklichkeit vorliegt. Die seltene Form einer ›Mikroangiopathie‹, der Kleingefäßerkrankung, entzieht sich sogar dem Nachweis der meisten apparativen Untersuchungsmethoden.

Die ›operativen‹ Behandlungsmöglichkeiten einer Koronarerkrankung in der Form des Bypass oder der Angioplastie, der Dehnung also, bleiben individuell gegeneinander abzuwägen. Die Angioplastie erfährt eine ständige technische Fortentwicklung, durch sie und durch ein zunehmendes Geschick im Umgang mit der Methode ist auch ein weiterer Ausbau ihres Erfolges zu erwarten. Sie erspart den eigentlich großen chirurgischen Eingriff mit der Eröffnung des Brustkorbs. Der Herzschrittmacher bleibt weiterhin nur angezeigt bei begleitenden Herzrhythmusstörungen, denn er kann zumindest nicht direkt in die Durchblutung der Herzkranzgefäße oder in die Leistungsfähigkeit des Herzmuskels eingreifen. Liegt eine KHK vor oder ist gar ein Herzinfarkt eingetreten, sind Maßnahmen der *sekundären* Prävention angezeigt, die sich nicht wesentlich von jenen der primären Vorsorge unterscheiden, jedoch besonders konsequent durchgeführt werden sollten. Eine Rückbildung arteriosklerotischer Gefäßwandveränderungen durch medikamentöse Maßnahmen wird bestritten.

Das Leben mit einer koronaren Herzerkrankung bedarf einer entsprechenden innerlichen Einstellung des Betroffenen und einer umsichtigen Lebensweise. Dadurch muß es jedoch nicht an Sinn und Gehalt einbüßen. Oft hält die Gewißheit der Erkrankung den Menschen zu einer dann sinnvollen und natürlichen Lebensweise an. Sie mag ihm zwar Grenzen seiner Belastbarkeit aufzeigen, doch erlaubt sie ihm innerhalb dieser wieder ein normales Leben zu führen.

Spätere Betrachtungen werden die ›Koronare Herzkrankheit‹ im Zusammenhang mit der seelischen Verfassung des Menschen, der Persönlichkeit des Betroffenen und der Bedeutung des Streß noch würdigen.

Das Gehirn ist betroffen: Die cerebro-vasculäre Insuffizienz

Die Folgen einer ›Hirndurchblutungsstörung‹ werden durch die Empfindlichkeit der Hirnzellen gegenüber einem Sauerstoffmangel bestimmt. Man bezeichnet die ihr zugrundeliegende Störung als ›Cerebro-vasculäre Insuffizienz‹ (von Cerebrum = Gehirn). Ihr liegt eine Erkrankung jener Blutgefäße zugrunde, die das Gehirn mit Blut versorgen sollen.

Wird das Gehirn *völlig* von der Blutversorgung abgeschnitten, beträgt die Zeit bis zu einer nicht mehr rückbildungsfähigen Funktionsstörung bestimmter Hirnabschnitte etwa 10 Minuten; man nennt sie die ›Wiederbelebungszeit‹. Kommt es zu einer regional begrenzten Durchblutungsstörung, wird das weitere Schicksal der Störung weniger durch das irreversibel geschädigte Zentrum des Gewebeausfalles als durch die Erholung seiner *Randbezirke* bestimmt werden. Sie kann sich über einen Zeitraum von Wochen bis Monaten erstrecken.

Je nach ihrer Lokalisation entsprechen die Folgen der Hirndurchblutungsstörung unterschiedlich ausgeprägten Leistungseinbußen in den Bereichen der Motorik, der Sensibilität, des Intellekts, der gemütsmäßigen Verfassung oder der vegetativen Regulationen. In ihrer ausgeprägten Form bezeichnet man sie als Apoplex (von aplesso = schlage nieder), während man ihre flüchtigen Erscheinungsformen eine ›Transitorische ischämische Attacke‹ (= vorübergehende Durchblutungsstörung), abgekürzt eine ›TIA‹ nennt. Sie hinterläßt keine bleibende Schädigung, stellt jedoch häufig den Vorboten einer umfangreicheren Störung der Hirndurchblutung dar. An der Auslösung von Durchblutungsstörungen sind die blutversorgenden Gefäße innerhalb oder außerhalb des Schädels beteiligt, ihre intrakraniellen oder extrakraniellen Verzweigungen also.

›Diagnostisch‹ erlaubt die Ultraschalluntersuchung Strömungshindernisse außerhalb des Schädels festzustellen. Sie können gegebenenfalls einer operativen Revision zugeführt werden. Die Blutgefäße innerhalb des Gehirns lassen sich vorerst noch nur durch eine Gefäßdarstellung untersuchen. Das bereits erwähnte Kernspintomogramm stellt die Domäne für eine Darstellung bereits erfolgter Substanzdefekte dar, hier im besonderen für den Bereich des Gehirns und des Rückenmarks.

Die ›Therapie‹ muß sich bisher auf wenige Möglichkeiten beschränken. Versuche gehen von dem Ziel aus, die Durchblutung des Gehirns mit gleichen Medikamenten zu verbessern, wie sie auch in anderen Gefäßbereichen zur Anwendung gelangen, doch setzt die Autonomie der Hirndurchblutung dieser Behandlungsmöglichkeit Grenzen. Andere pharmakologische Einflüsse versuchen den Weg über den Hirnstoffwechsel zu nehmen. Die Maßnahmen der sekundären Prävention scheinen nach der Feststellung einer cerebrovasculären Insuffizienz von großer Bedeutung. Sie müssen davon ausgehen, dem Gehirn schädliche Einflüsse, unter ihnen an erster Stelle einen erhöhten Blutdruck und den Nikotinkonsum, fernzuhalten. Natürlich gilt auch die Beseitigung der übrigen Risikofaktoren einer Arteriosklerose. Eingriffe am Gefäßsystem selbst beschränken sich bisher auf seine extrakraniellen Anteile.

Die Strafe folgt auf dem Fuße: Die periphere arterielle Verschlußkrankheit

Der Wadenkrampf unter körperlicher Belastung des Gehens und sein Nachlassen während des Stehenbleibens entspricht dem ›Beschwerdebild‹ der arteriosklerotisch bedingten Durchblutungsstörung der Beine und verleiht ihr, wie bereits erwähnt, die Bezeichnung der ›Claudicatio intermittens‹, des intermittierenden Hinkens oder, da bei ihrer Entwicklung dem Nikotinkonsum eine wichtige Rolle zufällt, des ›Raucherbeins‹.

Im Zuge der ›Entwicklung‹ einer solchen Krankheit wird der Sauerstoffbedarf des Muskelgewebes zu Beginn unter den Bedingungen der Ruhe noch ausreichen können, nicht mehr hingegen während seiner Arbeit. Dann treten die erwähnten krampfartigen Schmerzen in der Wadenmuskulatur auf. Bleibt der Betroffene stehen, ergänzt sich das Sauerstoffdefizit wieder und der Schmerz klingt ab. Das begründet den unterbrochenen Charakter der Krankheitserscheinungen.

Vollzieht sich die Einengung eines Blutgefäßes langsam und ermöglicht sie den Umgebungsgefäßen, sich weiter zu öffnen, reicht unter den Bedingungen der Ruhe bei den großen Blutgefäßen der Beine eine Weite von etwa 60% aus, keine Beschwerden zu verursachen; sie hält die Grundversorgung der Muskulatur noch für längere Zeit aufrecht. Solche Kollaterale spielen im Bereich der kleinen Blutgefäße eine maßgebende Rolle, da deren Verengung nicht mehr gefäßchirurgisch behandelt werden kann. Sie sind es im allgemeinen auch, die sich im Gegensatz zu den bereits erkrankten Gefäßen durch medikamentöse Maßnahmen beeinflussen lassen und das Beschwerdebild bessern. Und damit sind es auch sie, die über das Schicksal des erkrankten Beines entscheiden.

Schreitet die Krankheit fort, treten die schmerzhaften Mißempfindungen im Bereich der Beine auch in Ruhe auf, etwa bei Nacht oder unter dem Wärmeeinfluß der Bettdecke, und die beschwerdefreie Gehstrecke nimmt zusehends ab. Nach ihr trennt der Arzt die Erkrankung entsprechend einer Einteilung nach »Fontaine« in vier Stadien. Auch wenn die Kriterien zu dieser Beurteilung dem subjektiven Empfinden des Kranken überlassen sind, entsprechen sie doch einem verwertbaren Kriterium für das Ausmaß der Gefäßerkrankung. Sie scheinen als ein biologischer Test das Gesamtgeschehen um die Durchblutungsstörung sogar besser wiederzugeben als manche apparative Untersuchungsmethode. Diese Einteilung gibt dem Therapeuten die Richtung vor, in der er seine Behandlung führen wird.

Die ›gefäßchirurgischen‹ Eingriffsmöglichkeiten richten sich nach der Größe der betroffenen Blutgefäße. Dazu verwendet der Arzt ein Einteilungsschema, das die Blutgefäße von Becken und Beinen in Etagen unterteilt. Für sie hat er unterschiedliche operative Verfahren: den Bypass, also die Überbrückung erkrankter Gefäßabschnitte, oder die Desobliteration, das Freischälen des Gefäßes. Mit Abnahme der Gefäßgröße schränken sich die operativen Möglichkeiten jedoch schnell ein. Die Ausschaltung des ›Sympathikus‹ (›Sympathektomie‹) als dem vegetativen Nerv, der das Gefäß zu verengen sucht, wird zwar nur noch selten geübt, stellt aber dennoch eine verwendbare Maßnahme zur Beeinflussung der Durchblutung dar.

Von ›gefäßerweiternden‹ Medikamenten ist ein Einfluß vorwiegend auf die noch gesunden Kollateralen zu erwarten. Das strikte Rauchverbot zählt aus naheliegenden Gründen zu den wichtigsten Geboten, die Fernhaltung der Kälteeinwirkung und des Druckes ebenso wie die übermäßiger Wärme. Somit entsprechen die Maßnahmen der Sekundärprävention im Sinne der Vermeidung möglichst jeden Risikofaktors einem wichtigen Anliegen. Alle medikamentös-apparativen Maßnahmen zur Besserung der Durchblutung werden durch den Einfluß des Gehtrainings übertroffen. Eine natürliche Maßnahme erweist sich wieder einmal mehr als die wirksamste.

Von einem bekannten Physiologen stammt der Ausspruch, daß der Mensch »so alt ist wie seine Gefäße«. Will man in der Arteriosklerose eine Funktion der Alterung sehen – und alle Erhebungen sprechen dafür –, wird man seiner Annahme zustimmen müssen. Deshalb: Gehen die reellen Altersveränderungen der Blutgefäße ihrer vorgesehenen biologischen Alterung voraus, ist ihr ›Istzustand‹ schlechter als ihr ›Sollzustand‹, scheint das für den Menschen eine schlechte Altersprognose. Als dem eigentlichen System der Energieversorgung aller Bereiche des menschlichen Organismus, von der keine einzige Zelle ausgespart bleibt, fällt ihnen eine solch universelle Bedeutung zu. Organschäden, die in der Folge arteriosklerotisch bedingter Durchblutungsstörungen auftreten, bestimmen daher wesentlich über das gesundheitliche Schicksal, ja über die Lebenserwartung des Menschen.

Die Neoplasien

Die Erkrankung an einem bösartigen Tumor beeindruckt den Menschen außerordentlich stark. Seine Betroffenheit ist in Anbetracht des oft unausweichlichen Verlaufs der Erkrankung verständlich. Auch wenn im Grunde genommen kein Anlaß zur Hoffnungslosigkeit bestünde, würde er sich aus verständlichen Gründen sehr schnell unter einen solchen Eindruck stellen.

In höherem Maße als bei anderen Erkrankungen bestimmen *individuelle* Umstände über das weitere Schicksal des Betroffenen. Erkrankungen an einem selbst bösartigen Tumor können vom menschlichen Organismus überstanden werden und damit ausheilen. Gelegentlich stellt das Endergebnis einer Auseinandersetzung mit einer Tumorkrankheit ein Organdefekt oder der Verlust eines Organs dar, weil dieses von dem Tumor in Besitz genommen war und mit ihm entfernt werden mußte. Sein Ausmaß entscheidet dann über die verbliebene Lebensqualität. Bleibt ein endgültiger Heilerfolg aus, stellt sich die Lebenserwartung des Betroffenen in vielen Situationen in der Form der Überlebenszeiten zwar weit günstiger dar als noch vor einem oder zwei Jahrzehnten; danach scheinen die heute gebotenen Möglichkeiten jedoch erschöpft und das endgültige Schicksal nicht mehr abwendbar.

Es wird die Aufgabe der nachfolgenden Darstellungen sein, den Leser über den gegenwärtigen Stand der Ansichten zu diesem Krankheitsgeschehen zu informieren.

Wie kommt es zu ihrer Entstehung: ihre Epidemiologie

Eine ›Neoplasie‹, die Neubildung von Gewebe, wie man es übersetzen kann, ist dadurch gekennzeichnet, daß sie sich zunächst an nur *einer* Stelle des Organismus entwickelt, also eine *lokale* Erscheinung darstellt. Dort kann sie ein langjähriges Leben fristen, ohne die Gesundheit des Menschen je zu stören. Zum Wachstum einer *bösartigen* Neubildung zählt es hingegen, daß sie ihren Entstehungsort verläßt, sich kontinuierlich oder durch Absiedlung in andere Organbereiche ausbreitet und dadurch zu irgendeinem Zeitpunkt nicht mehr beherrschbar oder mit dem Leben vereinbar ist. Erfolgt dieser Prozeß sehr schnell, spricht man sogar von einem Wachstumsexzeß.

Diese Entwicklung gleicht dann gar nicht mehr dem Bild, das man sich normalerweise von dem ›Wachstum‹ einer Zelle oder eines Zellverbandes macht: Hier ist jede Zelle einer Ordnung unterworfen, die über ihr Wachstum und ihre Funktion innerhalb eines *Gesamtzusammenhanges* bestimmt. Sie wacht beispielsweise darüber, daß sich die Erneuerung der Zellen auf der einen und ihr Zerfall auf der anderen Seite die Waage halten, aufeinander abgestimmt sind und auch bleiben. Dadurch erhält sich die Zellzahl und auch die Form eines Organs. Das »Kommen« und »Gehen« in den Geweben entspricht somit einer sinnvollen biologischen Planung und dient damit der Erhaltung eines vorgegebenen Zustands.

Bei der ›Neoplasie‹ überwiegt hingegen von vornherein die Neubildung von Zellen gegenüber ihrem Zerfall. Dadurch nimmt ihre Zahl und dementsprechend ihr Gewebeareal an Umfang zu. Der Tumor entwickelt sich, wie er es gerne möchte, seine Architektur entspricht meist nicht mehr der vorgegebenen Ordnung, die Selbständigkeit seines Wachstums, seine ›Autonomie‹ erreicht bald einen Höhepunkt. Selbst wenn der ursprüngliche Wachstumsreiz entfallen sollte, bliebe es bei diesem Verhalten im Sinne eines *autonomen* Wachstums.

Bösartige Neubildungen unterscheiden sich von gutartigen dadurch, daß ihre Zellen nur noch über einige Zellgenerationen den gleichen Aufbau wie die Mutterzelle tragen, um sich dann immer mehr von diesem Vorbild zu entfernen. Dadurch verlieren sie aber auch ihre Eigenart, die man ihre ›Differenzierung‹ nennt. Schreitet dieser Prozeß fort, wird ihr Wachstumsverhalten immer ungesetzmäßiger und damit für den Krankheitsverlauf nachteiliger. Man hat für dieses Verhalten das Beurteilungskriterium ›G1‹, ›G2‹ und ›G3‹ geschaffen, wobei die zunehmende Zahlengröße die Abnahme der Differenzierung zum Ausdruck bringen soll. Mit zunehmender Entdifferenzierung wird aber auch der weitere Verlauf der Tumorerkrankung immer unberechenbarer. Einer der bösartigen Neubildungen entspricht das ›Karzinom‹, der ›Krebs‹. Ihm gelten die nachfolgenden Betrachtungen.

Auch beim Krebstumor ist der eigentliche Ort seiner ›Entstehung‹ die Zelle des Menschen. Recht komplizierte Prozesse spielen dabei eine Rolle und veranlassen die Zelle letztendlich zu ihrer Entartung. Einem ersten Schritt in diese Richtung entspricht ihre ›Biotransformation‹, womit man eine ›Änderung ihres biologischen Verhaltens‹ meint. Solche Wirkung geht bereits von ›Präkanzerogenen‹ aus, also den so genannten Vorstufen krebserzeugender Stoffe. Durch sie werden Stoffwechselprozesse im Bereich des ›Zellkerns‹ ausgelöst; dort also, wo die Zelle der Träger der Erbanlage ist. Abbauprodukte der Präkanzerogene treten dabei mit ›Makromolekülen‹, ›Nukleinsäuren‹ und ›Proteinen‹ der Zellkerne in Verbindung. Aus dieser Begegnung geht die Bildung von ›DNA-Addukten‹ hervor, die ihrerseits Änderungen an der Erbsubstanz, der ›DNS‹ (Desoxyribonukleinsäure) hervorrufen. Man nennt diese Änderungen auch ›Mutationen‹. Mit dieser abgeänderten Geninformation aber ist der wesentlichste Schritt in dem Prozeß der Tumorentwicklung vollzogen: Die Tochterzelle erhält einen falschen Auftrag und handelt demnach entsprechend »falsch« weiter. Das Tumorwachstum ist eingeleitet. Für die Situation einer Schwangerschaft würde bedeutend sein können, daß chemische Kanzerogene auch die Plazenta passieren und beim Fetus zu Zellveränderungen führen können, die schon recht bald nach seiner Geburt ein Krebswachstum begünstigen.

Es sind aber auch im menschlichen Erbgut Gene enthalten, die das Krebswachstum auslösen können, sogenannte ›Onkogene‹. In diese Wirkungsform werden sie als ›Proonkogene‹ durch die bereits genannten Veränderungen der Mutation überführt und können dann in dem genannten Sinne wirksam werden. Sie schalten sich offenbar in die ›Signalübertragung‹ der Zellen ein und bestimmen in dieser Situation nachteilig mit über ihr Wachstum und ihre Differenzierung. Und wiederum ist es die Folge einer Biotransformation, die dann ein Tumorwachstum begünstigt. Auch wenn die Natur ihrerseits ›Tumorsuppressorgene‹ bereithält, um damit die Entartung einer Zelle zu vermeiden, müssen diese jedoch in ausreichender Anzahl vorhanden sein, um zu ihrer vollen Wirksamkeit zu gelangen. Es steht dann offen, wer der endgültige Sieger sein wird.

Des besseren Verständnisses wegen sollte noch einmal zusammengefaßt werden: einen ersten Schritt in der Tumorentwicklung scheint die ›biologische Transformation‹ der Zelle darzustellen, ausgelöst durch die kanzerogene Wirkung vieler Einflüsse, einschließlich eines ›Realisationsfaktors‹. Durch weitere Impulse kann sich dadurch aus einer ›*präneoplastisch*‹ veränderten Zelle die ›*endgültige* Tumorzelle‹ entwickeln, etwa auch die einer Krebsgeschwulst.

Neoplasien können sich aus allen Arten teilungsfähiger Zellen des Organismus und deshalb auch in allen Regionen des Körpers entwickeln. Entsprechend vielfältig ist ihr Erscheinungsbild. Nach ihrem *Bau* und vor allem ihrer *Aggressivität* trennt man ›gutartige‹ von ›bösartigen‹ Neoplasien. Die bösartige Neoplasie, die sich aus dem Epithelgewebe der Haut oder der Schleimhäute ableitet, stellt das bereits bekannte ›Karzinom‹ dar, während das ›Sarkom‹ aus dem Bindegewebe hervorgeht. Das Nervengewebe bildet ›Blastome‹, die nach Herkunft eine detaillierte Unterbezeichnung tragen. Einem bösartigen Tumor, der von den pigmentbildenden Zellen der Haut ausgeht, entspricht das ›Maligne Melanom‹, der »Schwarze Krebs«. Entartet das blutbildende Organsystem im Knochenmark, kann es sich um eine ›Leukämie‹ handeln. ›Lymphome‹ nennt man in einer Art Zusammenfassung unterschiedliche Tumore, die vom lymphatischen Gewebe des Menschen ausgehen. Jeder dieser Tumore bleibt in seiner Art typisch und verrät auch auf dem Höhepunkt seines Wachstums noch seine Herkunft. Auch Tochtergeschwülste lassen dadurch noch auf den Primärtumor, also ihr Herkunft, schließen.

Eine erste Gefahr für die Gesundheit und das Überleben des Betroffenen geht aus dem ›Größenwachstum‹ eines Tumors selbst hervor. Durch seinen Druck oder eine Verdrängung kann er in seiner Nähe liegende lebenswichtige Organe verdrängen und dadurch stören oder zumindest schädigen. Dabei ist es zunächst gleichgültig, ob der Tumor *gutartiger* oder *bösartiger* Natur ist. Ein ›Meningeom‹ beispielsweise, seiner Definition nach ein gutartiger Tumor, der sich aus den Hirnhäuten entwickelt, kann bereits durch eine Verdrängung des Gehirns innerhalb der Schädelkapsel und ein nachfolgendes Hirnödem zum Tode führen. Und umgekehrt: eine selbst bösartige Geschwulst, die sich in der Nähe eines Hohlraumes, etwa der Magenhöhle, entwickelt, das ›Magenkarzinom‹, kann längere Zeit ohne Verdrängungserscheinungen wachsen und beeinflußt die Nachbarorgane nicht.

Der gutartige Tumor unterscheidet sich vom bösartigen Tumor nicht nur dadurch, daß er langsamer wächst, sondern innerhalb des Wachstums gegenüber seiner ›Umgebung‹ scharf abgegrenzt bleibt, oft in einer Kapsel ruht. Man könnte ihn mit der Hand aus seiner Umgebung herauslösen, ohne diese zu verletzen. Ein solches Wachstum nennt man *expansiv*. Bösartige Tumoren hingegen nehmen bei ihrem Wachstum keine Rücksicht auf ihre Nachbarn. Im Sinne eines *infiltrierenden* Wachstums dringen sie mit ihren Ausläufern in das benachbarte Gewebe oder Organ ein und zerstören es. Der als ›Krebs‹ bekannte Tumor leitet seine Bezeichnung von dieser Wachstumsbesonderheit ab. Griechische Ärzte verglichen ihn mit den Fühlern eines solchen Tieres und prägten schon im Altertum seinen Namen: ›Cancer‹ oder ›Karzinom‹.

Einem schicksalhaften Prozeß bösartiger Tumoren entspricht ihre Neigung zur Absiedlung. Im Gegensatz zu einem gutartigen Tumor lösen sich bei ihm Zellen aus dem Verband und bilden Tochtergeschwülste, die man auch ›Metastasen‹ nennt. Die angesprochene Absiedlung von Tumorzellen und Gewebeteilen beginnt mit einer Ablösung aus dem Gewebeverband. Danach kommt es zu ihrem Einbruch in Blut- oder Lymphgefäße der Nachbarschaft, mit deren Strom sie fortgeschwemmt werden. Dieser Emigration über die genannten Blut- oder Lymphgefäße folgt die Ansiedlung irgendwo am ›Ufer‹ dieser Ströme. Dort arrestieren sie, wie der Forscher ihren Aufenthalt am Zielorgan nennt. Eine gleiche Aussaat kann auch über vorgegebene Höhlen und Spalten des Organismus erfolgen. Die Aussaat auf dem Blutwege bezeichnet man als *hämatogen,* auf dem Lymphwege als *lymphogen* und innerhalb vorgegebener Hohlräume als *kanalikulär*. Neuerdings will man ein Gen entdeckt haben, das über die Metastasierung bestimmt. Sollte diese Vermutung berechtigt sein und sich therapeutisch umsetzen lassen, wäre die Krebserkrankung im wesentlichen besiegt: Der Primärtumor ließe sich (meistens) entfernen und eine Weiterverbreitung durch Metastasen verhindern.

Seiner ›Ausdehnung‹ entsprechend unterscheidet der Arzt, ob sich ein Tumor noch auf seinen Entstehungsort beschränkt oder die umgebenden Gewebeschichten in unterschiedlicher Tiefe bereits durchdrungen, infiltriert hat. Die Stadien eines solchen Vorgangs erhalten je nach ihrer Ausprägung die Bezeichnung ›T1‹ bis ›T3‹. Ist der Tumor bereits in näher oder entfernter gelegene Lymphknoten vorgedrungen, entspricht man dieser Situation mit der Benennung ›N0‹ bis ›N3‹. Die bereits erwähnten Absiedlungen, Tochtergeschwülste, werden mit den Benennungen ›M0‹ bis ›M3‹ gekennzeichnet, je nachdem, wie umfangreich diese Metastasierung bereits erfolgt ist.

Ist der Tumor abgesiedelt und sind seine Zellen irgendwo arrestiert, ist damit immer noch nicht über das *endgültige* Schicksal des Erkrankten entschieden. Von einem bösartigen Tumor mit dem Durchmesser von 1 Zentimeter werden zwar täglich Millionen von Tumorzellen in die genannten Transportwege gelangen können, entsprechend einer Vermutung überlebt von ihnen jedoch nur der Bruchteil, etwa 0,1 %. Und selbst, wenn eine absiedelnde Tumorzelle bereits in das Zielorgan eingebunden ist, kann es längere Zeit dauern, bis sie wieder eine eigene Aktivität entfaltet und mit einem *erneuten* invasiven Wachstum beginnt. Wie Spätmetastasen beweisen, kann die Ruhephase zwischen Arrestierung und dem Wiederbeginn des Wachstums einer Tumorzelle fast 10 Jahre betragen. ›Zielorgane‹ einer Metastasierung stellen aus Gründen der Strömungsrichtung des Blutes die Leber und die Lungen dar, doch folgt die Metastasierung auch unkonventionellen Wegen.

Die genannten Beobachtungen geben zu manchen Spekulationen Anlaß. Das weitere Wachstum eines Tumors ist sicherlich gegenüber einer Einflußnahme des Immunsystems empfindlich; von ihm würde das weitere Wachstum abhängen können. Es sind mechanische Einflüsse auf die Verbände von Tumorzellen vorstellbar, die sie zu neuer Aktivität anregen. Letztendlich aber erlangen wohl alle Einflüsse, die sich daran beteiligen, das Wachstum eines Tumors auszulösen, auch eine Bedeutung für deren Fortentwicklung und damit für das weitere Schicksal eines Menschen.

Hiobsbotschaften berechtigt?: Ursachen bösartiger Tumoren

Stoffe, die bisher für die Gesundheit des Menschen als harmlos angesehen wurden, geraten zunehmend in Verruf, mit der Entwicklung einer Krebserkrankung in Zusammenhang zu stehen. Entsprechende Mitteilungen alarmieren beinahe täglich die Bevölkerung und erleichtern dem medizinischen Laien nicht gerade die Entscheidung, ob die darin enthaltenen Vorwürfe berechtigt sind oder nicht. Sein Mißtrauen scheint berechtigt. Wie aber steht es um die *wirklichen* Gefahren solcher Stoffe?

Man würde die Einflüsse, von denen man die Beeinflussung eines Krebswachstums für möglich hält, danach trennen, ob sie aus dem Inneren des Körpers oder aus seiner Umwelt stammen und in diesem Sinne von ›endogenen‹ oder ›exogenen‹ Ursachen sprechen. Einer endogenen Verursachung würde in erster Linie die erbmäßige Begünstigung entsprechen. Sie ist im Buchabschnitt »Vererbung und Veranlagung« eingehender behandelt. Unter den Begriff der exogenen Verursachung fallen alle Einflüsse aus der Umwelt des Menschen, gleichgültig, ob sie ihre Wirkung von außen auf den Organismus entfalten, also über seine Haut, oder, sobald sie der Mensch eingeatmet oder verschluckt hat, von innen heraus.

Einflüsse aus der ›Umwelt‹ entsprechen Wirkkörpern oder Agenzien, die chemischer, physikalischer oder biologischer Natur sein können. Es wurde bereits angedeutet, daß sie ihren schädlichen Einfluß meist nur im Zusammenspiel mit endogenen Krankheitsursachen entfalten und weniger selbständig und direkt wirksam werden.

Den stärksten Einfluß auf die Zellen des Organismus üben ›chemische Verbindungen‹ aus. Ihre Schädigungsfolgen haben auch zuerst auf derartige Krankheitszusammenhänge aufmerksam gemacht. So fand man den Blasenkrebs bei Arbeitern, die mit der Verarbeitung von Farbstoffen oder deren Abbauprodukten beschäftigt waren. Als ›Anilinkrebs‹ ist diese Erkrankungsform in die Medizingeschichte eingegangen. Hautkrebs sah man vermehrt bei Arbeitern, die berufsmäßig mit Teer umgehen mußten, und nahm ebenso einen Zusammenhang an.

Über einen chemischen Stoff, der als eine krebsauslösende, kanzerogene Substanz in Frage kommt, befindet man, »daß er in der Lage ist, an Tieren zu einer statistisch signifikanten Zunahme der Tumorinzidenz zu führen«. Hieran wird er zunächst gemessen. Doch lassen sich die Ergebnisse aus Tierversuchen nicht ohne weiteres auf den Menschen übertragen: Im Tierversuch haben sich über 1000 Stoffe als kanzerogen erwiesen, hingegen wird beim Menschen ein solcher Einfluß nur für 50 Stoffe als bereits *bewiesen* angesehen, für 37 Stoffe als *wahrscheinlich* und für weitere 158 Stoffe als *möglich*. Die Ergebnisse der Tierexperimente sind eben nicht ohne weiteres auf den Menschen zu übertragen.

›Physikalische Einwirkungen‹ entstammen vorwiegend dem Sonnenlicht in der Form des kurzwelligen Anteiles der *UV-Strahlen* oder *ionisierenden* Strahlen, wie sie bei der Anwendung von Röntgenverfahren, durch radioaktive Zerfallsprodukte oder im Zusammenhang mit Reaktorunfällen oder Atombombenexplosionen frei werden und zur Wirkung gelangen können. Viele Hauttumoren entwickeln sich auf dem Boden eines solchen Einflusses, und auch Tumoren jedweder Art und Lokalisation, sobald die verantwortlichen Agenzien in den Körper aufgenommen worden sind.

Es entspricht einer unbarmherzigen Beobachtung, daß sich die Wirkung mancher chemischer und auch physikalischer Kanzerogene im Laufe eines menschlichen Lebens *addiert*: »Die Zelle vergißt nicht.« Sie hortet, was ihr einmal an einer Schädigung zugefügt worden ist, und gibt die Folge solchen Einflusses an die Tochterzellen weiter. Man bezeichnet Stoffe, deren Wirkung in diesem Sinne gespeichert werden kann, als ›Summationsgifte‹. Es erscheint deshalb nicht berechtigt, eine zugeführte Dosis schon deshalb für unschädlich zu halten, weil sie *im Augenblick ihrer Einwirkung* unterschwellig wirksam ist; erst im späteren Leben wird es sich entscheiden, ob sie sich nicht doch anderen Wirkungsfolgen hinzuaddiert. Dann wäre sie auch in der Lage, sich an der Auslösung eines Krebswachstums zu beteiligen. Die lange Latenzzeit zwischen Einwirkung und Erkrankung – sie beträgt oft viele Jahre – kann solche Zusammenhänge verschleiern oder vergessen lassen.

Im Tierexperiment können ›Viren‹ das Wachstum bösartiger Tumoren auslösen, beim Menschen scheint ein solcher Entstehungsmechanismus nicht ausgeschlossen, doch er ist bisher nicht bewiesen. Viren mit tumorauslösenden Eigenschaften, ›Onkogen-DNS-Viren‹, führen zu der schon bekannten biologischen Transformation der Zelle, offenbar jedoch nur bei dem doppelten Auftreten innerhalb einer Erbanlage und oft mit einer vieljährigen Latenz. Vielleicht spielen auch noch ›Realisationsfaktoren‹ eine Rolle, da die Erkrankung an den entsprechenden Viren alleine nicht auszureichen scheint, um ein Tumorwachstum auszulösen.

Zu den krebsbegünstigenden Stoffen, die der Mensch in sich

aufnehmen kann, zählen außer den erwähnten aromatischen Aminen der Farbstoffindustrie auch die Nitrosamine, ausgehend von Nitraten oder Nitriten. Sie bilden einen Bestandteil der Stickstoffdüngung und gelangen über landwirtschaftliche Produkte oder das Trinkwasser in den menschlichen Organismus. Aber auch ohne solche Düngung sind sie in manchen Gemüsen enthalten wie etwa der Roten Beete. Ihr Einfluß kann zu der Entwicklung bösartiger Tumoren im Verdauungstrakt, an den Nieren, den Ausscheidungsorganen und in der Leber oder der Lunge beitragen. Wirksame Kanzerogene können aber auch Naturstoffen entsprechen. Die fast stärkste Wirkung exogener Art geht von dem Schimmelpilz ›Aspergillus flavus‹ aus, der gelegentlich auf Speisen wächst und der mit der Bildung bösartiger Tumoren an den Verdauungsorganen, den Nieren und im Bereich der Knochen in Zusammenhang gebracht wird.

Die Diagnose

Neben der wissenschaftlichen Durchdringung, wie ein Tumor entsteht, stellt seine Erfassung, die ›Tumordiagnostik‹, eine zweite und zumindest ebenso wichtige Seite des Problems Tumor und Tumorkrankheit dar. Ihre Möglichkeiten sind im Verhältnis zu der erkenntnistheoretischen Erweiterung des Wissens noch recht gering. Unverzichtbare Prämissen einer solchen Diagnostik wären deren *Rechtzeitigkeit* und *Sicherheit* – doch sind sie beide bisher nur unzureichend erfüllt.

Rechtzeitigkeit würde bedeuten, daß der Tumor am besten noch in seinem Vorstadium, der ›Präkanzerose‹, oder zumindest in einem *frühen* Stadium seines endgültigen Wachstums erfaßt werden könnte. Den Präkanzerosen entsprechen beispielsweise Gewebeveränderungen des Muttermunds der Gebärmutter – Objekte der gynäkologischen Vorsorgeuntersuchung – oder Polypen im Bereich des Darms. Beide Gewebebestandteile sind einem Untersucher ohne großen Aufwand zugängig und erlauben zudem noch eine direkte Inspektion und gewebemäßige Untersuchung, vor allem aber auch Entfernung.

Ist es für die Vorstadien zu spät, würde die Aufmerksamkeit den ›Frühformen‹ des Tumors gelten müssen. Sie werden jedoch oft deshalb nicht erkannt, weil sie kaum mit Beschwerden oder Symptomen einhergehen. Von dem Zufall, im Zuge umfangreicher Routineuntersuchungen auf eine solche Situation zu stoßen, kann man nicht ausgehen, entsprechend umfangreiche Untersuchungen sind kaum möglich.

Beschwerden in der Folge eines Tumorwachstums werden zumeist erst in Stadien fortgeschrittener Entwicklung empfunden. Man müßte jedem Tumor dankbar sein, wenn er sich durch lokale Beschwerden, die dann auch auf seinen Entstehungsort hinweisen würden, rechtzeitig zu erkennen gäbe. Für den Arzt und den Patienten aber bedeutet das, jedweder Lokalbeschwerde, die für den Betroffenen ungewöhnlich oder neu ist, unverzüglich auch in bezug auf eine Tumorkrankheit nachzugehen. Und auch einer Störung des Allgemeinbefindens sollten sich beide unter dem Aspekt nähern, ob sie nicht durch das Wachstum eines bösartigen Tumors verursacht ist.

Objektive Hinweise auf die Erkrankung an einem bösartigen Tumor aus Untersuchungen von Blut, Urin und Stuhl sind noch gering und wenig zuverlässig und entsprechen gelegentlich auch nur einem indirekten Hinweis und Verdachtsmoment; ein spezifischer Tumornachweis im Blut ist bisher kaum möglich. Sogenannte ›Tumormarker‹ scheinen mehr geeignet, auf das Rezidiv eines Tumors hinzuweisen als auf sein Erstwachstum. Kommt es erst einmal zu einer Beschleunigung der Blutsenkung, läßt sich Blut im Stuhl nachweisen oder stellt sich gar eine Anämie ein, wird das Wachstum des Tumors im allgemeinen schon fortgeschritten sein. In zweiter Linie wird der Untersuchungsgang durch die lokalen Hinweise auf eine Erkrankung bestimmt, denen der Untersucher nachzugehen hat.

Tumoren geben sich durch ihre ›Gestalt‹, also morphologisch zu erkennen. Sie verfügen über einen bestimmten Gewebeaufbau, der einer histologischen Untersuchung zugeführt werden kann. Gehen sie mit der Produktion von »hormonellen Wirkstoffen« einher, können diese oft im Blut oder Urin nachgewiesen werden. Ihre

Gestalt läßt sich durch bildgebende Verfahren oder eine direkte Inaugenscheinnahme erfassen. Geeignete Methoden entsprechen der Endoskopie, röntgenologischen Verfahren einschließlich des Computertomogrammes, der Szintigraphie, dem Kernspintomogramm oder sonografischen Untersuchungsmethoden. Gewebemäßige Besonderheiten können erfaßt werden, sobald man das entsprechende Untersuchungsmaterial gewonnen hat. Dies ist im Zuge der Probeentnahme bei einer Endoskopie möglich oder nach der Gewinnung von Gewebematerial mit Hilfe einer Punktion, sobald sich ein entsprechender Zugang zum Tumor anbietet.

Die ›Tumordiagnostik‹ folgt somit einem Schema, das in seiner Richtung von dem Ergebnis der jeweils vorausgegangenen Untersuchung bestimmt wird. Sie ist vergleichbar den Verzweigungen eines Baumes: einer Hauptrichtung der diagnostischen Maßnahmen folgen abtastende Untersuchungen in unterschiedlichen Richtungen. Dort, wo sie nicht auf das erwartete Ergebnis stoßen, werden sie abgebrochen, dort, wo sich ein berechtigter Verdacht ergibt, weiter verfolgt. Eine Vielzahl von Untersuchungen werden es gelegentlich sein müssen, bis der Tumor gefunden und seine Art bestätigt ist. Während dieser Zeit ist es erforderlich, daß sich der Patient kooperativ an diesen Untersuchungen beteiligt – auch gegen den Preis, daß er davon erfährt, *warum* sie durchgeführt werden müssen.

Bleibt innerhalb der Möglichkeiten dieser Abhandlung abschließend zu der Problematik Tumor und Tumorwachstum nur der Rat, bekannten Tumorauslösern auszuweichen, Früherkennungsmöglichkeiten zu nutzen und jede Beschwerde ernst zu nehmen, sobald sie ungewöhnlich ist oder unverhältnismäßig lange Zeit anhält.

Organschaden, wo steht er im Spektrum der Krankheitserscheinungen?

Es ist unschwer zu erkennen gewesen, daß auch dem ›Organschaden‹ ein Spielraum verbleibt, der viele Erkrankungsmöglichkeiten umfaßt und daher kaum mehr überschaubar erscheint.

Im allgemeinen geht er über die Beeinträchtigung der Funktion eines Organs hinaus und bezieht eine Änderung seiner gestaltmäßigen Beschaffenheit mit ein, er wird *morphologisch* nachweisbar. Daß sich dennoch eine solche Schädigung wieder zurückbilden kann und damit der ursprüngliche Gesundheitszustand wiederhergestellt wird, hat das Beispiel einer Lungenentzündung deutlich werden lassen. Sie entspricht einem typischen Beispiel für einen derartigen Krankheitsablauf.

Einer anderen Entwicklung entspricht es, wenn sich eine akute organische Erkrankung zwar wieder zurückbildet, doch Rückstände des Krankheitsgeschehens hinterläßt. Solche Einschränkungen werden in erster Linie die Funktion eines Organs betreffen und darüber entscheiden können, welche Bedeutung solchem Restschaden für die Gesundheit des Menschen zukommt. Der Verlust an körperlicher Integrität könnte sich als ein Gradmesser zu seiner Beurteilung anbieten. Von einer Narbe alleine ist er kaum zu erwarten, von dem Teilverlust eines Organs schon eher. Solche ›Defektheilungen‹ sind für viele Krankheitszustände und an fast allen Organen vorstellbar.

Doch auch ein akutes Krankheitsgeschehen kann selbst nach seiner Ausheilung nicht grundsätzlich als abgetan angesehen werden, sobald es einer ›Veranlagung‹ entsprechend aufgetreten war. Die Entwicklung eines Magengeschwürs beispielsweise erfolgt vorwiegend auf dem Boden einer entsprechenden konstitutionellen Erkrankungsbereitschaft. Sind die Umweltbedingungen nur entsprechend ungünstig, wird es sich erneut entwickeln können. Veranlagung bedeutet somit auch ›Krankheitsbereitschaft‹. Im Buchabschnitt »Die Bedingungen des Krankseins« wird darüber berichtet.

Der ›chronische‹ Verlauf eines organischen Krankheitsprozesses kann zu einer zwar bleibenden, dennoch *nicht mehr fortschreitenden* Einbuße in der Gestalt und der Funktion eines Organs führen, die den Menschen sein Leben lang begleitet, ihn dabei aber in seinem gesundheitlichen Empfinden nicht beeinträchtigt. Die häufig anzutreffende Form einer als ›chronisch persistierend‹ bezeichneten Leberentzündung stellt ein Beispiel dafür dar. Dem Menschen fällt es schwer, in einer chronischen Krankheit eine

Störung ohne wesentlichen Krankheitswert zu sehen – und doch trifft dieses für die genannte und ähnliche Situationen zu. Man muß sich vorstellen, daß es dabei zu einem ›Gleichgewichtszustand‹ zwischen den aggressiven Eigenschaften der Verursachung und den Abwehrkräften des Organismus gekommen ist; zugunsten des Betroffenen hat man Frieden miteinander geschlossen.

Schreitet ein solcher chronischer Krankheitsprozeß jedoch fort, dann löst er sich bald aus dieser subjektiven Erscheinungslosigkeit; seine Krankheitserscheinungen nehmen im Laufe der Zeit zu und beziehen immer weitere Bereiche des betroffenen Organs in den Krankheitsprozeß ein. Letztendlich kann er sogar zu einer ›Dekompensation‹ der Organfunktion führen und einen tödlichen Ausgang bewirken. Um bei dem Beispiel einer chronischen Leberentzündung zu bleiben: ihre aggressive Form folgt solchem fortschreitenden Krankheitsprozeß und kann über eine Lebercirrhose zu einem tödlichen Ende führen. Auch eine schwere Schädigung des Herzmuskels mündet nicht selten über seine Insuffizienz in einen derartigen Verlauf ein.

Sobald für chronische Krankheitszustände eine Beziehung zur Alterung des Menschen besteht, weisen sie eine grundsätzliche Progredienz auf. Dies trifft sehr anschaulich und nicht selten folgenschwer für die ›Arteriosklerose‹ zu. Da sie ein ganzes System in ihren Krankheitsprozeß einbezieht, nämlich jenes der Gefäße, weitet sich die Erkrankung zunehmend auf den gesamten Organismus aus. Ähnlich wird sich die Erkrankung an einem ›bösartigen Tumor‹ verhalten können, der vom Körper nicht beherrscht werden konnte. Sein eigenes Wachstum, die Tochtergeschwülste, die er gesetzt hat, oder die Beeinträchtigung des Stoffwechsels entsprechen dann den Meilensteinen einer solchen Entwicklung. Die Lebensfähigkeit des Organismus würde sich zunehmend einschränken, die Erkrankung zum Tode führen.

Chronische Organschäden mit einer zunehmenden Einbuße der Funktion können zu Krankheitssituationen führen, die einem ›Leiden‹ entsprechen. Jetzt wird die Bedeutung der Erkrankung entscheidend von der Einstellung des Betroffenen zu seiner Beeinträchtigung, zum Leben überhaupt und letztendlich auch zum

›Sterben‹ und zum ›Tod‹ bestimmt. Die Wägung solchen Zustandes nur als den Verlust an körperlicher Integrität stellte einen äußerst schwachen Versuch dar, die Krankheitssituation zu beschreiben, in der sich der Mensch jetzt befindet.

Man könnte über den ›Organschaden‹ zusammenfassend urteilen, daß er in jeder Form zu einer substantiellen Schädigung eines Organs führt, in der Form eines akut entzündlichen Krankheitsprozesses zur Ausheilung neigt, andererseits unterschiedlich bedeutungsvolle Restschäden hinterlassen kann. Gelegentlich begleitet er den Menschen in seiner chronisch-persistierend entzündlichen Form zeitlebens ohne Beeinträchtigung seines seelischen oder körperlichen Befindens; in der Form eines progredienten oder aggressiven, chronischen Krankheitsgeschehens beeinträchtigt er jedoch die Lebensfähigkeit des Menschen zunehmend. Der Weg in die Unvereinbarkeit solcher Krankheitsprozesse mit dem Leben ist durch das Leiden und den Weg in den Tod gekennzeichnet.

Deshalb: Auch die unterschiedlichen Stationen eines Organschadens machen deutlich, daß eine Einteilung der gesundheitlichen Befindlichkeiten der Menschen in ›gesund‹ auf der einen und ›krank‹ auf der anderen Seite nicht mehr den Zuständen entspricht, in der sie sich befinden können. Eine andersartige Charakterisierung ist erforderlich.

Die Bedingungen des Krankseins

Für das gesundheitliche Schicksal des Menschen scheint es von Bedeutung, in welcher Verfassung er sich den gesundheitlichen Herausforderungen des Alltags stellt. Viele Beispiele belegen, daß sich Krankheit nicht unter jeder Bedingung ereignet.

Der Herzinfarkt erlebte einen sprunghaften Anstieg seiner Häufigkeit, nachdem mit dem Wohlstand auch andere *Lebens- und Eßgewohnheiten* ihren Einzug bei der Bevölkerung der Industriestaaten gehalten hatten. Menschen sprechen von einer *Veranlagung* und wollen damit zum Ausdruck bringen, daß sie schon dank ihrer Herkunft zu bestimmten Erkrankungen neigen. Andere sehen in der Schwäche ihres *Abwehrsystems* einen Grund zu gehäuften Erkrankungen, etwa katarrhalischen Erscheinungen. *Klimaverhältnisse,* sagt der Wissenschaftler, verhelfen dem Grippevirus während des Winters und dem Erreger der Kinderlähmung während des Sommers zum Einzug in den menschlichen Organismus. Infektionen der Jahreszeiten treffen viele Menschen, doch *nicht jeder* von ihnen erkrankt daran, und selbst Erkrankte werden dem Krankheitsgeschehen in *unterschiedlicher* Weise unterworfen sein. Menschen sind der Auffassung, daß sie nicht mehr über die ausreichende *Leistungsfähigkeit* verfügen, unter den herrschenden beruflichen Belastungen gesundheitlich zu bestehen. Und viele Menschen schließlich sehen den Grund zu ihrer Erkrankung in einer schlechten *seelischen* Verfassung, die durch Probleme und Konflikte des Alltags ausgelöst seien. Die *Gesunderhaltung* – das sei ein letzter Aspekt – erscheint vielen Menschen als die wichtigste Voraussetzung einer erfolgreichen Krankheitsbegegnung.

Die genannten Vorstellungen scheinen berechtigt. Der Autor spricht in diesem Zusammenhang von den ›Bedingungen des Krankseins‹ und mißt ihnen große Bedeutung bei. In den folgenden Betrachtungen möchte er sich den wichtigsten von ihnen zuwenden.

1. Vererbung und Veranlagung

Die Auslese schuf den Menschen von heute

Der erbliche Einfluß auf die gesundheitliche Befindlichkeit des Menschen beginnt dort, wo im ›Genom‹ – so nennt man die Gesamtheit der Gene eines Individuums – sein Erbgut verankert ist. Störungen, die von ihm ausgehen, wirken sich in erster Linie auf den Stoffwechsel des Organismus aus. Von dort kommt es zu einer Einflußnahme auf die körperliche und geistige Entwicklung des Menschen und auch auf seine Bereitschaft zu bestimmten Erkrankungen; nicht selten bestimmen Erbeinflüsse sogar ihren Schweregrad und ihren Verlauf. Wichtig erscheint jedoch, daß es zur endgültigen Umsetzung solchen Einflusses meistens noch *weiterer* Einwirkungen bedarf, etwa aus der Umwelt des Menschen. Beispielsweise kann ein Mensch zur Erkrankung eines Speiseröhrenkrebses neigen, seine endgültige Auslösung aber noch einen regelmäßigen Alkoholkonsum voraussetzen. Somit fällt auch der genetischen Prädisposition einer Krankheit oft nur eine *Teilbedeutung* zu.

Jeder Mensch entspricht im genetischen Sinne einem wirklich *einmaligen* Erscheinungsbild: 20 bis 100 Tausend Möglichkeiten genetischer Kodierung beim einzelnen Menschen zeichnen sich dadurch aus, daß sie bei keinem anderen Menschen in der gleichen Weise anzutreffen sind. Dennoch schöpft jeder Mensch sein Erbgut aus einer Art Genpool einer größeren Bevölkerungseinheit, der sogenannten ›Population‹. Während der Menschheitsentwicklung, etwa während der Völkerwanderung, begegneten sich Populationen und tauschten dabei ihr Erbgut aus, sie vermischten sich. Ungewohnte Umweltverhältnisse, die sie antrafen, zwangen sie zu einer Anpassung. Diese führte nach dem Prinzip der ›Selektion‹ zu einer Änderung ihrer Erbanlagen. Aus Erbänderungen, sogenannten Mutationen, hervorgegangene ›Allele‹ bestimmten in Zukunft über die Eigenarten der körperlichen und geistig-seelischen Verfassung des Menschen. Solchen genetischen Prozessen verdankt die heute lebende Menschheit auch ihre Unterscheidung nach den drei Rassen mongolid, europid und negroid.

Das Prinzip der Auslese entspricht, wie es der Name besagt, einem Vorgang, der einen wichtigen Bestandteil der ›Selektionstheorie‹ von Charles Darwin (1809-1882) ausmacht. Aus ihr erklärt sich die erwähnte Anpassung der Menschen innerhalb ihrer Entwicklungsgeschichte und zugleich ihre Artenvielfalt. Ein Beispiel mag den Vorgang der Selektion verständlich machen.

Durch die Verlagerung einer Population in geographische Bereiche geringerer Sonneneinstrahlung war ihre bis dahin sinnvolle starke Pigmentierung gegenüber der jetzt abgeschwächten Einwirkung ultravioletter Strahlen eher hinderlich. Die Bildung des Vitamin D wurde dadurch beeinträchtigt und es kam bei den betroffenen Menschen zur Rachitis, mit ihr bei den Frauen zu einer Verformung ihres Beckens. Diese Änderung führte zunehmend häufiger, da sie sich als ein Hindernis während des Geburtsvorganges erwies, zum Tod von Mutter und Kind. Hier bestand ein ›Selektionsdruck‹, wie es der Genetiker nennt. Die Menschen mit *geringerer* Pigmentierung nahmen bald an Zahl zu, da sie über einen sogenannten ›Selektionsvorteil‹ verfügten. In der Folge nahm die weiße gegenüber der pigmentierten Rasse zu. Doch solche Selektion kann sich nur vollziehen, wenn sie, wie im vorgenannten Beispiel, einen Einfluß auf die Fortpflanzung nimmt, den Menschen also trifft, bevor er sich fortpflanzt. Insgesamt entspricht sie einem Prozeß, der sich über Millionen von Jahren erstreckt und dadurch erst nach einem größeren Zeitablauf zu erkennbaren Veränderungen führt.

Die Zeiten der großen Populationsverschiebungen scheinen der Vergangenheit anzugehören, hingegen werden sich durch die Mobilität des *einzelnen* Menschen die Rassenunterschiede zwar langsam, aber entsprechend einem permanenten Prozeß ausgleichen, die Rassen immer mehr ihre Eigenheiten ablegen und sich zunehmend ähnlicher werden.

So wird es dem Menschen auch in der Zukunft gelingen, sich vielen erdenklichen Einflüssen anzupassen, damit durchzusetzen und als Population zu überleben. Das würde selbst für einen Katastrophenfall gelten können.

Das Wunder Nukleinsäure

Es fasziniert die Vorstellung und erinnert an den Schöpfungsgedanken, daß der Bestand der gesamten belebten Natur auf ein *einziges* und zudem noch *gleiches* Molekül zurückzuführen ist, die ›Nukleinsäure‹. In ihrer Erscheinungsform der ›Desoxyribonukleinsäure‹ oder abgekürzt ›DNS‹ ist sie der Träger der *gesamten* genetischen Information eines Organismus, ob es sich dabei um Mikroorganismen oder höher entwickelte Lebewesen handelt, um Tiere oder den Menschen und auch um Pflanzen. Von diesem universellen Substrat der Fortpflanzung unterscheiden sich nur einige Viren, deren Erbanlage auf der gering unterschiedlichen ›Ribonukleinsäure‹, ›RNA‹, verankert ist.

Die Lagerung der ›Gene‹ als den Trägern der genetischen Information auf den Nukleinsäuren erfolgt nach einer bestimmten Gesetzmäßigkeit in langen sogenannten ›Polypeptidketten‹. Als paarige Einheiten, die jedes Gen in einer doppelten Repräsentanz garantieren, bilden ihre Stränge durch eine Art Verwindung eine »Doppelhelix«. Diese Bauelemente der Erbanlagen sind in unterschiedlicher Anzahl in »Chromosomen« angeordnet, 23 gepaarte entsprechen dabei 46 einzelnen Chromosomen. Das letzte Paar stellen die ›Geschlechtschromosomen‹ dar, die ›Gonosomen‹. Sie werden bei der Frau mit XX-, beim Manne mit XY-Chromosomen bezeichnet.

›Gene‹ sind definiert als eine Einheit, die ein bestimmtes Produkt *kodiert*, mit anderen Worten für irgendeinen Baubestandteil oder irgendeine Funktion des menschlichen Organismus verantwortlich ist; kein Bauelement im menschlichen Organismus und keine seiner physiologischen Funktionen vollziehen sich ohne solche ›Kodierung‹. Aus der Differenziertheit des Organismus, der Vielzahl und der Vielgestalt seiner Bauelemente und mehr noch deren Funktionen erklärt sich die große Zahl der erforderlichen Gene, die sich der Mensch verfügbar gemacht hat. *Jeder* einzelne Schritt innerhalb der sich aneinanderreihenden Kette biochemischer Prozesse des Stoffwechsels beispielsweise, der voneinander getrennten enzymatischen Prozessen entspricht, bedarf der Steuerung durch ein *eigenes* Gen. »Ungefüllte« Plätze auf den Chromosomen geben zu der Spekulation Anlaß, daß der Entwurf von Steuerungsvorgängen noch lange nicht abgeschlossen ist, der Mensch also noch veränderungs- und entwicklungsfähig ist.

Im allgemeinen gibt der Mensch das subtile und störanfällige Substrat seiner Erbinformation präzise und ungestört an das nachfolgende Individuum weiter und vereinigt dabei das Erbgut zweier Menschen zugunsten eines Dritten, was man seine Fortpflanzung nennt. Der biologische Sinn der Vererbungsmechanismen liegt aber nicht nur in der Fortpflanzung des Menschen, sondern auch in der *Erhaltung seiner Art,* richtiger der *Qualität* seines Phänotyps, seines Erscheinungsbildes. Schäden nämlich betreffen meist nur die Erbinformation *eines* Elternteils und werden daher phänotypisch im allgemeinen nicht an die nachfolgende Generation weitergereicht, sondern verlieren sich. Weist der entsprechende Genanteil des Partners nicht den gleichen Schaden auf, wird ihn der gesunde Anteil kompensieren können. Man spricht in diesem Zusammenhang von der ›rezessiven‹ Eigenheit eines Erbganges. Damit hat die Natur eine kluge Vorsorge getroffen und weiß zu verhindern, daß sich Schäden *grundsätzlich* addieren. Unter solchen Voraussetzungen wäre der Fortbestand der Menschheit in Frage gestellt. Wie nachteilig sich die Paarung gleichermaßen kranken Erbgutes auswirken kann, lassen die Folgen des inzüchtigen Fortpflanzungsverhaltens oder die Ehe unter Verwandten erkennen. Bei ihnen werden sich die *gleichen* geschädigten Genanteile mit größerer Wahrscheinlichkeit als sonst zusammenfinden und damit manifest werden.

Gegenüber dem rezesssiven Vererbungsmodus – das sei schon an dieser Stelle erklärend erwähnt – bedeutet ein ›dominanter‹ Erbgang, daß sich eine Eigenschaft auch *ohne* eine gleichartige Ergänzung im Phänotyp eines Nachfahren niederschlägt.

Es ist nachgewiesen, daß Gene ihren Auftrag an den Körper zu unterschiedlichen Zeiten seines Bestehens entfalten können, in der Zwischenzeit dieser Auftrag ruht. Solch ein Prozeß beginnt bald nach der Befruchtung der weiblichen Eizelle: Der Auftrag zur differenzierten Entwicklung der Zellen zu bestimmten Organismen wird erst erteilt und ausgeführt, sobald die Eizelle über den Zustand der ›8-Teilung‹ hinausgelangt ist. Andere Genaktivitäten führen zur Ausgestaltung des Organismus in einem bestimmten Lebensalter. Weil es ihre genetische Programmierung so vorgesehen hat, entwickeln sich deshalb aber auch bestimmte Krankheiten frühestens beim erwachsenen Menschen. Zu ihnen zählen einige Stoffwechselstörungen der Muskulatur wie etwa bestimmte Formen der ›Muskeldystrophie‹ und manche ›degenerative Erkrankungen‹ des *Nervensystems* oder der *Nieren*. Auch die Änderung seiner Erscheinungsform im Zuge der ›Alterung‹ verdankt der Mensch, von zusätzlichen Einflüssen einmal abgesehen, einer genetischen Programmierung und nicht der Folge eines selbständig verlaufenden ›Erschöpfungsprozesses‹.

Einer Wesensgleichheit seiner selbst im ›genotypischen‹, also *erbmäßigen*, wie auch im ›phänotypischen‹, also *erscheinungsmäßigen* Sinne begegnet nur der *eineiige* Zwilling in der Gestalt seines Geschwisters. Sein Erbteil ist im frühesten Entwicklungsstadium des befruchteten Eies durch seine Teilung in zwei *völlig identische* Hälften entstanden, das Erbgut dadurch gehälftet, aber nicht verändert worden. ›Siamesische Zwillinge‹ bieten Beispiele eines solchen Teilungsmechanismus, der nicht vollständig gelungen ist und für beide Geschwister noch gemeinsame Organanteile aufweist. In einem ›Teratom‹ trägt gelegentlich ein Mensch die rudimentären Organteile oder Organanlagen eines Zwillings mit sich. Solche Tumoren entsprechen der Entwicklung des Zwillingsgeschwisters auf einer sehr niedrigen Stufe. Die Erbgleichheit eineiiger Zwillinge führt auch dazu, daß sich ihr gesundheitliches Lebensschicksal bis in unerwartete Details, die über äußerliche Erscheinungsformen hinausgehen, gleicht. An ihm kann der Forscher die Erbbedingtheit gesundheitlicher Störungen messen, so daß die Zwillingsforschung innerhalb der Genetik einen wichtigen Platz einnimmt.

Teilen *zweieiige* Zwillinge auch die beinahe gleichzeitige Geburt, so sind sie sich doch so ähnlich oder unähnlich wie normale Geschwister, denn sie sind aus zwei *unabhängig* voneiander befruchteten Eizellen hervorgegangen. Zu Ähnlichkeiten werden daher nur Einflüsse des gleichen Milieus führen, wiederum ähnlich jenen bei normalen Geschwistern.

Nicht erst seit kurzem bildet die Frage, ob sich die ›Intelligenz‹ des Menschen mehr aus einer erblichen Veranlagung entwickelt als aus dem Einfluß seines Milieus, einen Gegenstand der Diskussion. Auch die Genetik hat auf diese Frage eine Antwort bisher nur bedingt bereit. Die Stammbaumforschung und vor allem Erhebungen bei eineiigen Zwillingen alleine berechtigen sie zu der Aussage, daß die Intelligenz des Menschen nicht ausschließlich, aber *anteilig* erblichen Einflüssen unterworfen ist. Nachfahren intelligenter Zwillingspaare zeigen ihrer Ansicht nach im Gegensatz zu einer normalen geschwisterlichen Beziehung ein gleichermaßen erhöhtes Intelligenzausmaß, das mit zunehmender verwandtschaftlicher Entfernung abnimmt.

Doch die Diskussion zu diesem Thema ist deshalb noch nicht beendet. Die Meinungen sind nach wie vor geteilt: Man mißt der Erbanlage einerseits und Umweltfaktoren andererseits einen Einfluß zwischen 45%-80% zugunsten eines Erbanteiles und zwischen 20%-35% zugunsten eines Umwelteinflusses bei. Im Genom des Menschen ist bisher eine Verankerung der Intelligenz selbst, oder was sie auch immer zu bedingen vermag, nicht gefunden worden. Somit gibt es bisher keine wissenschaftlich fundierte Bestätigung für die Beobachtungen der Genetiker. Das Gehirn als die komplexeste Struktur, die aus der Evolution hervorgegangen ist, wird noch lange Zeit der detaillierten Erhebung seiner Funktion Schwierigkeiten in den Weg legen; vielleicht aus Gründen des Mißbrauchs nicht unbedingt zum Nachteil der Menschheit.

Gene als Krankmacher: Das Wirkungsprinzip

Die Frage nach seiner eigenen genetischen *Gefährdung* entspricht für den Menschen der Frage nach seiner eigenen genetischen *Vergangenheit*. Durch ›gendiagnostische Untersuchungen‹ läßt sich diese Frage bisher nur so weitgehend beantworten, wie die Forschungsergebnisse gediehen sind. Deshalb gebührt der ›Stammbaumanalyse‹ auch heute noch große Aufmerksamkeit. Sie war es ja auch, die ursprünglich zu der Annahme veranlaßte, es könne Krankheiten geben, die sich vererben.

›Erbleiden‹ entwickeln sich zumeist in der Folge einer ›Mutation‹ des Erbguts. Der Genetiker versteht darunter Einflüsse – der Leser hat im Zusammenhang mit der Entwicklung einer Krebskrankheit schon davon gehört –, die zu einer Biotransformation der Zelle führen und den genetischen Code, die »Signalgebung« an die Folgezelle, stören. Das Ausmaß, die Art und die Lokalisation der Schädigung werden über deren Folgen bestimmen.

Eine Schädigung des Erbgutes kann auf dem Weg über eine Beeinflussung der *Chromosomen* oder der *Gene* selbst zustande kommen.

›Chromosome‹ können in ihrer Struktur, in ihrer Lagerung gegeneinander, durch Brüche und nachfolgend falsche Anlagerungen, durch den Verlust von Teilen oder ganz einfach durch ihre Anzahl gestört sein. Die Situation eines *überzähligen* Chromosoms beispielsweise wird als ›Trisomie‹ bezeichnet. Eine Trisomie mit der Ziffer ›21‹ und dem Eigennamen ›Down‹ (John L. D., Arzt in London, 1828-1896) verbunden, ist als das gleichnamige Syndrom eine häufige Fehlentwicklung. Wegen der Ausprägung der Lidspalte betroffener Kranker sprach man auch vom ›Mongolismus‹.

Das ›Down-Syndrom‹ stellte die erste bei einem Menschen beschriebene (1866) Chromosomenstörung dar. Die Wahrscheinlichkeit, mit einer ›Trisomie 21‹ zur Welt zu kommen, nimmt mit dem Alter der Mutter, offenbar aber auch dem des Vaters zu. Ein hoher Prozentsatz solcher Schwangerschaften endet spontan (etwa 60%), und auch Totgeburten sind häufig (etwa 20%). Das Krankheitsbild kennzeichnet ein breites Spektrum von Auffälligkeiten im Kopf- und Gesichtsbereich, neigt zu Mißbildungen innerer Organe, in erster Linie des Herzens, leistet der Erkrankung an Leukämie Vorschub und geht vor allem mit einer oft starken geistigen Retardierung einher. Die Zärtlichkeit und Zutraulichkeit, die Kinder mit einem Down-Syndrom auszeichnet, scheinen wie ein Ausgleich gegenüber ihrer geistigen Benachteiligung. Sie werden oft zu einem wichtigen Glied der Familiengemeinschaft und verdanken dieser Stellung eine besondere Fürsorge. Humangenetiker sehen in ihrem Hinweis auf solche Krankheitsentwicklung einen wichtigen Bestandteil ihrer Beratungstätigkeit. Untersuchungen während der Schwangerschaft erlauben jedoch nur, das Down-Syndrom *wahrscheinlich* zu machen; eine letzte Entscheidung ist damit nicht gefällt.

Störungen, die an den ›Genen‹ selbst ansetzen, betreffen meist deren Molekularstruktur. Solche Änderungen, die bereits zitierten Mutationen, entsprechen Ereignissen, die sich auch ohne erkennbare exogene Einflüsse ereignen und damit fast einem biologischen Geschehen entsprechen. Das mag der Grund dafür sein, daß der Organismus wirksame Reparatursysteme gegen sie entwickelt hat, sogenannte »Repairmechanismen«. Erst wenn Mutationen an Häufigkeit zunehmen oder sie sich in einer für den Organismus ungewöhnlichen Form, etwa durch exogene Einflüsse, ereignen, kann das Reparatursystem überfordert werden und ein Schaden unkorrigiert bleiben. Dann hat sich die Schädigung etabliert. Die genannten Veränderungen sind der mikroskopischen Betrachtung nicht mehr zugängig, sondern erfordern komplizierte Untersuchungsmethoden.

Der Genetiker unterscheidet zwischen den ›Genosomen‹ als den geschlechtsgebundenen Chromosomen und faßt unter dem Begriff der ›Autosomen‹ alle anderen Chromosomen zusammen. Ein genosomaler Vererbungstyp wird daher die *Keimzellen* betreffen, ein chromosomaler hingegen die *Körperzellen*.

Ändert sich die ›Geninformation‹, der Code einer Zelle, liegt der Grund dazu selten in der Störung eines einzigen Gens begründet; man würde in solcher Situation von einer »monogenetischen« Störung sprechen. In den meisten Situationen bedarf es zur phänotypischen Manifestation einer Störung einer zusätzlichen und gleichgerichteten Störung auf dem Gen des Partners.

Mit einem ›rezessiven‹ Erbgang verbunden sind etwa 1 000, doch nur selten auftretende Erkrankungen. Die häufigste und zugleich folgenschwerste unter ihnen stellt bei der weißen Bevölkerung die ›Mukoviszidose‹ dar. Die Erkrankungswahrscheinlichkeit liegt in Europa bei 1:2000, unter Verwandten bei 1:20, was bedeutet, daß sie eine unter 2000 Geburten, bei Geschwistern eine unter 20 möglichen Geburten betrifft. In diesem Prozentsatz ist bei der Gesamtbevölkerung oder bei Geschwistern bereits Erkrankter mit ihrem Auftreten zu rechnen.

Die Krankheit ist dadurch gekennzeichnet, daß die Schleimdrüsen ein zu visköses Sekret bilden. Das hat ihr die Bezeichnung verliehen: (›Mukos‹ = Schleim und ›viscidus‹ = zähflüssig). Das zähe Sekret verlegt ihre Ausführungsgänge, bläht sie auf und führt zu zystischen und fibrösen Veränderungen in vielen Geweben; das verleiht ihr auch die Bezeichnung einer ›Zystischen Fibrose‹. Im Vordergrund und schicksalhaft für den weiteren Verlauf stehen solche Störungen im Bereich des Bronchialsystems und der Verdauungsorgane, vor allem der Bauchspeicheldrüse. Im Bereich der Atemwege begünstigt die Krankheit chronische Infektionen, die schließlich zur Ateminsuffizienz führen können. Die Erkrankung entwickelt sich in der Kindheit und führt oft zum vorzeitigen Tod. Noch ist der Primärdefekt der Erkrankung nicht erkannt. Vor der Geburt kann die Störung durch Fruchtwasseruntersuchungen *wahrscheinlich* gemacht werden. Nachdem die Lokalisation des defekten Gens bekannt ist, kann bereits die Trägerschaft der Erkrankung bei entsprechend belasteten Familienmitgliedern gendiagnostisch abgesichert werden. Dennoch haftet auch dieser Diagnostik eine Unsicherheit an, da der Genschaden offenbar vielseitig verursacht ist.

Einem gleichen Erbgang folgt als bekannteste Stoffwechselstörung die ›Phenylketonurie‹. Bei ihr betragen die Wahrscheinlichkeitssätze 1:10000 allgemein und etwa 1:50 bei Verwandten. Ein ›Enzymdefekt‹, der dieser Krankheit zugrunde liegt und ihr den Namen verleiht (Enzym: ›Phenylalanin-Hydroxylase‹) stört die Überführung des Phenylalanins in das Tyrosin, das sich daraufhin in Körperflüssigkeiten und Geweben ansammelt. Die Folgen der Stoffwechselstörung sind geistige Retardierung und bedeutungsvolle körperliche Krankheitsmerkmale. Diese Entwicklung kann durch die Einhaltung einer entsprechenden Diät vermieden werden, sofern der Betroffene rechtzeitig von seiner Veranlagung erfährt. Die möglichst frühe Diagnosestellung ist für das Fortleben des betroffenen Menschen deshalb außerordentlich wichtig; sie ist mit Hilfe von Serumuntersuchungen und gendiagnostischen Maßnahmen schon bald nach der Geburt durchführbar.

Spätestens wenn Erbleiden in der Familie bekannt sind, scheinen ›erbbiologische Untersuchungen‹ innerhalb der Verwandtschaft geboten, zumindest die soeben dargestellte Stammbaumanalyse. Hierzu einige wichtige Grundsätze.

Mit einer größeren Erkrankungswahrscheinlichkeit gehen Erbleiden einher, die über einen ›autosomal-dominanten Erbgang‹ verfügen. Er löst bereits bei *jedem* Träger dieser Erbanlage die entsprechende Krankheit aus. Selbst aus der Ehe mit einem gesunden Partner geht bereits jedes zweite Kind als krank hervor. Einer solchen erblichen Belastung entspricht die familiäre Form der ›Cholesterinstoffwechselstörung vom Typ IIa‹, die dem Leser bereits vorgestellt wurde und die bei der Entwicklung der Arteriosklerose eine so verhängnisvolle Rolle spielt. Sie beruht auf einer mutativen Schädigung der Rezeptoren für das LDL-Cholesterin (s. ›Cholesterinstoffwechselstörungen‹). Die Störung selbst ist durch diätetische oder medikamentöse Maßnahmen kaum zu beeinflussen, und genverändernde Maßnahmen sind bis heute noch nicht durchführbar. Auch die ›Neurofibromatose Typ 1 Recklinghausen‹ folgt einem solchen autosomal-dominanten Erbgang. Bei ihr bilden sich zahlreiche, ihres Wachstumscharakters nach gutartige Tumoren aus dem Nervenbindegewebe vorwiegend im Bereich der Haut, die jedoch in ungünstiger Lage lästig werden oder zu Druckschäden führen können.

Schließlich gibt es Erbleiden, deren Erbgang eine Verankerung auf dem ›Geschlechtschromosom‹, dem ›X-Chromosom‹ erfährt und folglich mit ihm auf den Nachfahren übertragen wird; man spricht von einem *geschlechtsgebundenen* Erbgang. Er trifft beispielsweise für die ›Bluterkrankheit‹ zu. Die nachteilige Wirkung eines ererbten X-Chromosoms wird bei der Frau durch das zweite, diesmal gesunde X-Chromosom ausgeglichen. Sie wird daher nicht erkranken, wohl aber die Krankheit weitertragen können und damit zur ›Konduktorin‹ werden. Der Mann aber würde neben dem krankheitstragenden X-Chromosom nur ein Y-Chromosom führen, durch das eine solche Kompensation nicht möglich ist, so daß er erkranken muß. Ein entsprechender Erbgang ist auch für bestimmte Muskelerkrankungen und die ›Rotgrünblindheit‹ bewiesen.

Mutationen im Bereich jener Chromosomen, aus deren Wirkung heraus sich die Geschlechtsorgane entwickeln, können Anlaß zu einer ›geschlechtlichen Fehlentwicklung‹ geben. Diese Entwicklungsstörung kann die *inneren* wie die *äußeren* Genitalien betreffen, also die Geschlechtsmerkmale Hoden bzw. Eierstöcke, Eileiter und Gebärmutter oder die Geschlechtsteile selbst. Dabei sind alle Kombinationen möglich, was heißt, daß sich bei ein und demselben Menschen die innerlichen und äußerlichen Genitale unterscheiden und hierbei das eine Mal äußerlich ein männliches, ein anderes Mal ein weibliches Geschlechtsteil in Erscheinung tritt. So spricht der Arzt dann auch von einem *innerlichen* oder *äußerlichen*, einem *männlichen* oder *weiblichen* Typ. Bei jeder dieser Situationen handelt es sich um einen ›Hermaphroditismus‹, eine Zwitterbildung.

Die geschlechtliche Zuordnung der Hermaphroditen ist nicht unproblematisch. Bei einem Neugeborenen folgt die Entscheidung nach den äußeren Geschlechtsmerkmalen, dem sogenannten *genitalen* Geschlecht. Das entspricht auch meistens seinem *sozialen* Geschlecht, worunter man seine spätere gesellschaftliche Zuordnung versteht. Über seine endgültige Stellung wird der betroffene Erwachsene selbst entscheiden können und sich dabei wohl nach dem Gefühl seiner Zugehörigkeit richten.

Die Ausbildung der ›sekundären Geschlechtsmerkmale‹, die Geschlechtsreife und ähnliches mehr steht unter der Einwirkung von Hormonen der Keimdrüsen. Ihre Wirkung kann also genetisch nur in zweiter Linie beeinflußt werden.

Der Mensch fürchtet sich zunehmend vor einer Schädigung seines Erbguts, ohne eigentlich ausreichend zu unterscheiden, ob er damit das Erbgut seiner Körperzellen oder seiner Keimzellen verstanden wissen will. Die Bezeichnung »Erbschädigung« ist somit mißverständlich geworden.

Schäden, die das ›Erbgut‹ eines Menschen treffen, werden nur vererbt, wenn sie die Keimzellen betreffen, also die Zellen des Hoden oder der Eierstöcke. Nur aus diesen Zellen wird sich die

Nachfolgegeneration entwickeln können. Geschädigte Körperzellen werden ihr Erbgut nur im Körper des Geschädigten selbst weitertragen können. Das kann für ihn eine Krankheit bedeuten, nicht aber für seine Nachfahren. Und selbst Schäden, die sich auf die Keimdrüsen auswirken, müssen sich vor einer denkbaren Schwangerschaft entwickelt haben, um in den Erbgang des Kindes eingehen zu können. Eine dritte Möglichkeit der Schädigung könnte den Fetus selbst treffen, während er sich im Mutterleib entwickelt. Ein solcher Schaden beträfe dann direkt das Kind; er würde aber nicht als *angeboren* oder gar *vererbt* gelten dürfen, da er *erworben* worden ist, wenn auch noch im Mutterleib.

Somit stellen Genschäden, die nicht die Keimdrüsen betreffen, nur für seinen Träger ein gesundheitliches Risiko dar. Um es vorwegzunehmen: Jede willkürliche Beeinflussung des Erbguts, seine Manipulation, wäre den gleichen Gesetzmäßigkeiten unterworfen: alle Maßnahmen der ›Gentechnologie‹ würden erbmäßig nur weitergetragen werden können, wenn sie an den Zellen der Keimdrüsen vorgenommen würden. Vorschriften verbieten solche Eingriffe beim Menschen.

Die Schädigungen der Körperzellen, der ›Autosomen‹, erlangen in erster Linie eine Bedeutung im Zusammenhang mit der Krebsentstehung. Ihr Mechanismus ist im Kapitel ›Neoplasien‹ ausreichend gewürdigt worden, auf das verwiesen werden darf. Es soll jedoch noch einmal erwähnt werden, daß dem Erbeinfluß innerhalb der Multikausalität des Krebswachstums meist nur eine zusätzliche, wenn nicht selten auch maßgebliche Rolle zufällt.

Der Mensch sieht in der Einwirkung mancher Medikamente eine große Gefahr für seine Gesundheit und denkt dabei auch an eine Genschädigung. Die ›Pharmakogenetik‹ setzt sich mit solchen Gefährdungsmöglichkeiten auseinander. Ihre Forschungsarbeit wird dadurch erschwert, daß eine schädliche Wirkung nicht nur von der Hauptsubstanz ausgehen kann, die ja durch entsprechende Untersuchungen ausgeschlossen erscheint, sondern auch von deren Abbauprodukten, den ›Metaboliten‹, – und diese sind ungezählt. Daneben können sich *gleichzeitig* eingenommene Medikamente gegenseitig beeinflussen. Solche ›Interaktionen‹ sind so häufig wie es denkbare Kombinationen gibt. Man wird sie daher kaum überschauen können.

Welche Systeme durch eine mögliche Schädigung betroffen werden, entspricht dem bereits bekannten Muster. Es geht davon aus, daß man zwischen Störungen an Keim- oder Körperzellen zu unterscheiden hat.

Es wird gefährlich: Die Gefährdung der Fortpflanzung

Wie schon an anderer Stelle ausgeführt, müssen Schäden, um in die Fortpflanzung einzugehen, in *jedem* Falle die Zellen der ›Keimdrüsen‹ betreffen, daneben zu einem Zeitpunkt, *bevor* sie sich an der Fortpflanzung beteiligen. Der Organismus ist gegenüber möglichen Schäden abgesichert, doch sind solchen Schutzmöglichkeiten physiologische Grenzen gesetzt. Diese stellen sich in den verschiedenen Stadien der Entwicklung des Menschen unterschiedlich dar. Bis zum Zeitpunkt ihrer ›Vereinigung‹ weisen männliche wie weibliche Keimzellen eine nur geringe Empfindlichkeit gegenüber sogenannten *mutagenen* Einflüssen auf. Sobald die biologischen Entwicklungsprozesse komplizierter werden, nimmt auch ihre Sensibilität gegenüber Störungen zu. Die Phase der ›Organentwicklung‹ ist dann in besonderer Weise gefährdet. Jetzt kann es zu gravierenden Folgen für die Gesundheit und das Leben des Fetus kommen. Fehlentwicklungen von Organen sind die häufige Folge, nicht selten stirbt die Leibesfrucht dadurch ab. Insgesamt spricht man bei dieser Art eines Einflusses von ›teratogenen‹ Schäden.

Genannte Genschäden können von ›viralen‹ Erkrankungen ausgehen. Zu ihnen zählen in erster Linie die Röteln, die Infektion durch das Virus der Zytomegalie, der Toxoplasmose und der Immunschwäche Aids, in geringerem Umfang die Erkrankungen an Windpocken, am Herpes zoster und gelegentlich auch an Hepatitis oder an Grippe. Einflüsse ›radioaktiven‹ Charakters sind von Ereignissen wie Reaktorunfällen oder Atombombenexplosionen her bekannt, das Ereignis von Hiroshima hat zu erheblichen Genschäden innerhalb und außerhalb der Keimbahn geführt. Aus gleichem

Grunde warnt der Arzt vor Röntgenuntersuchungen während einer Schwangerschaft, wenn sich auch Strahlendosen in der Höhe einer konventionellen Röntgenuntersuchung des Brustkorbs im allgemeinen als nicht schädlich erweisen.

Schließlich wirken auch ›Chemikalien‹ teratogen, also keimschädigend. Seit dem Auftreten der ›Thalidomidembryopathie‹ durch die Einnahme von Contergan ist man verstärkt auf sie aufmerksam geworden. Heute weisen Beipackzettel aller Medikamente grundsätzlich auf derartige Schädigungsmöglichkeiten hin. Dem Menschen sind Mißbildungen in der Folge des Alkoholmißbrauches mit Schäden auch im geistigen Bereich des Nachfahren weniger vertraut, obwohl sie inzwischen fast jede 600. Geburt betreffen. Die Zuckerkrankheit bei Frauen geht mit einer 2- bis 3fachen Fehlbildungsrate einher.

Die sogenannte ›pränatale‹ Diagnostik ist in der Lage, Störungen des Erbguts durch Untersuchungen des Fetus noch vor dessen Geburt zu erkennen. Dabei folgt sie einem Zeitplan, der von den Entwicklungsstufen des heranreifenden Kindes bestimmt ist. Aus Informationen des Ultraschall, der Serum- oder Gewebeuntersuchungen bei der Mutter oder dem Fetus läßt sich eine Genschädigung wahrscheinlich machen.

Es ist möglich: Die Gendiagnostik

Die ›Gendiagnostik‹ eröffnet die Möglichkeit, über eine Inspektion des Genbestands auf die *Krankheitsanfälligkeit* eines Menschen zu schließen. Durch die Möglichkeit, gengebundene Erkrankungen auf welchem Wege auch immer zu verhüten, scheint sie auch ethisch gerechtfertigt. Außerdem könnte eine genetische Eheberatung durch sie auf ein Fundament gestellt werden, das sicherer wäre als die bisherigen Instrumente. Schließlich sind auch gentherapeutische Eingriffe denkbar, mit deren Hilfe der Arzt bei bestimmten Krankheiten verhindern könnte, daß sie überhaupt auftreten oder zumindest günstiger verlaufen als bisher üblich. Beide Absichten haben sich im Ansatz bereits verwirklichen lassen, zunehmende Erkenntnisse lassen weiter hoffen.

Die Verarbeitung des gewonnenen Erbmaterials erfolgt durch sehr komplizierte Verfahren. Eine ihrer Voraussetzungen stellte die Entdeckung und Handhabung von Enzymen dar, die in der Lage sind, die DNS als den Träger der Gene an den gewünschten Stellen zu zerteilen und Segmente aus ihr herauszuschneiden. Auf diese Weise lassen sie sich auf die erforderliche Untersuchung vorbereiten.

In Anbetracht der Multikausalität vieler Erkrankungen könnte der Mensch aber auch in seine eigene erbliche Krankheitsgefährdung eingreifen, noch *bevor* sie sich in der Form einer Krankheit manifestiert hätte. Er müßte nur das vermeiden, was als ein *ergänzender* Einfluß die Voraussetzung zu ihrer Entwicklung darstellen würde. Solche Vorsichtsmaßnahmen beträfen dann vielleicht nur eine Änderung seiner Lebensweise, die Verminderung des Alkoholkonsums oder gezielte diätetische und hygienische Maßnahmen. Bei entsprechender erblicher Belastung könnte durch gezielte Vorsorgeuntersuchungen ein zu befürchtender Tumor zu Beginn seines Wachstums oder gar in der Form seiner Vorstufe erfaßt und gegebenenfalls erfolgreich beseitigt werden. Bei der bekannten familiären Disposition zum Dickdarmkrebs entspräche die Entfernung eines Polypen, der durch eine Darmspiegelung festgestellt werden könnte, einer solchen Vorsorgemaßnahme; sie würde seine Entwicklung zu einem Krebstumor verhindern. Würde die Gendiagnostik eine genetische Belastung entdecken, deren Folgen nicht verhindert oder beseitigt werden könnten, etwa während der Entwicklung des Kindes im Mutterleib, wären die Eltern zumindest darüber informiert und könnten sich in ihrer Familienplanung danach richten. Für manche Eltern würde die Ankündigung eines genetischen Schadens bei dem zu erwartenden Kind nicht grundsätzlich die Unterbrechung der Schwangerschaft bedeuten, sondern nur die Einstellung auf eine besondere Aufgabe.

Hier findet sich dann auch der Ansatzpunkt zu einer ›Humangenetischen Beratung‹, die ihren Auftrag in noch weit anderer als nur einer naturwissenschaftlich-medizinischen Beziehung zu erfüllen versucht. Im Zusammenhang mit der pränatalen Diagnostik fühlt sie sich verpflichtet, Betroffene nicht nur über die Umstände, sondern auch über den Wert jedweder Form eines medizinisch-somatisch gestörten und beeinträchtigten Lebens aufzuklären. Betroffenen wird sich dadurch das Leben mit einem geschädigten Kind vielleicht ganz anders darstellen, als sie es sich bisher vorgestellt hatten, und sie der Bereitschaft zuführen, das Elternschicksal auch unter den erschwerten Bedingungen zu akzeptieren, sich auf das Leben mit dem geschädigten Kind einzustellen. Nicht wenige Eltern berichten dem Arzt voller Genugtuung von den beglückenden Erlebnissen, die sie mit einem geschädigten Kind hatten.

Zwischen Chance und Gefahr: Der Gentransfer

Der ›somatische Gentransfer‹, also die Einverleibung genetisch wirksamer Eigenschaften in die Körperzellen, bietet die Möglichkeit, die gesundheitliche Situation des davon betroffenen Menschen zu beeinflussen. Erste Versuche lassen hoffen. Noch bedient man sich zur Einbringung gesunden Genmaterials in den Organismus des Menschen eines ›Retrovirus‹. Durch seine Kontaktnahme mit dem Erbgut der Zelle des Erkrankten trägt er eine gesunde Erbinformation in diese hinein und kompensiert damit den Ausfall oder die gestörte Funktion.

So gelang es, einem Erkrankten Informationen eines gesunden Knochenmarks mit der Hilfe von Retroviren zuzuführen. Dort kam es zur Wirkung und glich die Blutbildungsstörung aus. Diesen Arbeitsvorgang, der einer allgemeingültigen Arbeitsmethode entspricht, kann man sich wie folgt vorstellen: Ein Gen, das man sich zum Transfer ausgesucht hat und das über die erwünschten *gesunden* Fähigkeiten verfügt, wird unter Zuhilfenahme von Retroviren in eine Stammzelle verbracht, die dem Erfolgsorgan, hier dem Knochenmark des Erkrankten, entstammt. Nachdem sie in Gewebekulturen vermehrt worden ist, injiziert man sie in den Organismus des Erkrankten. Den Weg zum Orte ihrer Wirkung, hier in das Knochenmark, finden diese Zellen dann von selbst. Dort entfaltet sie dann ihre positive Wirkung.

Schwierigkeiten bei der Durchführung solcher Maßnahmen beruhen noch in der ›Methode‹. So sind die Mechanismen, durch die eine Genwirkung in der Zelle regulierbar wird, bisher wenig bekannt. Würde eine solche DNS-Sequenz etwa in die Nähe eines ›Onkogens‹ plaziert, das von sich aus ein Tumorwachstum begünstigt, wäre eine solche Maßnahme mit verhängnisvollen Auswirkungen verbunden.

Es wurde bereits erwähnt, daß Einflüsse auf eine Krankheitsveranlagung, die später im Erbgut des Menschen verankert wären – das würde auch für jede Form eines möglichen Mißbrauches zutreffen –, nur durch Maßnahmen erreicht werden können, die sich den Keimzellen des Menschen zuwenden. Solch ein ›Gentransfer in die Keimbahn‹ hat sich beim Tier mit der Erzeugung der ›Transgenen Riesenmaus‹ verwirklichen lassen, damit aber eher wohl die ethisch vertretbaren Grenzen der Gentechnologie aufgezeigt als ein Plädoyer für sie abgeben können.

Zu Recht ist der Mensch über einen Mißbrauch gentherapeutischer Maßnahmen erregt. Es lassen sich ja auch manche Gründe und Wunschvorstellungen entwickeln, die den Menschen oder Forscher veranlassen könnten, alle Regeln der Ethik zu mißachten. Da wäre der wissenschaftliche Ehrgeiz vorstellbar, aber auch der Wunsch nach dem Menschen mit der höheren Intelligenz, die ausgeglichenere Persönlichkeit, der sportliche Leistungsriese, der besonders ansehnliche Mensch, das Mathematikgenie oder der mit welchen anderen wünschenswerten Eigenschaften auch sonst noch ausgestattete Mensch.

Für den Arzt besteht bezüglich Eingriffen in die Keimbahn des Menschen gegenwärtig kein Handlungsbedarf. Krankheitsprävention gefahrlos solchen Weg gehen zu lassen, würde zudem eine Technik erforderlich machen, die noch nicht gegeben ist. Es bleibt somit die Entwicklung abzuwarten.

Die Veranlagung jetzt obsolet?

Wenn der Mensch von einer ›Veranlagung‹ spricht, meint er schon selbst damit nicht seine erworbenen, sondern durch die Vererbung vorgegebenen Eigenschaften und Wesenszüge, die für ihn auch mit einer Erkrankungsbereitschaft einhergehen können. In der Tat ergibt sich für sie eine Beziehung zur Genetik, an der man in diesem Abschnitt der Darstellungen nicht vorübergehen kann.

Ärzte früherer Generationen sahen in der Veranlagung eines Menschen dessen Neigung zu bestimmten *Erkrankungen*, zumindest aber zu arteigenen körperlichen *Reaktionen*. Den Schlüssel dazu stellte für sie die ›Konstitution‹ des Menschen dar, worunter sie die Eigenart seines Körperbaues verstanden. Zwischen beiden sahen sie Zusammenhänge.

Bei dem sogenannten ›Astheniker‹, dem hochaufgeschossenen Menschen mit schmalen Schultern und auch schmalem Gesicht, oft flachem Brustkorb und muskeldünnen Extremitäten, vermuteten sie die Bereitschaft zur Bildung von Geschwüren im Magen- und Zwölffingerdarmbereich und zu einem erniedrigten Blutdruck. Sie fanden bei ihm häufiger als bei anderen Konstitutionstypen eine tuberkulöse Erkrankung. Dem ›Pykniker‹, oft wohlbeleibt und mehr untersetzt, mit kurzem und kräftigem Hals, einer oft tiefen und stark gewölbten Brust und der Neigung zum Fettansatz, ordneten sie die Neigung zu einem erhöhten Blutdruck zu. Für sie zeichnete er sich auch durch eine Bereitschaft zur Arteriosklerose aus und damit zur Erkrankung der Herzkranzgefäße, daneben zur Bildung von Gallensteinen und zu rheumatischen Erkrankungen. Der ›athletische‹ Konstitutionstyp mit seinen breiten, ausladenden Schultern, einem stattlichen Brustkorb und straffem Bauch sowie einem derben, knochenplastischen Gesicht war für sie hingegen nicht mit einer bestimmten Erkrankungsbereitschaft belastet. Von ihm hatten sie nur in Erfahrung bringen können, daß er unter Rheumatikern kaum anzutreffen sei.

Weniger abhängig vom Konstitutionstyp schlossen die Ärzte auf bestimmte ›Reaktionsweisen‹, die sie dem *wiederholten* Auftreten artverwandter Krankheitserscheinungen zugrunde legten. Solche Krankheitsentäußerungen faßten sie unter dem Begriff der ›Diathesen‹ zusammen. Betrafen sie die Reaktionsbereitschaft der Blutgefäße, sprachen sie von einer ›angioneurotischen‹ Diathese und sahen in ihr die Neigung zu Kopfschmerzen, zur Migräne, zu peripheren Durchblutungsstörungen, zum Absterben von Händen und Fingern und anderen krisenhaften Funktionszuständen des

Gefäßsystems vertreten. Eine andere Bereitschaft war für sie mit der Veranlagung zu allergischen Erkrankungen verbunden, einer ›allergischen‹ Diathese: zum Milchschorf, zur Erkrankung an Heuschnupfen, zum allergisch verursachten Asthma, zur Nahrungsmittelallergie oder etwa zum topischen Ekzem. Eine ›exsudative‹ Diathese brachte für sie die Neigung zu Schwellungen in bestimmten Körperbereichen zum Ausdruck.

Solches Wissen eröffnete ihnen die Möglichkeit, von dem Konstitutionstyp eines Patienten oder von seiner Diathese auf die Ursache einer aktuellen Beschwerde oder eines akuten Krankheitsbildes zu schließen. Zumindest aber bezogen sie solche Möglichkeiten in ihre Überlegungen ein, was sie in ihren diagnostischen Bemühungen einen großen Schritt weiterbrachte. Die medizinische Neuzeit mit der Betonung apparativer Untersuchungsmethoden scheint – ganz zu ihrem Nachteil – auf ihre Nutzung verzichten zu können, dem direkt am Patienten arbeitenden Arzt in der Praxis ist das nicht anzuraten.

Von E.Kretschmer wurden Zusammenhänge auch zwischen dem Körperbau eines Menschen und seinen ›charakterlichen Eigenschaften‹ sowie seinen ›temperamentsbezogenen Entäußerungen‹ angenommen. Dem jetzt schon bekannten ›Astheniker‹ ordnete er eine mehr schizothyme Wesensart zu mit z. B. springender Temperamentskurve, dem ›Pykniker‹ ein cyclothymes Wesen mit Stimmungslagen zwischen gehoben und depressiv, dem ›Athleten‹ hingegen eine eher zähe Temperamentskurve mit Langsamkeit, Gemessenheit und Schwerfälligkeit.

Es wird nur zu deutlich, daß Ärzte älterer Generationen viele diagnostische Entscheidungen auf dem Boden subtiler Beobachtungen trafen. Geht man von dem Geschick aus, das sie dabei entwickelten, verwundert es nicht, daß sie sich zum Teil durch die Erkenntnisse der Genetik bestätigt finden. Nicht von ungefähr spricht E. Kretschmer von der ›Konstitution‹ des Menschen als einer »Gemeinsamkeit aller der individuellen Eigenschaften, die auf Vererbung beruhen, das heißt genotypisch verankert sind«.

Die Beschäftigung mit der Veranlagung eines Menschen erscheint heute aktueller als je zuvor. Dem medizinischen Laien könnten sie als ein frühzeitiges Warnsignal dienen, dem Arzt Informationen an die Hand geben, aus denen heraus er schneller und sicherer zu einer Diagnose gelangt.

Genetik bedeutungsvoll für den Kranken?

Bereits die augenblicklichen Erkenntnisse der Genetik stellen für den Menschen wesentliche Hilfen zur Beurteilung seiner eigenen gesundheitlichen Situation dar.

Die Ergebnisse ihrer Grundlagenforschung geben nicht selten eine Erklärung zu den *Ursachen* vieler Krankheiten ab, zu den Umständen ihrer *Entwicklung* und was ihre endgültige *Manifestation* betreffen kann. Sie verdeutlichen dem Menschen seine *individuelle* Erkrankungsbereitschaft und vermitteln ihm nicht selten auch ein besseres *Krankheitsverständnis*. Sie stecken sozusagen die *Grenzen* ab, innerhalb derer sich Krankheit entwickeln kann.

Die Genetik ist in der Lage, den *gesamten* Entwicklungsweg einer Erkrankung aufzuzeigen und verständlich zu machen, beginnend bei einer möglicherweise molekularen Entgleisung im Bereich eines Gens bis hin zu einer daraus resultierenden Erkrankung. Sie kann dabei einerseits auf Krankheiten hinweisen, die genetisch endgültig konditioniert sind und daher keinen Zugriff und bisher auch keine Einflußnahme erlauben. Sie kann andererseits aber auch verdeutlichen, bei welchen Erkrankungen sich Einflußmöglichkeiten ergeben, die es verhindern, daß sich eine genetisch bedingte Erkrankungsbereitschaft erfüllt, oder die bewirken, daß sie sich zumindest verzögert oder weniger gefährlich entwickelt.

Das »Wann-eigentlich-bin-ich-krank?« erfährt durch die Erkenntnisse der Genetik eine Breite, die sich formal und zeitlich in einer zuvor ungeahnten Ausdehnung darstellt. ›Krankheit‹ wird durch sie generell zu einem weniger nur gegenwärtigen und zufälligen als zu einem über Jahrtausende festgelegten und mit vielgestaltigen Reaktionsmöglichkeiten des Organismus ausgestatteten Ereignis. Gelegentlich läßt sich hinter ihr sogar die Absicht vermuten, das menschliche Leben zu erhalten. Viele interessante Erkenntnisse sind auf dem Gebiet der Genforschung noch zu erwarten, das kommende Zeitalter der medizinischen Forschung wird unter ihrem Einfluß stehen.

2. Das Immun- und Abwehrsystem

Der Mensch ist wohl schon immer davon ausgegangen, daß es in seinem Organismus ein der ›Krankheitsabwehr‹ dienendes System geben muß. Darin sieht er eine wichtige Maßnahme seiner Gesunderhaltung. Manche dieser Vorstellungen und daraus resultierende Maßnahmen hat der vorausgegangene medizinhistorische Exkurs beleuchten können. Das Interesse des Menschen gegenüber seinem Abwehrsystem wurde aber entschieden durch das Auftreten einer Erkrankung geweckt, das dieses System in den Mittelpunkt stellt: die Infektion mit dem HIV-Virus und die sich daraus entwickelnde Erkrankung Aids. Beispielhaft konnte er nicht nur von der Bedeutung des Immunsystems für seine Gesunderhaltung hören, sondern auch davon, wie heimtückisch und fast unangreifbar eine Krankheit verlaufen kann, wenn sich der Krankheitserreger dieses System *selbst* zum Ziele seines Angriffs ausgesucht hat – und sich dieses System bis zum heutigen Tage fast wehrlos damit abfinden muß.

Durch sie ist ihm die Bedeutung dieser Schutzeinrichtung seines Organismus überdeutlich geworden, und er sieht sich in zunehmendem Maße veranlaßt, manche seiner gesundheitlichen Störungen auf das Versagen dieses biologischen Systems zurückzuführen; besonders dann, wenn sich Krankheitserscheinungen, und seien es nur die Anzeichen eines katarrhalischen Geschehens, für ihn unerklärbar häufig wiederholen. Neue Ansichten haben es zwar immer an sich, eine Überbewertung zu erfahren, doch hat der Mensch für manche seiner Krankheitssituationen mit solcher Vorstellung nicht unrecht.

Was meint, wie arbeitet das Immunsystem?

Lebende Organismen sind in der Lage, ›körperfremde‹ Baubestandteile gegenüber den eigenen durch deren unterschiedliche Molekularstruktur zu erkennen und voneinander zu trennen. Dadurch werden sie in die Lage versetzt, Maßnahmen der Abwehr gegen sie einzuleiten. Auf diesem Mechanismus beruht die Arbeitsweise des »Immunsystems«.

Im Laufe der ›Evolution‹ haben solche Abwehrsysteme des menschlichen Organismus mit zunehmender Differenzierung eine Entwicklung erfahren. Auch beim Einzelwesen Mensch kommt es im Zuge seines Wachstums zu einem allmählichen Ausbau seines Abwehrsystems, der sogenannten ›Lymphorgane‹. Sie differenzieren sich bereits während der Entwicklung des Kindes im Mutterleib heraus und bilden dann entsprechende Zellsysteme in Leber, Knochenmark und Thymus. Damit entsprechen sie den ›primären‹ Organen des Immunsystems. Von dort aus besiedeln sie als sogenannte ›sekundäre‹ Lymphorgane die Milz, die Lymphknoten und das lymphatische Gewebe. Mit gleichen Abwehrsystemen werden auch der Magen und Darmtrakt, der Bereich der Atemwege und der Rachen bestückt, dort in der Form der lymphatischen Seitenstränge.

Die ›Arbeitsinstrumente‹ des Lymphsystems entsprechen einerseits *Wirkstoffen* und andererseits *zellulären* Elementen. Daraus leitet sich seine Einteilung in ein humorales und ein zelluläres Abwehrsystem ab. ›Wirkstoffe‹ sind beispielsweise im Speichel und in der Tränenflüssigkeit enthalten und richten sich gegen Bakterien. Zu ihnen zählen auch die heutzutage häufig erwähnten ›Interferone‹. Sie entsprechen Glukoproteinen, die vorwiegend im Zuge einer Immunantwort auf die Infektion durch Viren und Bakterien gebildet werden und gegen sie gerichtet sind. Die ›zellulären Bestandteile‹ des Immunsystems entsprechen bestimmten Blutbestandteilen, etwa den weißen Blutkörperchen. Alle genannten Maßnahmen stellen eine Leistung des sogenannten »unspezifischen« Immunsystems dar. Unspezifisch meint eine Art Allgemeinantwort des menschlichen Organismus auf solche Einflüsse.

Einem Beispiel der Tätigkeit seines *›unspezifischen* Abwehrsystems‹ kann der Mensch fast täglich begegnen: Ist ein Fremdkörper in seine Haut eingedrungen, etwa der Stachel eines Gewächses, wird er Veränderungen der Haut in der unmittelbaren Umgebung des Eindringlings feststellen können: Die Haut rötet sich, schwillt an, sie läßt eine Überwärmung erkennen und es treten Schmerzen auf. Damit haben Veränderungen stattgefunden, die als *Calor, Tumor, Rubor* und *Dolor* (Wärme, Schwellung, Rötung und Schmerzen) bereits von dem griechisch-römischen Arzt Galen im 2. Jh. n. Chr. als die ›Kardinalzeichen einer Entzündung‹ beschrieben worden sind. Sie werden zwar von dem eingedrungenen Fremdkörper ausgelöst, aber von den Abwehrmechanismen des Organismus bewerkstelligt. Er bringt im Zuge einer vermehrten Durchblutung die bereits erwähnten unspezifischen Instrumente der Abwehr an den Ort des Geschehens, worunter sich die Haut rötet und anschwillt, eine Verdickung bildet und Schmerzen auslöst. Entgegen allen Ängsten des Betroffenen entsprechen diese Veränderungen und die ihnen zugrunde liegenden Prozesse einer *sinnvollen* Reaktion des Körpers auf einen Eindringling und keinem schlechten Zeichen. Nachdem die unspezifischen Abwehrmechanismen ihre Arbeit geleistet haben, werden sie auf dem Blut- oder Lymphwege wieder abtransportiert.

An den Maßnahmen der unspezifischen Abwehr sind etwa zwei Dutzend Mechanismen beteiligt. Untersucht der Arzt im Verlaufe eines derartigen Geschehens das Blut, kann er mitunter aus dem Überwiegen einer bestimmten Gruppe von Blutzellen auf die *Phase* schließen, in der sich der Abwehrvorgang befindet. Im akuten Zustand vermehren sich die *Granulozyten* – dem Patienten wird dann mitgeteilt, die weißen Blutkörperchen seien vermehrt –, später die *Monozyten* und in der Phase des Ausklingens einer Entzündung oder einer anderen Erkrankung die *Lymphozyten*. So wird die Vermehrung der weißen Blutkörperchen zwar auf einen Krankheitsprozeß hinweisen können, aber gleicheitig als der Ausdruck eines *funktionierenden* Abwehrsystems zu deuten sein.

Im Gegensatz dazu liegt dem ›spezifischen‹ Teil des Immunsystems ein Geschehen zugrunde, das gegen *bestimmte* Erreger oder

Eindringlinge gerichtet ist. Man nennt dieses Geschehen eine ›Antigen-Antikörperreaktion‹. Das ›Antigen‹ innerhalb dieses Geschehens würde dem Fremdkörper oder der Fremdeinwirkung entsprechen, die ›Antikörper‹ der Antwort des Körpers auf diese Einwirkung in der Form von Abwehrstoffen, die er speziell auf sie ausrichtet und gegen sie zu seinem eigenen Schutze aufbaut. Antikörper werden von dazu bestimmten weißen Blutkörperchen anläßlich des erstmaligen Auftretens eines Eindringlings gebildet. Würde der Eindringling oder die Einwirkung ein zweites Mal in Erscheinung treten, träfen sie als ein Antigen jetzt auf die Antwort des entsprechenden Antikörpers, beide würden miteinander reagieren, es käme zu der erwähnten Antigen-Antikörperreaktion: Der Antikörper lagert sich an das Antigen an und macht es dadurch unschädlich. Da sie immer nur auf einen bestimmten Feind ausgerichtet sind, reagieren Antikörper immer nur auf ihn; aus diesem Grunde nennt man sie ›spezifisch‹. Morphologisch, das meint gestaltmäßig, passen sie zueinander wie ein Schlüssel auf das dazugehörige Schlüsselloch. So etwa bewahrt der Organismus nach einer viralen Erkrankung den Menschen vor einer Zweiterkrankung an dem gleichen Virus.

Wenn es im Zuge solcher Abwehr gelingt, den Organismus vor einer Erkrankung durch den gleichen Erreger zu schützen, spricht man von seiner ›Immunität‹, was seine Unempfindlichkeit meint. In diesem Sinne bilden spezifische und unspezifische Abwehrmechanismen ein vernetztes System zum Schutze des Organismus. Ein Geschehen, das aus bestimmtem Grunde noch einer weiteren Betrachtung wert ist.

Ist die Abwehr gerufen, verlassen die Träger dieser Funktion die sekundären Lymphorgane, etwa die Lymphknoten. Dazu müssen diese vermehrt durchblutet werden und schwellen dabei an. Danach nehmen auserwählte Körperzellen Fremdstoffe oder Trümmer von Gewebe in sich auf und transportieren sie wiederum in die regionalen Lymphknoten. Jetzt können die Lymphknoten dem Betroffenen wie schmerzhafte Knoten imponieren; wiederum als ein Zeichen der in Gang gekommenen Abwehr und nicht etwa ihres Versagens. In den Lymphknoten begegnen die Abwehrträger den Lymphozyten, die für die Abwehr zuständig sind, und es kommt dort zu der bereits beschriebenen Antigen-Antikörperreaktion. Jetzt hat eine Immunantwort stattgefunden. Das Immunsystem erkennt dabei die für sie bedeutungsvollen Strukturen durch ›Rezeptoren‹, Greifarme, die an der Oberfläche ihrer Zellen gelagert sind.

Man kann also davon ausgehen, daß sich das spezifische Immunsystem mit der Auswahl seiner Antwort den Erregertypen anpaßt, die für die Auslösung einer bestimmten Erkrankung verantwortlich sind. Anpaßt unabhängig davon, ob es sich bei ihnen um Viren, Bakterien oder auch fremde Lebewesen wie etwa Würmer handelt. Während der Organismus bei der ersten Begegnung längere Zeit benötigt, um seine Abwehr vorzubereiten, erinnern ihn bei einer Wiederholung dieses Vorganges anwesende ›Gedächtniszellen‹ an die erste Begegnung und lösen dann eine sehr *prompte* Reaktion aus. Jetzt verfügt der Organismus bereits über Antikörper und kann daher umgehend in Aktion treten. Die spezifische Immunantwort muß sich der menschliche Körper also erst einmal durch eine vorausgegangene Begegnung mit dem körperfremden Agens erarbeiten.

Den Vorgang der ›Immunisierung‹ machen sich *aktive* Schutzimpfungen zunutze. Dem Menschen werden dazu Krankheitserreger in abgeschwächt wirksamer Form oder zumindest Anteile von ihnen injiziert, woraufhin er selbst entsprechende Antikörper bildet. Die *passive* Schutzimpfung hingegen vermittelt dem Betroffenen bereits die fertigen Antikörper. Eine aktive Schutzimpfung wird daher dem Organismus Zeit lassen müssen, seine Abwehrstoffe selbst zu formieren, während ihm die passive Schutzimpfung diese sofort zur Verfügung stellt. Die *aktive* Diphtherie-Schutzimpfung beispielsweise schützt das Kind vor einer Infektion an Diphtherie, während das Diphtherie-Antitoxin als eine *passive* Schutzimpfung während der Erkrankung selbst zugeführt wird, um den Abwehrprozeß zu unterstützen.

Wenn das Immunsystem versagt

Hat der Körper den Erreger oder Eindringling erfolgreich bekämpft, werden sich seine Abwehrmechanismen wieder zurückbilden. Zu einem anderen Ausgang kommt es hingegen, sobald das Immunsystem nicht über die erforderliche Kraft der Abwehr verfügt oder eine besondere Aggressivität des Krankheitserregers vorliegt. Dann kann es geschehen, daß die Infektion fortbesteht. Zu einem solch ungünstigen Verlauf können physikalische und chemische Reize beitragen, sobald sie unnatürlich lange fortbestehen.

An dem ›Versagen‹ der Tätigkeit des Immunsystems selbst können *angeborene* oder *erworbene* Defekte beteiligt sein. Ein ›angeborener Defekt‹ entspräche der Schädigung von Chromosomen und würde bewirken können, daß die für die Abwehr erforderlichen Zellen und Wirkstoffe während der Entwicklung des Organismus nur mangelhaft gereift sind. Die Folgen dieser Störung machen sich häufig erst im Laufe des Lebens bemerkbar, das Leitsymptom eines solchen Immundefektes kann durchaus einer gesteigerten Infektanfälligkeit entsprechen.

Ein Beispiel der Schwäche *zellulärer* Abwehrmechanismen stellt das wiederholte Auftreten eines Bläschenausschlags im Sinne des ›Herpes simplex‹ dar. Davon Betroffene wissen, daß dieser immer wieder an der fast gleichen Körperstelle auftritt, etwa als ›Herpes labialis‹ in der Region der Lippen oder als ›Herpes genitalis‹ im Bereich des Unterleibs. Offenbar gelingt es den Abwehrmechanismen des Immunsystems nicht, die Wirkung des Krankheitserregers gänzlich auszuschalten. Unter Bedingungen, die für die Abwehr ungünstig sind, etwa während eines Infektes, wird sich das Virus immer wieder durchsetzen und das Krankheitszeichen Bläschenausschlag setzen können.

Einem ›erworbenen Immundefekt‹ liegt zumeist eine chronische Entzündung zugrunde, etwa der Nasennebenhöhlen oder der Bronchien. Hieraus erklärt sich dann auch die Wiederholung solcher Infekte. Ursache und Wirkung können sich also durchaus umkehren, das Immunsystem offenbar das Opfer eines Prozesses werden, den es zu Beginn selbst nicht ausreichend beherrschen konnte. Seinerseits wird ein solcher erworbener Immundefekt Bluterkrankungen begünstigen können, etwa die chronischen Verlaufsformen der Leukämien oder die Hodgkinsche Erkrankung.

Die Infektion mit dem Erreger HIV-Virus und die nachfolgende Erkrankung an ›AIDS‹ (aus den Anfangsbuchstaben von »acquired immune deficiency syndrome«) entwickelt sich auf dem Boden einer *erworbenen* Immunschwäche. Es entspricht einer Heimtücke, daß die Erreger diesmal das zelluläre Abwehrsystem selbst befallen und dadurch den Organismus seiner wichtigsten Verteidigungsmöglichkeit berauben. Dem Krankheitserreger gelingt es, sich an der Oberfläche jener Lymphozyten anzusiedeln und zu binden, die selbst Träger der Infektabwehr sind, der ›T-Helferzellen‹. Danach dringen sie in die Zellen ein, infizieren und zerstören sie. Nachdem die T-Helferzellen in ihrer Anzahl und auch in ihrer Leistungsfähigkeit abgenommen haben, schreitet die Erkrankung fort. Da durch die Invasion mit dem Aids-Virus das Abwehrsystem selbst befallen wird und seinen Körper dieser Unterstützung beraubt, ist die Therapie der Erkrankung gezwungen, sich nach einem völlig neuen Ansatz umzusehen.

Das Versagen der Abwehrmechanismen im Zusammenhang mit der Aids-Infektion führt auch dazu, daß Krankheitserreger, die sich bisher oft unbemerkt und vor allem folgenlos im Organismus des Erkrankten aufhalten konnten oder auch neu akquiriert worden sind, zu den sogenannten ›opportunistischen Erkrankungen‹ führen. Zu ihnen zählen eine atypisch verlaufende Lungenentzündung, das Kaposi-Sarkom, die Hepatitis und andere Viruserkrankungen. Oft befallen Infektionen auch das Zentralnervensystem. Meistens stellen opportunistische Erkrankungen für den Betroffenen die eigentliche Todesursache dar.

Die Prognose der Aids-Erkrankung ist auch noch weiterhin als schlecht anzusehen. Erste Behandlungserfolge haben bisher nur bewirken können, daß die Erkrankung langsamer und damit gutartiger verläuft als zuvor. Ihre endgültige Bekämpfung oder gar Vermeidung durch eine Schutzimpfung scheint jedoch noch in die Ferne gerückt. Einem Glücksumstand für den Fortbestand der

Menschheit entspricht es, daß die AIDS-Erkrankung nur über eine geringe Infektiosität verfügt.

Die ›Diagnose‹ einer allgemeinen Immunschwäche läßt sich bisher nur schwer erstellen. Der Arzt bedient sich dazu mancher Hauttests, oder er bestimmt die ›Immunglobuline‹, die Träger der Abwehrfunktionen sind. Auch die Behandlung einer Immunschwäche kennt noch keine wirklich durchgreifenden Maßnahmen. In einer wirklich ernsten Krankheitssituation hat die Transplantation von Knochenmark als dem Träger erhaltener Abwehrfunktionen eine wirksame Therapie darstellen können. Für den gesundheitlichen Alltag des Menschen wird daher auch weiter gelten sollen, sich mit den *unspezifischen* Abwehrmaßnahmen zufrieden zu geben, sie zu nutzen oder es nicht mit ihnen zu verderben, sich also richtig zu verhalten und dadurch ihre Tätigkeit zu unterstützen.

Immunsystem und Tumorbildung

Bisher ist der menschliche Organismus nur ansatzweise in der Lage, eine Immunabwehr gegen Tumorzellen aufzubauen. Seine Immunantwort auf Gewebeanteile von Tumoren ist offenbar zu gering, als daß er daraus ein leistungsfähiges Abwehrgeschehen entwickeln könnte. Zudem verfügt der Tumor selbst über einige noch zu erwähnende Möglichkeiten, sich den Abwehrmechanismen seines Wirts immer wieder zu entziehen. Was dennoch bedeutet, daß sich damit ein erfolgversprechender Weg der Tumorbekämpfung aufzeigt.

Es würde schon einen Fortschritt für den Arzt bedeuten, wenn er über einen ›Test‹ verfügen könnte, der ihm das Vorliegen einer Krebserkrankung bestätigen könnte; nach Möglichkeit noch bevor sie selbst klinisch in Erscheinung getreten ist, also in einem möglichst frühen Stadium ihrer Entwicklung. Dann wäre es Sache weiterführender Diagnostik, den Ort des Krankheitsgeschehens ausfindig zu machen. Solches Konzept setzt jedoch voraus, daß *spezifische* Antigene des Tumors weit mehr und weit sicherer als bisher nachgewiesen werden könnten; das ist aber nicht der Fall.

Noch müssen sich Medizin und Arzt mit Antigenen sogenannter *unspezifischer* Art zufriedengeben.

Eine Antigenwirkung entfalten Tumoren und Tumorzellen dadurch, daß sie gegenüber gesunden Zellen zumindest in geringem Ausmaß anders reagieren und sich dadurch verraten. Auf diesem Wege sind sie oder wären sie zu erfassen. Während solche sogenannten ›Tumormarker‹ wenig geeignet sind, auf das Vorliegen einer Tumorerkrankung hinzuweisen, lassen sie oft das Auftreten eines *Rezidiv* dieses Tumors erkennen oder vermuten. Die Teste sind nach dem Antigen benannt, das sie nachzuweisen versuchen, und heißen etwa AFP (von ›Alphafetoprotein‹) und CEA (von ›Carcinoembryonales Antigen‹).

Einem erfolgreichen Abwehrgeschehen des Organismus im Sinne einer ›Immunantwort‹ steht auch im Wege, daß Tumorzellen ständig ihre Oberfläche verändern und schon dadurch vom Abwehrsystem nicht mehr als der ihnen bekannte Feind ausgemacht werden können. Da schließlich auch noch die Geninformationen der Zellen während des Tumorwachstums einen Wechsel erfahren, besteht auch aus dieser Sicht Grund, daß die Tochterzellen in zunehmend unterschiedlicher Weise in Erscheinung treten und deshalb vom Immunsystem nicht mehr erkannt werden.

Der Angriff gegen sich selbst: Die Autoimmunerkrankungen

Bestimmte Ereignisse können dazu führen, daß sich der Organismus mit seinen Abwehrmaßnahmen *gegen sich selbst richtet*. Diese Umkehrung der ursprünglichen Absicht entspricht einem Geschehen, das man die ›Autoimmunerkrankung‹ nennt. Sie stellt sich zunehmend häufiger als die Ursache von Erkrankungen heraus, denen man bisher eine andere Ursache zugrunde gelegt hatte.

Autoimmunerkrankungen entwickeln sich offenbar dadurch, daß der Körper eigene Gewebestrukturen für die eines Feindes und Eindringlinges hält und sein Immunsystem auf sie ausrichtet. Man nimmt an, daß der Grund für dieses Mißverständnis auf der Ähnlichkeit ihrer Oberflächenstruktur mit jenen von Bakterien beruht.

Da sie zum Teil gleiche Baubestandteile aufweisen, liegt ein solches Mißverständnis nahe. Zum Nachteil des Betroffenen kann aus diesem fehlerhaften Verhalten des Organismus eine »Krankheit« hervorgehen.

Solchermaßen im Sinne einer Autoimmunerkrankung entstanden, sieht man eine besondere Form der Schilddrüsenentzündung, den Morbus Basedow, die sogenannte Perniziöse Anämie, bestimmte Erkrankungen des Muskels, die Multiple Sklerose, die Systemerkrankung des Lupus erythematodes und in einem hohen Anteil (70-80%) die jugendliche Form der Zuckerkrankheit an. Eine Liste, die sich wohl bald um weitere Erkrankungen ergänzen lassen muß.

Autoimmunerkrankungen verlangen eine Therapie, die in das falsch ausgerichtete Abwehrgeschehen eingreift und es unterbindet. Damit hat der Arzt ein gleiches Problem zu lösen, wie es sich ihm bereits im Zusammenhang mit der Transplantation von Organen gestellt hat; bei ihr mußten Abwehrmaßnahmen des Körpers gegen ein in der Tat fremdes Gewebe unterdrückt werden. Man nannte das biologische Geschehen eine ›Abstoßungsreaktion‹. Die zur Bekämpfung dieser Situation geschaffenen ›Immunsuppressiva‹ stellen auch das Mittel der Wahl dar, wenn es um die Behandlung einer »Autoimmunerkrankung« geht.

Auch wenn der medizinische Laie die ›Allergie‹ nicht so schnell mit dem Immunsystem in Zusammenhang bringen möchte, so besteht dieser sehr wohl und trägt auch seine typischen Zeichen, jene der Immunantwort. Sie verläuft bei der Allergie nach dem gleichen Muster ab, entspricht daher einer Antigen-Antikörperreaktion und ist oft außerordentlich heftig. Auch in der Situation eines allergischen Geschehens setzt die Überempfindlichkeitsreaktion an gesunden Zellen und Geweben erst nach einer Erstbegegnung mit dem Aggressor, dem Antigen ein. Bei ihnen kann es sich um die bekannten Gräserpollen, Nahrungsbestandteile, Bienengiftproteine, Arzneimittel oder sonstige Krankheitsauslöser handeln.

Nach dem *zeitlichen* Abstand zwischen der Einwirkung des Allergens und der allergischen Reaktion des Organismus unterscheidet man die meist sehr heftige ›Sofortreaktion‹, den allergischen Schock etwa, von Reaktionen, die mit einer gewissen Latenzzeit einhergehen. Sie sind für die ›chronisch allergischen Erkrankungen‹ von größerer Bedeutung, etwa für die allergische Form des Asthma bronchiale oder die allergischen Dermatosen.

Immunsystem lebensnotwendig

Alle ›Abwehrmechanismen‹ stellen für den menschlichen Organismus eine schicksalhafte Einrichtung dar. Ihnen verdankt er seine Widerstandsfähigkeit oder gar sein Überleben gegenüber Einflüssen der Aggression. Es sind in ihnen die Grundzüge biologischen Verhaltens und biologischer Reaktionen zu erkennen. Auch wenn sie zunächst nur einer Teilfunktion des Organismus entsprechen, beziehen sie sehr schnell den gesamten Organismus in das Geschehen ein, ob der Mensch es nun bemerkt oder nicht. Man sollte davon ausgehen, daß ein Immungeschehen immer im Spiele ist, sobald sich der Organismus mit einem krankmachenden Einfluß auseinandersetzen muß. Gegebenenfalls werden dann aber auch seine Schwächen offenbar.

Dennoch: Der Mensch mag sich gegenwärtig noch zuviel Gewinn aus diesen Erkenntnissen versprechen. Sicherlich hat er nicht unrecht, sein Abwehr- und Immunsystem für das wiederholte Auftreten mancher Erkrankung verantwortlich zu machen, doch muß das nicht immer so sein. Jedes biologische Geschehen ist im Ausgang von jedem der beiden Partner abhängig, die daran beteiligt sind; und das ist außer dem Abwehrvermögen des Organismus auch die Art und Potenz des Aggressors selbst. Solange es wenig *spezifische* Maßnahmen zur Stärkung der Immunabwehr gibt, sollte der medizinische Laie sich von den konventionell erscheinenden Möglichkeiten der Infektabwehr, der Infektvermeidung und der Resistenzsteigerung nicht distanzieren; sie bleiben jetzt und wohl auch noch in Zukunft gefragt.

Der Leser ist im »Immunsystem« einem Mosaikstein mehr begegnet, der über sein gesundheitliches Befinden und über dessen Einordnung zwischen Gesundheit und Krankheit entscheidet.

So sollte man zusammenfassen dürfen, daß jedes Abwehr- und Immungeschehen eine sinnvolle Maßnahme des Organismus darstellt mit dem Ziel, die Gesundheit zu erhalten, und daß es sich bei diesem Bemühen spezieller Organe und Organsysteme bedient. Damit stellt es eine Barriere gegen die Krankheit dar und bewegt sich somit zwischen beiden – wenn auch mit wechselhaftem Erfolg. Autoimmunerkrankungen hingegen lassen unschwer durch den Angriff gegen sich selbst eine Mißdeutung und Mißachtung des ursprünglichen biologischen Auftrags erkennen. Die Schuldzuweisung muß diesmal dem Organismus selbst gelten. Als eine Entschuldigung könnte dienen, daß dem Organismus das Krankheitsgeschehen, das er verursacht hat, noch nicht ausreichend verständlich geworden ist – vielleicht müßte ihm der Mensch dabei behilflich sein.

3. Die Krankheitsbereitschaft aus seelischen Gründen

Warum psychosomatische Krankheitsbetrachtung?

Arzt und Patient gehen davon aus, daß es für viele Erkrankungen eine seelische Ursache gibt. Die Problematik im Zusammenhang mit dem Streß, unter dem der Mensch in erster Linie eine seelische Belastung sieht, bestärkt sie darin. Es häufen sich für den Menschen auch eigene Beobachtungen, daß seine seelische Verfassung eine krankhafte körperliche Störung auszulösen vermag oder umgekehrt seine seelische Befindlichkeit durch sie beeinträchtigt wird. Schließlich weiß fast jeder Mensch zu schätzen, in welchem Maße seine körperliche Leistungsfähigkeit durch die Motivation zu eben dieser Leistung beeinflußt wird.

Das alles erscheinen ausreichende Gründe, der *seelischen* Verfassung des Menschen im Zusammenhang mit der Krankheitsentwicklung und vor allem der Krankheitsbedeutung eine gesonderte Betrachtung zu widmen.

Was entspricht psychosomatischen Krankheitszusammenhängen?

›Psychyosomatik‹ als Worteinheit stellt eine Beziehung dar zwischen der *geistig-seelischen* und *körperlichen* Welt der gesundheitlichen Befindlichkeit des Menschen und will zum Ausdruck bringen, daß sie sich wechselseitig beeinflussen oder gar bedingen. Solche Annahme ist nicht neu und historisch über verschiedene Stationen zu verfolgen.

Der griechische Philosoph Plato (427-347 v. Chr.) sieht einen engen Zusammenhang zwischen der gesundheitlichen Verfassung des Körpers und der Seele. Der Krankheitslehre des Hippokrates (460-377 v. Chr.) glaubt man wegen ihrer philosophisch-geistigen Anbindungen so etwas wie psychosomatische Wesenszüge entnehmen zu können. An die entsprechenden Ausführungen im medizingeschichtlichen Abriß dieses Buches sei dabei erinnert.

Andererseits ist es nur zu verständlich, wenn im Verlauf der Medizingeschichte zunehmende Kenntnisse über die gestaltliche, also anatomische Struktur des Menschen die Aufmerksamkeit von Ärzten und Forschern stärker auf die körperlichen Erscheinungen des Krankseins ausgerichtet haben als auf die seelischen. Diese Entwicklung erreichte mit der Zellularpathologie von Virchow in der Mitte des vergangenen Jahrhunderts eine Stellung, die ihr bis in jüngste Zeiten erhalten geblieben ist und die mit zunehmenden Erkenntnissen der Humangenetik noch weiter ausgebaut werden dürfte. So steht heute der ›organpathologische‹ Ansatz bei vielen Disziplinen der Medizin im Vordergrund des Krankheitsverständnisses.

Ungeachtet dessen hat Sigmund Freud (1856-1939) durch seine »psychoanalytischen« Ansichten erneut die seelischen Anteile im Krankheitsgeschehen bewußt gemacht. Schon seit dem vergangenen Jahrhundert stellte man Störungen mit erkennbarem pathophysiologischem Zusammenhang (abweichende *körperliche* Funktion) solchen gegenüber, für deren Auslösung man primär eine Störung des affektiven Zustandes (abweichende *gemütsmäßige* Befindlichkeit) eines Menschen verantwortlich machte. Ihn sah man in ungelösten Persönlichkeitskonflikten oder Schwierigkeiten verursacht, die sich aus der Beziehung des Menschen zu seiner sozialen Umgebung ergeben könnten. Damit würdigte man erstmals auch die sozialen Verhältnisse zur Deutung von Krankheitsursachen. Nicht weit entfernt davon stellt sich der Versuch der Weltgesundheitsorganisation (WHO) dar, die Gesundheit als einen Zustand *seelischen, körperlichen und sozialen Wohlbefindens* anzusehen.

In der Zukunft beschäftigten sich epidemiologische Studien mit dem Auftreten psychosomatischer Erkrankungen bei einzelnen Menschen oder ganzen Bevölkerungsgruppen. Man sah aber bald Schwierigkeiten in der Auswertung der erhobenen Befunde: Das Erscheinungsbild dieser Erkrankungen war nur schwer zu definieren und deshalb auch nur ebenso schwer gegenüber anderen Ursachen abzugrenzen. Welches Ausmaß der Entgleisung einer Befindlichkeit sollte man auch als noch physiologisch und somit als *gesund* und welches als bereits *krankhaft* ansehen? Kein unwesentlicher Einfluß auf die entsprechenden Untersuchungsergebnisse schien auch von der Auswahl der Bevölkerungsgruppe auszugehen, bei der man sie erhob; sie erlaubten damit nur schwer einen direkten Vergleich. Und schließlich mußte man auch der Meinung des Arztes selbst Rechnung tragen, welchen Erkrankungskomplex denn er als »psychosomatisch« verursacht ansehen würde.

Entsprechend unterschiedlich wird auch der *Anteil* psychosomatischer Erkrankungen an dem gesamten Krankengut gesehen. Je nach der Erhebung veranschlagt man ihn zwischen 14 und 50%, ja bis zu 80%. Frauen hält man für häufiger von ihnen betroffen als Männer, ältere Menschen mehr als jüngere, untersten Sozialgruppen liest man gegenüber den höchsten eine stärkere Prävalenz ab, ebenso der Stadt- gegenüber der Landbevölkerung, den Armen gegenüber den Reichen, und als ein Beispiel aus dem beruflichen Milieu: bei Landwirten erkannte man die geringste, bei Hilfsarbeitern die höchste Krankheitsanfälligkeit im Sinne psychosomatischer Krankheitszusammenhänge. Entgegen mancher Erwartung sah man in Krisenzeiten und während Kriegen eine Abnahme der Krankheitsbereitschaft, der Müßiggang im Zusammenhang mit den Wochenenden oder dem Urlaub ließ bei vielen Menschen eher eine ungünstige als günstige Beeinflussung psychosomatischer Beschwerdebilder erkennen.

Es blieb bei der Beobachtung, daß der häufigste Organbezug für psychosomatische Krankheitsphänomene das Herz, die Atmung, die Verdauungsorgane, den Blutdruck und die allgemeine körperliche Leistungsfähigkeit betreffen. Schwer fällt die Erklärung, warum sich der Anteil der Erkrankungen an einem Geschwür des Magens oder des Zwölffingerdarmes, die früher als in typischer Weise psychosomatisch verursacht angesehen wurden, in jüngerer Zeit auffällig verringert hat.

Die Allgemeinerscheinungen psychosomatischer Störungen sind unbestimmt. In den Vordergrund ihres ›Erscheinungsbildes‹ rücken sich eine ungewöhnliche Müdigkeit, Nervosität, Überreiztheit, eine Neigung zu Kopfschmerzen und Schlafstörungen und die Entwicklung von Angstgefühlen.

Psychologen, Ärzte und Psychosomatiker versuchen seit geraumer Zeit, psychosomatische Krankheitszusammenhänge zu erklären; ihre Ansichten sind vielfältig. Sie sollen in einer kurzen Zusammenfassung dargestellt werden.

Es darf vorausgeschickt werden, daß sich ›Psychosomatik‹ nicht als ein neues Teilgebiet innerhalb der medizinischen Subdisziplinen versteht, wie es beispielsweise die Chirurgie oder die Gynäkologie darstellen, sondern als eine *Betrachtungsweise*, die über alle Disziplinen hinweg nach den seelischen Gründen des Krankseins forscht. Damit stellt sie ihr *interdisziplinäres* Wesen zur Schau und kann der *Deutung* und *Beurteilung* jedweder Form einer krankhaften Entgleisung im menschlichen Organismus zugrunde gelegt werden.

Psychoanalytiker und Tiefenpsychologen gehen davon aus, daß ›psychosomatischen Entgleisungen‹ *primär* eine Störung der seelischen Befindlichkeit zugrunde liegt. Etwa in der Form, daß ein ungelöster Triebkonflikt eine funktionelle Entgleisung bewirkt, die sich dann aber *verfestigt* und in eine *bleibende* Störung der Organfunktionen übergeht. Der Annahme einer solchen ›psychogenetischen‹ Verursachung psychosomatischer Erkrankungen steht ein Krankheitsmodell gegenüber, das nicht eine, sondern *mehrere* Krankheitsursachen sieht, also multikausal ausgerichtet ist, wie es dem Leser in anderen Zusammenhängen schon dargestellt werden konnte. Es weist der seelischen Befindlichkeit innerhalb solchen Wirkungskomplexes, der auch körperliche Faktoren einbezieht, nur einen *Teileinfluß* zu. Ein solches Krankheitsmodell stellt den Körper-Geistkomplex in Beziehung zu Umgebungsbedingungen.

Es gibt durchaus auch die Umkehr seelisch-körperlicher Krankheitszusammenhänge. In der Form nämlich, daß die Störung der geistig-seelischen Befindlichkeit durch eine körperliche Entgleisung veranlaßt wird. Tritt eine körperliche Schädigung unerwartet und somit akut auf, beeindruckt sie den von ihr Betroffenen nachhaltig, ist sie vielleicht sehr schmerzhaft und stellt sie sogar die Zukunft der Gesundheit oder die Existenz des Menschen in Frage, wird sie sehr wohl die *seelische* Befindlichkeit des Menschen beeinflussen können. Solche Krankheitszusammenhänge sind beinahe alltäglich und stellen eine verständliche Reaktion des denkenden und empfindenden Menschen auf die Schädigung oder Gefährdung seiner Gesundheit dar.

Wie kommt es zu psychosomatischen Entgleisungen: Die Theorien

Die ›Theorien‹ über das Zustandekommen psychosomatischer Störungen sind zahlreich, unterschiedlich und dadurch verwirrend. Nicht von ungefähr führt die Psychotherapie ihre zum Teil nicht erfüllten Hoffnungen auf den oft wenig geglückten erkenntnistheoretischen und therapeutischen »Ansatz« der unterschiedlichen Schulen zurück.

Im Mittelpunkt jener Vorstellungen über die Entwicklung psychosomatischer Krankheitsbilder steht das Individuum Mensch. Er sei ständig gezwungen, sich mit Konflikten auseinanderzusetzen. Gelinge es ihm nicht, solche Konflikte zu verarbeiten, könnte diese Situation ihren Niederschlag in der Form somatischer Entgleisungen oder gar in Gestalt von Organleiden finden.

Die Ansichten der sogenannten ›Psychodynamischen Theorie‹ folgen dabei einem Weg, auf dem der Konflikt zur Vorbereitung kämpferischer Aktionen veranlaßt, die dann aber *doch nicht* stattfinden. Unter solchen Bedingungen würden sie, dauerhaft stimulierend, eine bestimmte vegetative Einstellung bewirken, die zu einer körperlichen Schädigung führen könne. Solche Dauerstimulation, die im Grunde genommen auf Krieg und Kampf ausgerichtet sei, könne beispielsweise über eine Reizung des Sympathikus zu Krankheitsbildern wie der Migräne, dem erhöhten Blutdruck, der Herzneurose und der Arthritis führen. Die Stimulation des vegetativen Gegenspielers, des Parasympathikus hingegen, der mit Frieden und Ausgleich in Zusammenhang steht, begünstige die Entwicklung von Geschwüren im Magen- oder Zwölffingerdarmbereich, eine allgemeine Erschöpfung und das Asthma bronchiale (F. Alexander).

A. Mitscherlich geht bei seiner ›Theorie der zweiphasigen Verdrängung‹ davon aus, daß auf dem Boden von Verdrängungen bestehender Konflikte oder erfolgter Traumen der Versuch einer neurotischen Symptombildung *mißglückt* und daher in die Dynamik körperlicher Abwehrvorgänge *verschoben* werde. Bei diesen Konflikten und Traumen mißt A. Mitscherlich gesellschaftlichen Faktoren eine außerordentlich große Bedeutung bei und meint damit in erster Linie das Leiden unter nicht erfüllbaren Forderungen der Gesellschaft. Solche Situation, die mit den eigenen Bedürfnissen kollidiere, beschuldigt er für die Zunahme psychosomatischer Erkrankungen in den Industrienationen. Sosehr A. Mitscherlich die sozialen Gegebenheiten *nicht* als eine kausale Ursache der krankhaften *Entgleisung* ansieht, so sehr vermutet er in ihr die Ursachen für die *Angst*, die *ihrerseits* einen schädlichen psychodynamischen Prozeß in Gang setzen könne.

Diese sogenannten ›neurohumoralen Theorien‹ beziehen *gleichzeitig* physiologische, zentralnervöse wie auch humorale Mechanismen in die Entstehung psychosomatischer Erkrankungen ein. Sie stellen für die Autoren die Systeme dar, auf deren Bahnen sich die Erkrankungen entwickeln. So etwa, wie nach W. Cannon das von ihm beschriebene »Kampf-und Fluchtverhalten« dann Krankheiten auszulösen vermag, sobald der angekündigte Kampf *nicht* stattfindet und sich die daraus resultierenden Mechanismen *chronifizieren*. W. Cannon sieht in den *aversiven emotionalen* Erregungen die eigentliche Ursache solcher Entwicklung.

H. Selye, dem die Wissenschaft die ›Streßlehre‹ verdankt, dehnt die Möglichkeiten eines schädigenden Einflusses, der zu einer psychosomatischen Störung führen könne, auf praktisch *alle* Einflüsse aus, gleichgültig, ob sie körperlicher, physikalisch-chemischer oder psychisch-sozialer Art seien. Für ihn ist das darauf erfolgende körperliche Geschehen weitgehend unabhängig von der Art der Einwirkung und somit *unspezifisch*. In jedem Falle aber stelle es die Einstellung des Organismus auf den Aggressor dar; oder das, was H. Selye innerhalb seiner Streßtheorie die Anpassung, die Adaptation nennt. So ist die Streßlehre berechtigt zu einem ›Adaptationssyndrom‹ geworden. Gelingt eine solche Auseinandersetzung kurzfristig, sieht der Autor den Körper unbeschadet aus der Auseinandersetzung hervorgehen, was er den ›Eustreß‹ nennt. Gelingt ihm dies nicht, würden sich die Einflüsse chronifizieren und eine Krankheit auslösen können, wie sie W. Cannon beschrieben hat. Dafür prägte H. Selye den Begriff ›Distreß‹.

Im Gegensatz zu H. Selye und W. Cannon räumt R.S. Lazarus innerhalb seiner ›Psychologischen Streßtheroie‹ dem Betroffenen *selbst* die Entscheidung ein, welcher Einfluß für ihn bedrohlich ist und somit auch, welcher Einfluß schädigend auf ihn einwirken kann. Für Lazarus gibt es keine Liste *möglicher* Stressoren, sondern nur einen *individuellen* Bezugsrahmen für eine *bestimmte* Person. Nach R.S. Lazarus wird erst eine als betont bedrohend *eingeschätzte* Situation zu einer krankhaften Reaktion führen. R.S. Lazarus geht somit von einem spezifischen Reaktionsmuster aus.

Die ›Soziologische Streßtheorie‹ von R.H. Moos konzentriert sich auf Einflüsse aus der *sozialen Umwelt*. Diese stellt für den Autor ein Kommunikationsnetz gegenseitiger Interdependenzen dar, das jeden Menschen zu einem bestimmten und für ihn typischen *Verarbeitungsprozeß* veranlasse. Entstünden aus solcher Auseinandersetzung *Diskrepanzen* zu den Erfahrungen aus der eigenen Lerngeschichte, käme es zu nachteiligen gemütsmäßigen *Reaktio-*

nen. Krank werden könne somit, wer zu einem anderen Verhalten veranlaßt werde, als er es *gewohnt* ist, oder das auferlegte Verhalten *nicht verstehe.* Die Stärke der Inkongruenz entscheide über das Ausmaß der Störung.

Auch nach der ›Sozialätiologischen Theorie‹ von H. Schaefer erlangen allgemeine Risikofaktoren ihre eigentliche Krankheitsbedeutung erst im Zusammenhang mit der individuellen Lerngeschichte des Betroffenen, wenn sie dieser *widersprächen.* »Was uns nicht aufregt, macht uns nicht krank« entspricht seiner Devise. Allerdings sieht der Autor eine Krankheitsanfälligkeit auch durch *genetische* Faktoren und durch die *sozialen* Verhältnisse gegeben. Gestört werden dadurch seiner Meinung nach sowohl die Leiblichkeit des Menschen als auch sein Verhalten und seine emotionale Befindlichkeit.

Abschließend sollte man zu der Auffassung gelangen dürfen, daß eine ›moderne‹ Auffassung psychosomatischer Störungen *allen* Leidenszuständen des Betroffenen Rechnung tragen muß, von flüchtigen morbiden Episoden bis zu den nicht mehr rückbildungsfähigen Behinderungen, und daß sie es auch erlaubt, die somatischen, psychischen und sozialen Aspekte von Krankheit gleichermaßen zu thematisieren. »Einfache Laboratoriumsmodelle zur Erklärung von Krankheiten entsprechen nicht mehr den biologisch-medizinischen Gegebenheiten und den Komplexen lebender Systeme. Einer intellektuell und superwissenschaftlich ausgerichteten Medizin ist mehr an Sachlichkeit gelegen, als es der Sprache des Körpers entspricht.« (R. Dubos) »Sie vergißt darüber, wie der Mensch seine Leiden selbst einschätzt.« (R. Lohmann) Er, der Mensch, der die Grenzen des Erträglichen festlegt, entscheide darüber, was er als *krank* oder als *noch nicht krank* ansehe.

Damit schließt sich der Kreis der Vorstellungen, die den Autor zu seinen Darlegungen veranlaßt haben. Das *»Wann-eigentlich-bin-ich-krank?«* findet hier seinen vielleicht wichtigsten Ansatzpunkt.

Auch wenn es sich bei der ›Psychosomatik‹ um ein junges Forschungsgebiet handelt, erwartet der betroffene Mensch von ihm doch Erkenntnisse für seine eigene gesundheitliche Zukunft. Wie sieht es in diesem Zusammenhang mit den *Erfahrungen* aus dem

Umgang mit psychosomatischen Störungen und Erkrankungen aus, wie mit den *Erfolgen* psychosomatischer Behandlung?

Methoden und Ansätze psychotherapeutischer Behandlungsmaßnahmen

Die Erwartungen, die jeder Betroffene an eine therapeutische Maßnahme knüpft, bleibt für alle Methoden gleich: Er möchte von seinen Beschwerden *befreit* werden; es nutzt ihm wenig, wenn er nur über ihre Ursachen *weiß*.

Ansprüche, die heute an ein akzeptables Therapiemodell gestellt werden, verlangen, daß es sich von einer einseitigen, also monokausalen Betrachtungsweise der Störung löst, daß es auch die körperlichen Bedingungen des Erkrankten berücksichtigt und außerdem keine zu aufwendige oder keine Maßnahme darstellt, die nicht zu verstehen ist. Sie sollte sich außerdem ambulant verwirklichen lassen.

Die jeweiligen Auffassungen über die Verursachung psychosomatischer Störungen bestimmen über den ›Ansatz‹ einer therapeutischen Maßnahme. Tiefenpsychologen und Psychoanalytiker, die davon ausgehen, daß psychosomatische Störungen primär *seelisch* verursacht seien, verfolgen einen ›psychogenetischen‹ Ansatzpunkt und versprechen sich über ihn eine Besserung der körperlichen Beschwerde. Sie streben eine realitätsgerechtere Erlebnisverarbeitung an, als sie bei dem Erkrankten bisher erfolgt ist, wollen dessen »Ich« gegenüber dem »Es« aus seiner Regression herausholen und zu stärken versuchen. Dadurch versprechen sie sich eine emotionelle Korrektur, eine Dämpfung der Affekte.

Wer von einer ›multikausalen Krankheitsverursachung‹ ausgeht, sieht die Möglichkeiten einer Beeinflussung auf eine entsprechend breite Basis gestellt und findet innerhalb des ›Verhaltenswissenschaftlichen Modells‹ einen Zugang über die Ebenen des organisch-physiologischen, des motorisch-verhaltensmäßigen und des subjektiv-erlebnismäßigen Verhaltens oder Befindens eines Patienten.

Die ›Psychoanalytischen Schulen‹ wollen innerhalb eines von

der klassischen Form abgewandelten Verfahrens – dem der analytischen Psychotherapie – keine völlige Strukturänderung des Betroffenen, sondern eine *bessere Einsichtsfähigkeit* in seine Situation bewirken, damit er seine Probleme leichter bewältigen könne. Dabei bleibt es im Grunde genommen gleich, ob sie das Problem innerhalb der ›Fokaltherapie‹ wie einen Fokus in den Mittelpunkt der Behandlung stellen, losgelöst von diesem arbeiten, wie innerhalb der ›Flashtherapie nach Balint‹, sie als ›Gruppentherapie‹ zum Einsatz bringen oder mit der Hilfe von Ersatzmaßnahmen arbeiten wie mit der Suggestivmaßnahme der ›Hypnose‹ oder mit ›übenden Maßnahmen‹, die eine Entspannung zum Ziele haben.

Die ›Verhaltenstherapie‹ geht davon aus, daß bei einem psychosomatisch gestörten Menschen eine *erhöhte autonome Erregung* vorliegt und diese zu *senken* sei. Dazu nutzt sie das Entspannungstraining oder die Desensibilisierung, wie sie vielen Menschen als ›Autogenes Training‹, als die ›Progressive Muskelrelaxation nach Jacobsen‹, als ›Transzendentale Meditation‹ oder als ›Joga‹ bekannt sind. Eine Maßnahme der Desensibilisierung stellt beispielsweise die ›Streßimpfung‹ dar, ein Verfahren, das in der Erlernung von Verhaltensweisen besteht, Streßsituationen besser und schadloser zu bewältigen als bisher.

Damit ist aus der Sicht des Mediziners und Arztes das Stichwort zu dem eigentlichen Ziel in der Behandlung psychosomatischer Störungen gegeben, der ›Entspannung‹. Entspannungstechniken zählen aber zu den ältesten Heilmaßnahmen des Menschen. Sie wurden bereits um 1500 v. Chr. in Ägypten beschrieben, standen in einem religiösen Kontext und wurden auch als kontemplative Maßnahme in vielen Religionen gepflegt. Im Zuge solcher Entspannung kommt es auf dem bereits bekannten Wege über den Hirnabschnitt des *Hypothalamus* zu einer generalisierten Abnahme der Aktivitäten des vegetativen Nervs *Sympathikus,* der sonst Angriffs- und Fluchtreaktionen seine Impulse verleiht, und zur Zunahme der Wirkung seines Gegenspielers, des *Parasympathikus*: In der Folge seiner Wirkung wird der Sauerstoffbedarf des Organismus abnehmen, Atmung und Herztätigkeit werden sich beruhigen und auch weitere übermäßig angeregte Funktionen. Der Mensch gelangt zu Ruhe und Entspannung, sein zuvor erhöhtes Erregungsniveau sinkt.

Ihre bekannteste Maßnahme, die gleichermaßen für alle psychosomatischen Störungen geeignet ist, stellt das ›Autogene Training nach Schultz‹ dar. Es entspricht, so sieht es der Autor, einem »konzentrativen und autosuggestiven Übungsverfahren, das auf das Ziel ausgerichtet ist, Muskeln und Blutgefäße zu entspannen und den Menschen ruhigzustellen«. Damit werden Ängste beseitigt und der normale Schlaf wieder herbeigeführt. Über eine Erholung kommt es im Laufe der Sitzungen zu einer Steigerung der Gedächtnisleistungen und es bessern sich gestörte Körperfunktionen. Durch die Innenschau in der Versenkung kann der Mensch eine Art Selbstkontrolle aufbauen, und er kann Vorsätzen durch einen Zustand, der einer posthypnotischen Suggestion gleicht, zur Wirkung verhelfen. Bei der ›Hypnose‹ wird durch eine Senkung des Bewußtseins und Regressionen auf frühere, also kindliche Entwicklungsstufen das Zutrauen und die Identifikation mit dem Hypnotiseur bewirkt, seine Eingaben auf diese Weise umgesetzt. Auch die ›Transzendentale Meditation‹ als eine Form des Joga versucht unter Zuhilfenahme eines Mantra zur Entspannung zu führen.

Es entspricht dem Charakteristikum *aller* Entspannungsmaßnahmen, daß sie auf kein *bestimmtes* Krankheitsobjekt ausgerichtet sind, wenn sie auch aus der Erfahrung heraus häufig einen Zugang zu bestimmten somatischen Störungen gewinnen lassen. Das trifft im besonderen für krankhafte Entgleisungen wie den Kopfschmerz, auch in der Form der Migräne, das Asthma und die Blutdruckerhöhung zu.

Psychosomatik, doch mehr als nur ein Ansatz?

›Psychosomatik‹ in der Krankheitsauffassung entspricht mehr als nur einer linearen Beziehung zwischen Ursache und Wirkung, die mit einer gewissen Gesetzmäßigkeit aufeinander folgen, sondern einer mehrfachen, *oft* cyklischen *und nicht selten auch* gegenläufigen *Verknüpfung. ›Psychosomatik‹ kann sich auch dem Umstand nicht entziehen, daß Krankheiten nur wenig monokausal verursacht*

sind und der seelischen Verfassung des Menschen demnach auch nur die Bedeutung einer Teilursache *zufällt. Genau so, wie es »keine rein körperliche« Krankheit« gibt (F. Alexander), ist auch das psychosomatische Kranksein nicht denkbar »ohne eine somatische, also körperliche Betroffenheit«. Eine schlechte Befindlichkeit alleine würde nicht ausreichen, bereits ein psychosomatisches Krankheitsgeschehen anzunehmen, wie dieses vereinfachend immer wieder geschieht. Vorstellungen, die nicht von solcher Komplexheit psychosomatischer Krankheitszusammenhänge ausgehen, können daher kaum zu einer wirklichkeitsgerechten Krankheitsanalyse gelangen.*

Die Individualität des Menschen kommt nirgendwo so sehr zum Ausdruck wie in seiner seelischen Verfassung, ohne deren geringe Irritation bereits irgendeiner Kategorie des Krankseins zuordnen zu müssen.

4. Die Gesundheit

Versuche ihrer Definition

Die Zustände der gesundheitlichen Befindlichkeit des Menschen erschöpfen sich kaum in den *polaren* Situationen der Gesundheit auf der einen und der Krankheit auf der anderen Seite. Die meisten von ihnen werden sich im Raum *zwischen* ihnen bewegen. Unerläßlich bleibt es dennoch, den genannten Raum von seinen *Begrenzungen* her auszuleuchten. Für die Krankheit ist dies schon zur Genüge geschehen, für die Gesundheit sollen entsprechende Überlegungen folgen.

Die ›Gesundheit‹ hat schon immer ihrer Definition Schwierigkeiten in den Weg gelegt. Dennoch gehen die meisten Autoren von drei Säulen aus, auf denen sie aufgebaut ist, nämlich auf der *körperlichen*, der *seelischen* und der *sozialen* Befindlichkeit des Menschen. In der Definition der Weltgesundheitsorganisation (WHO) ist von dem ›Wohlbefinden‹ innerhalb der genannten Bereiche die Rede. Diesen Zustand im »völligen« Sinne verlangen zu sollen, schien den Autoren zu hoch gegriffen, so daß sie später auf solche Bewertung verzichteten; auch ihrer Ansicht nach hätte sie sehr schnell zu unberechtigten Ansprüchen führen können.

Der Naturwissenschaftler verlangt von der Gesundheit die ›Normalität‹, worunter er den *geregelten Ablauf sämtlicher Lebensvorgänge* im menschlichen Organismus versteht. Ein Urteil darüber möchte er nicht dem *Gefühl* des Menschen überlassen, da er die meisten dieser Funktionsabläufe gar nicht empfinden könne. Er verlangt vielmehr nach ihrer *objektiven Bestätigung*. So unterscheidet auch der Autor zwischen einer *subjektiven* Erscheinungsform der Gesundheit und ihrer *objektiven* Entäußerung. Die erstere möchte er dem *Empfinden* und dem *Erlebnis* des Menschen überlassen, letztere den *biologisch gültigen Gesetzen*.

Doch auch das Wissen um die *objektive* Gesundheit hat seine Grenzen. Sie liegen dort, wo sich biologische Vorgänge im menschlichen Organismus nicht oder noch nicht *nachweisen* lassen. Längst nicht alle Lebensabläufe im menschlichen Organismus sind *bekannt* und noch weniger *erfaßbar*. Und selbst dort, wo man ihrer habhaft werden kann, stellen sich ihrer *Beurteilung* Schwierigkeiten in den Weg. So darf man formulieren, daß der *Mensch nur so gesund sein kann, wie man Gesundheit gegenwärtig kennt, sie sich nachweisen und beurteilen läßt.*

Die nachfolgenden Betrachtungen zur Gesundheit des Menschen werden sich deshalb mehr mit den Grenzen ihrer Beurteilung beschäftigen als mit ihren formalen Inhalten.

Die Feststellung der Gesundheit

Der unumstritten wichtigsten Feststellung zur Beurteilung der gesundheitlichen Situation eines Menschen entspricht die ›Diagnose‹. Sie fußt auf den Angaben des Menschen zu seiner gesundheitlichen *Vorgeschichte*, den Schilderungen seiner *gegenwärtigen* gesundheitlichen Verfassung, der *Objektivierung* der gesundheitlichen Gegebenheiten durch entsprechende Untersuchungen und schließlich ihre *Bewertung* vor dem Hintergrund der Individualität des Betroffenen wie der ärztlich-medizinischen Erfahrung. In den nachfolgenden Darlegungen sollen dem Leser diese vier Aspekte verdeutlicht werden.

Woher Gesundheit kommt: Die Krankheitsvorgeschichte

Die Gesundheit des *einzelnen* Menschen erhellt zunächst vor dem Hintergrund seiner ›Familienvorgeschichte‹. Ihre Erhebung begann früher mit der Frage nach den Erbkrankheiten, von denen nur wenige bekannt waren und von Interesse schienen. Heute wird solche Frage einen zunehmend größeren Umfang einnehmen müssen, da sich immer mehr Krankheiten und krankhafte Entgleisungen als *erblich* begünstigt erweisen. Noch kann der Arzt nur gelegentlich auf eine Unterstützung durch die Gendiagnostik zurückgreifen, doch werden diese Möglichkeiten zunehmen. Um so wichtiger erscheint es, daß der Patient seinem Arzt kein Krankheitsereignis aus der Familienvorgeschichte vorenthält, das ihm gegenwärtig ist.

So wie die Folgen der Arteriosklerose oder des Wachstums eines bösartigen Tumors im gegenwärtigen Krankengut zu den häufigsten und wichtigsten Erkrankungen zählen, spielen sie auch in der Vorgeschichte des Patienten selbst eine wichtige Rolle. Die Langlebigkeit mancher Familien scheint ein Indiz dafür, daß bei ihren Angehörigen nicht vorzeitig arteriosklerotische Folgeerkrankungen aufgetreten sind; ein Umstand, der die eigene Gesundheitsgefährdung entlastet. Umgekehrt ist die Krankheitsgeschichte mancher Familien durch eine Häufung der Erkrankungen an einem bösartigen Tumor im negativen Sinne gekennzeichnet. Jetzt zeichnet sich ein eigenes Gesundheitsschicksal ab, das sehr von der Aufmerksamkeit gegenüber einem gleichen Krankheitsbild abhängen wird. Da es für solche Belastungen nicht selten auch eine Organdisposition gibt, wäre damit sogar die Richtung aufgezeigt, der vorbeugende und erkennende Untersuchungsmaßnahmen zu folgen hätten.

Die ›Eigenvorgeschichte‹ stellt das eigene gesundheitliche Schicksal des Patienten dar. Zufällige Krankheitsereignisse wie etwa

Unfälle werden nicht mehr von Bedeutung sein, sobald sie folgenlos überstanden sind; doch schließe man sie deshalb nicht in seinem Bericht an den Arzt aus. *Akuten* infektiösen Erkrankungen würde auch späterhin noch eine Bedeutung zufallen können, sobald sie zwar selbst ausgeheilt sind, aber dennoch Folgen hinterlassen haben. Das konnte nach einer Angina die Entzündung der Nieren, eine ›Nephritis‹ sein oder im Zuge eines akuten gelenkrheumatischen Krankheitsprozesses eine Herzinnenhautentzündung mit der Folge eines ›Herzklappenfehlers‹. Hätten die Auswirkungen solcher akuten Entzündungen die Keimzellen des Erkrankten getroffen, wären sie in der Lage gewesen, das Erbgut des Betroffenen zu schädigen, im Falle einer Schwangerschaft sogar die in der Entwicklung befindliche Leibesfrucht. *Chronische* Verlaufsformen einer Erkrankung sind von besonderem Interesse für den Arzt: Der Organismus des Betroffenen würde sich auch gegenwärtig und darüber hinaus in Zukunft mit ihnen auseinandersetzen müssen; ihr Einfluß auf das weitere gesundheitliche Schicksal des Betroffenen wäre sehr groß. Aus dem Bereich der *Lebensweise* würden den Arzt vor allem die Gewohnheiten des Nikotinkonsums und des Alkoholverbrauchs interessieren. Übergewicht oder der erhöhte Blutdruck würden bereits Untersuchungsergebnissen entsprechen können, aus denen sich der Arzt wichtige Hinweise auf eine bestimmte Krankheitsanfälligkeit seines Patienten ableitet.

Es dient der Exaktheit einer Diagnosestellung, bei seinen Schilderungen zur eigenen Krankheitsvorgeschichte nur mit Begriffen zu arbeiten, die von einem Arzt geäußert worden sind. Andernfalls sollte man sie freimütig als eine eigene Vorstellung bekennen.

Die richtige Beobachtung ist gefragt

Der Arzt ist gehalten, aus den Schilderungen seiner Patienten zum *subjektiven* Krankheitserleben Schlüsse für seine Diagnose zu ziehen. Schilderungen aber setzen eine gute und richtige Beobachtung voraus; eine Forderung, die vom Patienten das Geschick der richtigen Beobachtung und angemessenen Wiedergabe verlangt. Der Arzt seinerseits ist zu geduldigem Zuhören angehalten und sollte die folgerichtige Interpretation der vorgetragenen Beschwerde beherrschen. Dabei stellen sich ihm manche Fragen. Beispielsweise, wie stark denn ein Schmerz in Wirklichkeit war, der ihm als »fürchterlich« geschildert worden ist. Hatte der Patient bei der Schilderung seiner Beschwerde übertrieben und ihr eine Bedeutung beigemessen, die sie überhaupt nicht verdiente? Wenn ja, worin mag der Grund dazu gelegen haben? Vollzog sich seine Schilderung vor dem Hintergrund einer besonderen Persönlichkeitsstruktur oder nur einer außergewöhnlichen, aktuellen Situation? Neigt der Mensch, den er jetzt zu beurteilen hat, grundsätzlich zur Übertreibung oder nur zu einer außergewöhnlichen Sensibilität seiner Wahrnehmungen und Erlebnisverarbeitung? Wie aber sollte er dann seine Persönlichkeit verstehen?

Solche Überlegungen werden sich dem Arzt bei jeder Kausalitätsfrage aufdrängen, um so mehr, je weniger er seinen Gesprächspartner kennt. Und er wird sie nur angemessen beurteilen können, wenn ihm die Grundlagen dazu von seinem Patienten übermittelt worden sind.

Als Patient sollte man schon vorab wissen, daß für den Arzt *jede* Beobachtung eines körperlichen Geschehens von Bedeutung ist und es absolut falsch wäre, ihm Ereignisse vorzuenthalten, denen man selbst keine Bedeutung beimißt.

Eine Beschwerde, man sollte sie jetzt ein ›Symptom‹ nennen, kann bestenfalls so lange als unwesentlich gelten, als es nur *einmal* in Erscheinung getreten ist und dabei nicht sehr beeindruckend war; dann kann es einem zufälligen und damit unwichtigen Ereignis entsprochen haben. Gedacht sei an einen Kopfschmerz, ein flüchtiges Herzklopfen oder an einen kurzdauernden Schwindel. Das ändert sich jedoch, sobald sich ein Krankheitsereignis *wiederholt.* In solchem Augenblick läßt sich hinter ihm zu Recht die Gesetzmäßigkeit eines Geschehens vermuten. Für einen Schmerz in der Nierengegend wird das ebenso gelten können wie für eine belästigende Mißempfindung im Bereich des Herzens oder für Krampferscheinungen im Leib. Ereignen sich die Beschwerden gar unter den gleichen *Bedingungen,* entlarven sie damit gelegentlich auch ihre Ursache. Brustkorbschmerzen, die während einer körperlichen Belastung auftreten und direkt von dieser abhängig sind, wären verdächtig auf eine Erkrankung des Herzens, etwa der Herzkranzgefäße. Würden sie sich hingegen in der Abhängigkeit von der Bewegung und der Haltung eines Menschen bemerkbar machen, wäre die Aufmerksamkeit des Untersuchers auf eine Störung des Bewegungsapparates gelenkt. Erfolgt die Beschwerde immer an der gleichen Stelle des Körpers, gibt sie nicht selten auch einen *Lokalhinweis* auf das erkrankte Organ ab. Das würde für viele Erkrankungen gelten können.

›Beobachtung‹ will jedoch auch in anderer Weise gelernt sein. In der Belästigung durch ein Krankheitsereignis wendet der Betroffene sein Augenmerk häufig zu wenig auf das *erste* und damit auf das eigentlich wichtigste Krankheitszeichen. Besonders dann, wenn ihn das *nachfolgende* Krankheitsgeschehen stärker beeindruckt und demnach wichtiger erscheint. Dem Initialsymptom fällt jedoch deshalb eine wichtige Bedeutung zu, weil es mit der *Auslösung* und dadurch mit der *Ursache* einer Beschwerde am ehesten in Verbindung gebracht werden kann. Was sich hingegen dieser ersten Empfindung anschließt, ist vielen Krankheitsereignissen *gleich*: Schmerzen oder gar die Angst führen oft dazu, daß sich das Herz als Klopfen oder Rasen bemerkbar macht, der Schweiß ausbricht, Übelkeit, Schwindel oder gar ein Brechreiz hinzutreten und manches andere mehr. Symptome insgesamt, die in der Folge eines heftigen kolikartigen Schmerzes und völlig *unabhängig* von dessen Ursache beinahe üblich sind. Werden *sie* für die maßgebenden Krankheitszeichen gehalten und in dieser Weise geschildert, kann durch sie der Arzt zu völlig falschen diagnostischen Schlüssen veranlaßt werden.

Beispielhafte Fragen zu diesem ›Initialsymptom‹, die man sich selbst stellen kann, gibt es viele: Stand der Schwindel wirklich am *Beginn* einer Störung – oder trat er erst in ihrem Gefolge auf? Entsprach das Herzklopfen einer *ersten* Wahrnehmung, bemerkte man es, als man aus dem Schlaf erwachte – oder lag man nicht doch schon einige Zeit schlaflos im Bett, bevor es begann? Ging der Übelkeit und dem Erbrechen nicht doch eine Sehstörung und ein halbseitiger Kopfschmerz *voraus*, so daß für den Arzt der Verdacht einer Migräne und nicht einer Magenverstimmung zu erheben war?

Aus der wahrheitsgemäßen Schilderung der Beschwerden erfährt der Arzt bereits etwas über die weitere ›Abfolge‹ der Beschwerden, die zu seiner eigenen Urteilsbildung außerordentlich wichtig ist: Hatte sich ein Schmerz von selbst wieder gegeben oder waren Maßnahmen erforderlich? Führten die Beschwerden noch längere Zeit zu einer gar stärkeren Beeinträchtigung des Allgemeinbefindens oder waren sie schnell und folgenlos abgeklungen? Somit erscheint es wichtig, den Krankheitsablauf in seiner ganzen Vollständigkeit zu berichten.

Nichts liegt dem von einer akuten Beschwerde Betroffenen näher, als sich Gedanken über die ›Ursache‹ seiner Beobachtungen zu machen. Doch auch dabei ist Sachlichkeit geboten.

Ein »Gallensteinkranker« weiß um die Symptomatik seiner Erkrankung, er wird die Erscheinungen des Schmerzgeschehens richtig deuten können. Für jeden anderen gilt jedoch, sich bezüglich eines Schmerzes im rechten Oberbauch nicht gleich auf eine Gallenkolik festzulegen. Ihm können auch andere Krankheitsprozesse zugrunde gelegen haben: Krankheitszustände am Zwölffingerdarm, der dort gelagert ist, etwa in der Form eines Geschwürs, oder eine Erkrankung des Dickdarms, der vielleicht unwegsam geworden ist, beispielsweise auch eine Störung ausgehend von der rechten Niere und verursacht durch eine Steinkolik.

Ein akuter Brustkorbschmerz kann einer Durchblutungsstörung der Herzkranzgefäße verdächtig sein, doch kann er sich auch in der Folge eines Verhebetraumas entwickelt haben, an das sich der Mensch in der Aufregung über den aktuellen Schmerz nicht mehr erinnert. Viel zu oft wird ein solcher Brustschmerz für die Entäußerung einer Herzkrankheit gehalten, durch die in Wirklichkeit nur etwa 10% der Beschwerden ausgelöst werden; der Rest entwickelt sich aus anderen Bereichen des Brustkorbs, eben aus seiner Hülle, dem Bewegungsapparat.

Sieht der Mensch in dem Abendessen des Vortages den Grund zu einer aktuellen Beschwerde im Bauchraum, vergißt er vielleicht, daß er auch Getränke zu sich genommen oder mehr geraucht hatte als sonst, daß er sich an einer regen Unterhaltung beteiligte und dabei nicht unerheblich erregt oder für längere Zeit in einer ihm ungewohnten Sitzhaltung befunden hatte. Möglichkeiten, die zu Recht miteinander in der Auslösung der Beschwerden rivalisieren können und berücksichtigt werden sollten.

Es wird deutlich, daß eine *zu frühe* Verknüpfung von Zusammenhängen in die falsche Richtung weisen kann. Ereignisse verfügen nicht schon deshalb über eine ursächliche Verknüpfung, weil sie sich *gleichzeitig* ereignet haben oder ein solcher Zusammenhang *grundsätzlich* möglich ist. Im einzelnen Erkrankungsfall muß er erst noch für eben diesen *wahrscheinlich* gemacht werden. Dafür sollten sich Laie und Arzt Zeit lassen.

Geläufige Beschwerden laufen Gefahr, immer wieder auf eine bereits bekannte gesundheitliche Störung zurückgeführt zu werden und darüber keine *andere* Ursache mehr in Erwägung zu ziehen. Ein Beinschmerz wird nach eigener Erfahrung als ein Ischias gedeutet, mit einer bekannten Wirbelsäulenerkrankung in Zusammenhang gebracht und darüber eine akute Venenentzündung übersehen. Nur eine Inspektion des Lokalbefundes würde diese neue und damit andere Ursache aufdecken können. Der Abgang von Blut mit dem Stuhl rührte lange Zeit von einem Hämorrhoidalleiden her; jetzt wird das gleiche Symptom hingegen durch eine Darmerkrankung verursacht, etwa durch eine Entzündung oder gar durch das Wachstum eines bösartigen Tumors.

Die Beispiele verdeutlichen die Gefahr, sich durch einen gewohnten diagnostischen Schluß den Weg zu anderen Krankheitszusammenhängen und Krankheitsursachen zu versperren. Nur ständige Wachsamkeit, die vom medizinischen Laien ebenso zu verlangen ist wie vom Arzt selbst, könnte solche Trugschlüsse verhindern. Am Betroffenen liegt es dabei, die geringsten Änderungen im Erscheinungsbild einer Störung nicht zu übersehen und gar für unbedeutend zu halten. Die Art des Blutabgangs und die Bedingungen seines Auftretens könnten sich bei dem erwähnten Erkrankungsbeispiel geändert haben und den Anstoß zu weiteren Untersuchungen geben.

Störungen, die nur das ›Allgemeinbefinden‹ betreffen, lassen sich besonders schwer empfinden und anschaulich genug dem Arzt mitteilen, ihre Symptome sind oft sehr unbestimmt: Die allgemeine körperliche Leistungsfähigkeit hat nachgelassen, der Mensch klagt über eine unnatürliche Müdigkeit und Schwäche, oft spricht er sogar von einer Erschöpfung. Im Laufe der Zeit gibt auch ein Nachlassen der geistigen Leistungsfähigkeit Anlaß zur Beanstandung, und das Interesse an seiner beruflichen Tätigkeit hat merkbar nachgelassen. Solche und ähnliche Beschwerden sind für ein *bestimmtes* Krankheitsbild unzutreffend, können aber einer sogar schweren konsumierenden Erkrankung entsprechen, etwa einem Krebswachstum. Daran ändert auch die Beobachtung wenig, daß beispielsweise den Klagen über eine ungewohnte Müdigkeit nur in etwa 5% eine bedeutungsvolle gesundheitliche Störung zugrunde liegt. Der Arzt wird die ihm vorgetragenen Beschwerden zunächst einmal aufgreifen und sich um eine gerechte Beurteilung bemühen müssen. Dazu eben bedarf es der angemessenen Erwähnung und Schilderung durch den Betroffenen selbst.

Und noch eines: Eine Störung des Allgemeinbefindens entwikkelt sich meistens zu langsam, um den Menschen übermäßig zu *beeindrucken*. Vor allem läßt diese Art der Krankheitsentwicklung die eigentliche Ursache dem Betroffenen nicht unbedingt *gegenwärtig* sein. Dann werden erst die Fragen des erfahrenen Arztes auf die Ursache aufmerksam machen können, was oft mit erstaunlichen Erfolgen geschieht. Dann nämlich scheint sich der Mensch die Ursache seiner Störung wieder selbst bewußt zu machen. Viele Fragen sind für den Arzt denkbar: »Haben sich nicht doch zu Beginn Ihrer Beschwerden Ihre Lebensweise und Ihre Lebensumstände geändert, der gewohnte Tagesablauf, die Eßgewohnheit oder das Ausmaß Ihrer sportlichen Betätigung? Gab es nicht doch Ereignisse innerhalb Ihrer beruflichen Karriere, die Ihnen in jener Zeit, als die Beschwerden begannen, zugesetzt haben, berufliche Aufgaben oder andere Probleme, die schwieriger zu bewältigen waren als zuvor, oder war nicht doch auch der gewohnte berufliche Erfolg ausgeblieben? Nahm vielleicht auch Ihre Motivation ab, haben vielleicht nicht doch das »wofür« und »warum denn eigentlich noch« ihren

Niederschlag in einer Störung des Allgemeinbefindens finden können?

Offenbar ist der Patient zu den entsprechenden Überlegungen erst bereit und in der Lage, sobald er von seinem Arzt darauf aufmerksam gemacht wird. Selbst dann, wenn er den Zeitpunkt benennen kann, in dem erste Krankheitssymptome in Erscheinung getreten waren.

Würden solche Fragen ernsthaft verneint, drängten sich wirklich »innere« Krankheitsursachen auf. Jetzt läge es am Arzt, die Diagnostik aufzugreifen und nach den Gründen zu suchen. Vielleicht hat dann doch eine konsumierende Erkrankung, ein Organleiden oder gar eine Tumorerkrankung Platz gegriffen.

Mit den genannten Beispielen aus der alltäglichen Praxis sollte vermittelt werden, daß durch die Schilderung der Beschwerden und damit noch vor der eigentlichen Untersuchung viele Weichen für das weitere diagnostische Vorgehen des Arztes gestellt werden; der Mensch sollte es daher mit diesem seinem ›gesundheitlichen Vorfeld‹, seiner eigenen ›gesundheitlichen Vorgeschichte‹ ernst nehmen.

Den Menschen richtig sehen

Die ›körperliche Untersuchung‹ stellt die zweite Etappe auf dem Weg zur Diagnose dar. In der Form des Betrachtens, des Befühlens, des Abtastens und des Abhörens ohne die Zuhilfenahme wesentlicher technischer Untersuchungsmittel erlaubt sie dem Arzt die Möglichkeit einer *ersten körperlichen Information.* Seine besondere Aufmerksamkeit wird sich dabei jenen Bereichen des Körpers zuwenden, von denen er hörte, daß sie Beschwerden verursacht haben. Daneben pflegt der gewissenhafte Arzt aber auch die allgemeine Untersuchung, den *umfassenden* körperlichen Status.

An der Bedeutung des ›Allgemeineindrucks‹, den der Patient auf seinen Arzt macht, hat sich seit der Betrachtung durch den Arzt der Antike wenig geändert, höchstens an seiner Interpretation.

Wichtig erscheint dem Arzt als eine erste ›Feststellung‹, ob der Mensch wohl seinem biologischen Alter entspricht, ihm voraus zu sein scheint oder es noch nicht erreicht hat. Ob Beschwingtheit und Vitalität seine Gesten und seinen Gang bestimmen oder Verzagtheit und Schwäche. Ob sein Rapport flüssig oder gehemmt, lebhaft oder schwerfällig erscheint. Ob seine Haut gut oder schlecht durchblutet ist, sie den Nikotinmißbrauch erkennen läßt, den vermehrten Alkoholkonsum, eine Leberstörung oder gar eine Hautkrankheit. Ob der verminderte Turgor der Haut für eine Wasserhaushaltsstörung spricht, die Muskulatur des Patienten körperliche Fitneß oder mehr den Müßiggang verrät. Wie es mit seinem Körpergewicht steht, ob sein Reflexniveau sehr lebhaft ist und sich andere Zeichen vegetativer Übererregbarkeit finden. Ob er schwitzt, feuchte und unruhige Hände hat? Sind die Lymphstationen unauffällig oder geschwollene Lymphknoten zu tasten?

Der ›Untersuchungsgang‹ über Brustkorb und Leib beschränkt sich darauf, was in deren Körperlichkeit zu erfassen oder dank physikalischer Phänomene wie dem Abhören und Beklopfen wahrzunehmen ist. Die Herztätigkeit wird von Bedeutung sein, ihr Rhythmus, ihre Frequenz, ihre Regelmäßigkeit, der Blutdruck, die Füllung der peripheren Pulse. Ob die Atmung ausreichend intensiv ist oder störende Lungengeräusche auf eine Krankheit aufmerksam machen. Der Arzt schätzt den weichen Leib und interessiert sich dafür, ob krankhafte Darmgeräusche oder eine übermäßige Gasbildung vorliegen. Leber und Milz lassen sich in ihrer Größe und Konsistenz mit der Hand ertasten. Die Nierengegend sollte nicht schmerzhaft sein, sonst könnte sie auf einen Krankheitsprozeß hinweisen. Genital- und Analbereich gehören zum normalen Untersuchungsgang. Die Beschaffenheit des Bewegungsapparates ist von Bedeutung, aus ihm resultieren gegenwärtig wohl die häufigsten Beschwerden des Menschen, besonders wenn er körperliche Arbeit verrichten muß. Wie ist die Haltung, wie die Beweglichkeit der Gelenke, wie die Beschaffenheit der Rückenmuskulatur? Gibt es Zeichen eines vorzeitigen Verschleißes? Die Untersuchung des Nervensystems prüft einige seiner grundlegenden Funktionen, das Reflexverhalten, die Motorik, den Tonus der Muskulatur, die Feinmotorik, die Sicherheit der Gleichgewichtsorgane, die Grundfunktion der Sinnesorgane.

Kennt der Arzt einen Patienten bereits, wird er schon im ersten Augenblick der erneuten Begegnung seinen Eindruck mit dem früherer Erhebungen vergleichen. Ist er ihm noch fremd, muß er sich seine Individualität erst erschließen.

Körperliche Untersuchung bedeutet, Hand an den Patienten zu legen, erste körperliche Verbindungen herzustellen, das Gefühl der Geborgenheit zu vermitteln, aber auch, geführt zu werden, in Be›hand‹lung getreten zu sein, betreut zu werden.

Mit den Erhebungen die Beobachtungen stützen

Die Erhebungen zur Vorgeschichte und zum aktuellen Krankheitserleben des Patienten sowie seine körperliche Untersuchung stellten für den Arzt bereits einen wichtigen Schritt auf dem Weg zu seiner Diagnose dar. Danach wird es gelten, die ersten Erhebungen zusammenzufassen, Vermutungen bestätigt zu suchen und zu vertiefen oder in der Vorstellung miteinander rivalisierende Krankheitsereignisse auszuschließen. Der Arzt ist sich dabei durchaus der Grenzen bewußt, die er von den Hilfen labormäßig-apparativer Untersuchungsmethoden erwarten kann; ohne die Kenntnisse über den Betroffenen sind sie für ihn nur bedingt von Wert.

Störungen lassen sich in erster Linie durch die Beurteilung von ›Funktionsabläufen‹ erfassen. Dazu gibt es zahlreiche Möglichkeiten. Sie betreffen Untersuchungen auf dem Gebiet der *klinischen Chemie*, sind also laborchemisch zu verstehen, *bildgebende Verfahren*, zu denen die röntgenologischen, sonographischen und magnetresonanzgesteuerten Untersuchungen zählen, *endoskopische Untersuchungen* zur direkten Einsicht in Hohlorgane, etwa in den Magen oder in den Dickdarm, und die Untersuchungen von Geweben, sobald man sie bioptisch gewonnen hat.

Die ›Hauptorgane oder Organsysteme‹ solcher Untersuchungen stellen das Herz und das Gefäßsystem dar, das Atmungssystem, die Organe der Verdauung und Ausscheidung, der Bewegungsapparat, der Stoffwechsel mit seinen komplizierten Regulationsmechanismen und die Organe oder Systeme, die sie steuern oder von denen sie gesteuert werden, also das System der Inneren Drüsen und des vegetativen Nervensystems und schließlich auch das willkürliche Nervensystem. Bei untersuchten *Flüssigkeiten* wie dem Blutserum spielt dessen Gehalt an lebenswichtigen Substanzen eine Rolle, bei den *Organen* selbst deren Größe, Form und Arbeitsweise und bei den *Regulationssystemen* die ihnen anvertrauten Funktionsabläufe.

Da es bei solchen Untersuchungen zunächst nur darum geht, die anatomischen und funktionellen Gegebenheiten im menschlichen Organismus zu *beschreiben*, spricht man von ihrer ›deskriptiven‹ Interpretation.

Gesundheit im Spiegel der Laborergebnisse

Laborwerte verlangen danach, an ihren ›Normwerten‹ gemessen zu werden. Die Erwartungen, die der Arzt und erst recht der medizinische Laie daran knüpfen, sind hoch, doch ist ihre Aussage auch mit Grenzen behaftet.

Von der ›normativen Bedeutung‹ eines Untersuchungsergebnisses spricht der Arzt, wenn er es mit seinen vorgegebenen Normwerten vergleicht. Doch weisen selbst Normwerte von Mensch zu Mensch, also *interindividuell*, als auch bei dem gleichen Menschen, und somit *individuell*, Abweichungen auf, etwa in Abhängigkeit von den Untersuchungsbedingungen. Beispielsweise unterscheiden sie sich entsprechend der ethnischen Zugehörigkeit eines Menschen, in der Abhängigkeit von seinem Alter, seiner Konstitution oder seinem Geschlecht. Sie sind abhängig von augenblicklichen Lebensbedingungen und Ernährungsgewohnheiten, der Tageszeit der Entnahme, dem Einfluß medikamentöser Wirkung, unter der ein Mensch steht, oder ungewöhnlichen Lebensumständen, gelegentlich sogar von den Bedingungen, unter denen das Untersuchungsmaterial gewonnen und untersucht worden ist.

Der Untersucher wird von einem schlankwüchsigen, muskelschwachen Astheniker nur eine geringere ergometrische Leistungsfähigkeit erwarten dürfen als von einem Athleten, von dem Übergewichtigen einen anderen Ruheblutdruck als von dem Menschen mit einem normalen Gewicht. Offenbar ist es also wohl auch die

Konstitution des Menschen, die Unterschiede eines Untersuchungsergebnisses veranlaßt.Die Blutdruckmessung selbst wird in der Abhängigkeit von Ruhe, körperlicher Belastung, Erregung oder Entspannung, die der Messung vorausgegangen waren, von dem Milieu, in dem sie stattfand, ob im häuslichen Bereich oder durch Dritte, etwa auch durch den Arzt, unterschiedliche Werte aufweisen. Auch die Tageszeit übt einen Einfluß auf das Blutdruckverhalten aus.

Schon diese Beipiele verdeutlichen, wie wenig statisch sich gesundheitlich-biologische Erscheinungen geben und wie sehr ein *einzelnes* oder nicht vor dem Hintergrund der *Situation* erhobenes und gewertetes Untersuchungsergebnis zu einer falschen Beurteilung führen kann. Einem Kompromiß an solche Möglichkeiten scheint zu entsprechen, daß man in jüngerer Zeit nicht mehr so sehr von Normwerten, sondern von ›Richtwerten‹ spricht und auch weniger oft von Normbereichen als von ›Referenzbereichen‹.

Unabhängig von solchen Einflüssen verfügt eine Untersuchungsmethode auch ›methodisch‹ nur über einen bedingt abgrenzbaren Normbereich. Auch wenn man von ihr erwarten möchte, daß sich die Untersuchungsergebnisse bei allen Gesunden sehr eng um einen Normwert gruppieren, verbleibt ein Rest von etwa 5%, für den dieses nicht zutrifft. Mit einer entsprechenden Wahrscheinlichkeit würde sich ein Untersuchungswert im Bereich außerhalb der Norm bewegen können, obwohl der Mensch gesund ist, und umgekehrt. Damit verwischt sich aus rein methodischen Gründen die Grenze zwischen dem *Gesunden* und dem *Krankhaften*, so daß der Betroffene eines solchen Untersuchungsergebnisses fälschlicherweise für gesund, aber auch für krank gehalten werden kann.

In einem anderen Zusammenhang spricht man von der Empfindlichkeit bzw. ›Sensitivität‹ einer Untersuchungsmethode und ihrer ›Spezifität‹. Einer *empfindlichen* Untersuchungsmethode wird man unterstellen müssen, daß sie sehr schnell reagiert, damit aber auch Menschen erfaßt, die nicht erkrankt sind. Man spricht dann davon, daß sie ›falsch-positive‹ Ergebnisse liefert. Bei einer sehr *spezifischen* Untersuchungsmethode wird man davon ausgehen müssen, daß sie dies nicht tut, aber weniger Kranke erfaßt, als es Kranke gibt; sie ist also mit ›falsch-negativen‹ Untersuchungsergebnissen behaftet. Damit aber stehen sich Sensitivität und Spezifität fast unversöhnlich gegenüber. Und schon verwischen sich erneut die Grenzen zwischen gesund und krank und es kann sein, daß der Betroffene eines solchen Untersuchungsergebnisses *unberechtigt* für gesund, aber auch für krank gehalten wird. Selbst der HIV-Test zum Nachweis einer Aids-Infektion muß sich solche Einschränkung seiner Aussagefähigkeit nachsagen lassen.

Die Zuordnung eines Untersuchungsergebnisses wird erschwert, sobald es zwichen den Bereichen des *sicher noch gesunden* und des *sicher schon krankhaften* einen breiteren Raum gibt, als man ihn gerne sehen möchte. Man bezeichnet ihn auch als die ›Grauzone‹. Die Veranlassung dazu liefert diesmal nicht ein methodischer, sondern ein ›*biologischer*‹ Umstand. Dazu ein Beispiel: Es kann fast nicht so sein, daß ein Milligrammprozent des Zuckergehaltes im Blut darüber entscheidet, ob ein Mensch zuckerkrank ist oder nicht. Die Entgleisung des Zuckerstoffwechsels vollzieht sich langsam, oft über viele Monate oder sogar Jahre. Entsprechend werden die damit verbundenen Blutzuckerwerte auch erst einen größeren Bereich durchlaufen müssen, bis sie von dem Zustand der *noch völlig intakten,gesunden* Situation zu jenem gelangt sind, der dann einer *manifesten* Zuckerkrankheit entspricht. Werte im ›Übergangsbereich‹ geben somit immer noch keine endgültige Auskunft über eine gegenwärtige Situation und veranlassen dann eine Kontrolle oder eine Untersuchung, die aussagekräftiger ist.

Selbst die beinahe verständlich erscheinende Festlegung des ›Normalgewichtes‹ entzieht sich auch heutzutage noch einer exakten Definition. Ärzte handhaben zu seiner Bestimmung seit etwa 150 Jahren den sogenannten ›Broca-Index‹. Nach dieser von dem gleichnamigen französischen Arzt und Anthropologen Paul Broca (1824-1880) entworfenen Formel entspricht das Normalgewicht jedes Menschen seiner Körpergröße über einen Meter, die man dann auf Kilogramm bezieht. Bei einer Körpergröße von 1,70m würde es somit 70 Kilogramm betragen.

Dieser Faustregel ist in jüngster Zeit eine Empfehlung gefolgt, die ähnlich leicht zu handhaben ist, das Normalgewicht aber exakter bestimmt. Der sogenannte ›Body-Mass-Index‹ (BMI) setzt auf seine Weise das Körpergewicht mit der Körpergröße in Zusammenhang, bedarf zur Handhabung aber eines rechnerischen Hilfsmittels. Der erhobene Wert ist dem Bereich des *Normgewichts* oder *Abstufungen eines Übergewichts* zuzuordnen, also auch quantitativ zu beurteilen.

Oberflächlich geht man im allgemeinen mit der Festlegung des sogenannten ›Idealgewichtes‹ um. Der grundsätzliche Abzug von 10 bzw. 15% beim Manne bzw. bei der Frau, ausgehend von deren Normalgewicht, entspricht einer Vereinfachung, die zu völlig unberechtigten Gewichtsvorstellungen führen kann. Die Gewichtsmarge, um die es sich hier handelt und die ursprünglich vom Lebensversicherer als jenes Gewicht in Erfahrung gebracht worden ist, das für den Betroffenen mit der ›idealen‹ Lebenserwartung verbunden ist, verlangt zu seiner exakten Bestimmung die Berücksichtigung der bereits genannten Parameter ›Geschlecht‹ und vor allem den ›Körperbautyp‹ oder »Phram«, wie ihn der amerikanische Autor nennt. Ihn teilt er in drei Gruppen ein. Auf diesen Körperbautyp selbst sollte man aber nicht von dem Erscheinungsbild eines Menschen schließen; korpulente Menschen erwecken fälschlicherweise oft den Eindruck, mit einer *natürlichen* Stattlichkeit ausgerüstet zu sein. Er ist vielmehr unzweideutig dem Handgelenkumfang des Menschen als eben einem sicheren Repräsentanten des Körperbautyps abzulesen.

Somit setzt die sachgemäße Bestimmung des Idealgewichtes die Nutzung entsprechender Tabellen voraus. Ihnen ist zu entnehmen, daß dieses Gewicht nicht auf ein *einziges* Kilogramm festgelegt ist, sondern einem *Gewichtsplateau* von etwa 3 bis 5 kg. entspricht. Ließe man den Körperbautyp des Menschen unberücksichtigt, ergäbe sich sogar ein Gewichtsbereich von etwa 10 bis 12 Kilogramm. Würde man sich also in den falschen Körperbautyp einordnen, wäre die Möglichkeit der Täuschung und damit des falschen Gewichtsziels unangemessen groß.

Die Empfehlung eines bestimmten Gewichtes wird der Arzt immer von den gesundheitlichen Gegebenheiten seines Patienten abhängig machen wollen. Das trifft für das ›Normalgewicht‹ in gleicher Weise zu wie für das ›Idealgewicht‹.

Der medizinische Laie überschätzt häufig die Aussagefähigkeit von Untersuchungsmethoden. Damit steht diesmal nicht eine methodische Grenze der Aussage zur Diskusssion, sondern ihr ›Verständnis‹. Ein Elektrokardiogramm, das in Ruhe abgeleitet wird, kann bestenfalls Störungen erfassen, die sich sozusagen *schon ereignet* haben; es erlaubt also kaum eine prospektive Aussage. Aber auch das ›Belastungselektrokardiogramm‹ wird im allgemeinen nur dann eine koronare Herzerkrankung wahrscheinlich machen können, wenn das Blutgefäß durch einen arteriosklerotischen Krankheitsprozeß schon *erheblich*, nämlich um etwa 70% eingeengt ist. Wenn man zusätzlich bedenkt, daß sich der Durchfluß eines Herzkranzgefäßes unter den Bedingungen der Belastung noch erheblich steigern kann – man spricht in diesem Zusammenhang von seiner Reserve –, stellt sich ein Untersuchungsergebnis noch günstiger dar, als es der Wirklichkeit entsprechen würde. Somit würde ein Elektrokardiogramm selbst unter den Bedingungen einer Belastung *jegliche* arteriosklerotisch bedingte Gefäßwandveränderung nicht ausschließen und Gesundheit vortäuschen können. Andererseits deckt ein ›Myocardszintigramm‹, wiederum unter den Bedingungen einer Belastung, die wirkliche Durchblutungssituation des Herzmuskels auf, da dieses dem Ansatz der Methode entspricht. Ihr Nachteil ist es wiederum, daß sie keine Auskunft über den eigentlichen Zustand der zuführenden *Herzkranzgefäße* abgeben kann, was erst mit Hilfe einer Methode möglich ist, die deren direkte Darstellung zum Ziel hat, der ›Koronarangiographie‹. Zu ihr bedient sich der Arzt des ›Herzkatheters‹. Dafür sagt diese Untersuchungsmethode wiederum nichts darüber aus, in welchem *Umfang* die Durchblutung gestört ist. Das wird der Arzt nur durch eine Art Analogieschluß vornehmen können oder durch die bereits erwähnte ›Szintigrammuntersuchung‹.

Somit wird deutlich, daß jede Untersuchungsmethode mit *selbstverständlichen* Grenzen behaftet ist und immer nur für eine ganz bestimmte Aussage gedacht und auch zuständig ist. Nur sollte der Arzt auch ungefragt seinen Patienten von dieser methodisch vorgegebenen Einschränkung der Beurteilung unterrichten. Die Antwort auf das »Bin-ich-jetzt-wirklich-gesund?« wird sich deshalb bestenfalls auf eine bestimmte *Methode*, einen bestimmten *Sachverhalt* und damit auch nur auf eine *Teilfunktion* des menschlichen Organismus beziehen können, und *nicht auf mehr*.

Auch die Bedeutung eines *einzelnen* Untersuchungsparameters ergibt sich oft erst im Zusammenhang mit der *allgemeinen* gesundheitlichen Situation eines Betroffenen. Wie es für Menschen einen bestimmten Blutdruckwert als einen *immer* gültigen Wert nicht gibt, kann auch ein und der gleiche Cholesterinspiegel nicht für alle Menschen von der *gleichen* gesundheitlichen Bedeutung sein. Ist er, um bei diesem Beispiel zu verharren, nur leicht erhöht, wird er für die Gesundheit eines älteren Menschen von geringerer Bedeutung sein als für einen jungen Menschen. Liegen bei einem Menschen außer dem erhöhten Cholesterinspiegel noch andere Krankheitsbegünstigungen, Risikofaktoren vor, wird der Wert anders zu beurteilen sein als ohne diese. Der Autor spricht gegenüber seinen Patienten daher oft nicht von einem normalen, sondern von einem *wünschenswerten* Cholesterinspiegel und veranschlagt damit ein Ziel, das er der *allgemeinen Verfassung* des Betroffenen anpaßt.

Schließlich verfügt ein Untersuchungsbefund vor allem auch über jenen Wert, der für eine bestimmte ›Fragestellung‹ von Bedeutung ist. Soll sich eine Untersuchung mit der Leistungsfähigkeit des Herzens auseinandersetzen, wird es für den Untersucher von Bedeutung sein, welchen Ansprüchen es gerecht werden sollte: jenen eines *Geistesarbeiters* oder eines Menschen, der ungefährdet *Leistungssport* treiben möchte. Der Versicherungsmediziner wird sich über Einzelheiten einer Zuckerkrankheit informieren wollen, um über sie auf die *Lebenserwartung* eines zukünftigen Versicherten zu schließen, ein behandelnder Arzt, um seine *Behandlung* danach auszurichten oder die Zuckerkrankheit neben anderen Störungen für das Risiko einer bevorstehenden *Operation* zu beurteilen. Der Arbeitsmediziner wird sich fragen wollen, ob die Situation irgendeiner Erkrankung noch einen Einsatz des Betroffenen im *Schichtdienst* zuläßt.

Gesundheit wie Krankheit erlangen somit eine wiederum unterschiedliche Bedeutung vor dem Hintergrund alltäglicher Belastung und Forderung.

Auf dem sichersten Wege: Der Untersuchungsgang

Sieht man einmal von banalen gesundheitlichen Störungen ab, deren Erkennung ohne einen großen diagnostischen Aufwand möglich ist, folgt der Ablauf einer Untersuchung einem bestimmten Muster. Er richtet sich danach, ob nur die Gesundheit eines Menschen *bestätigt* werden soll – etwa im Zuge eines routinemäßigen ›Check up‹ –, oder ob vermutete oder bestehende Erkrankungen *ausfindig* zu machen oder *erneut* zu beurteilen sind.

Art und *Umfang* der Untersuchungen richten sich im allgemeinen nach der Fachdisziplin, die sie ausrichtet, sowie dem Alter und der gesundheitlichen Vorgeschichte des Betroffenen. Sie sind entsprechend umfangreich und greifen sich jene Bereiche körperlicher Funktionen heraus, die für die Beurteilung der Gesamtverfassung des Menschen von besonderer Bedeutung, also *repräsentativ* sind. Dabei entsprechen sie oft nur Stichproben und müssen, sobald sich ein krankhaftes Untersuchungsergebnis herausstellt, *ergänzt* oder *erweitert* werden. Für diese stichprobenartigen Untersuchungen hat man auch den Begriff des ›Screening-Verfahrens‹ geprägt.

Dazu zwei Beispiele, die den *unterschiedlichen* Weg eines solchen Untersuchungsgangs verdeutlichen.

Werden Schmerzen unter dem rechten Rippenbogen Veranlassung zu einer Untersuchung geben, würden sie sich über Blutteste der Verfassung der Leber zuwenden und eine Ultraschalluntersuchung veranlassen. Ergäbe sie eine umschriebene Veränderung in einem Leberlappen, wäre der Verdacht auf einen Tumor erhoben. Durch ein nachfolgendes Computertomogramm (CT) könnte der Befund bestätigt werden und den Verdacht auf ein bösartiges Krankheitsereignis hinlenken. Um eine Artdiagnose des Befundes zu erstellen, wird eine Leberpunktion erforderlich. Bestätigt die gewebemäßige Untersuchung, daß es sich um die Tochtergeschwulst eines bösartigen Tumors aus dem Magen-Darmbereich handelt, hätte eine einschlägige endoskopische Untersuchung dort den Primärtumor aufzudecken.

In der vorliegenden Erkrankungssituation war der Untersuchungsablauf durch das jeweils *zuvor* erstellte Untersuchungsergebnis vorgegeben, so daß man von einer ›Stufendiagnostik‹ sprechen kann. Solcher Untersuchungsablauf ist immer dann erforderlich, wenn die Diagnostik gezwungen ist, nur einem Symptom zu folgen, während das Ziel zunächst noch nicht auszumachen ist.

Dem zweiten Beispiel liegt ein anderer Zwang zu einem bestimmten Untersuchungsablauf zugrunde.

Die klinische Symptomatik weist auf eine Überfunktion der Schilddrüse hin: Der Patient hatte Gewicht eingebüßt, neigte zum Herzklopfen, zu Durchfällen und zum Schwitzen und fühlte sich innerlich ungewohnt nervös. Seine Hände waren zittrig geworden und die Angst ließ ihn nicht zur Ruhe kommen. Er verspürte ein Druckgefühl am Halse, dessen Umfang zugenommen hatte, seine Augen erweckten einen starren Eindruck, die Augäpfel waren hervorgetreten.

Entsprechend dem dringenden Verdacht einer akuten Schilddrüsenerkrankung wird zunächst durch eine Hormonuntersuchung die Funktion der Schilddrüse getestet, ob sie erhöht, normal oder erniedrigt sei. Mit anderen Blutuntersuchungen sucht der Arzt nach Antikörpern und damit nach einem Krankheitsgeschehen im Sinne einer Autoimmunstörung. Über die Größe und die gestaltmäßige Beschaffenheit des Organs befindet er durch eine Ultraschalluntersuchuung und das Szintigramm, ergänzt durch ein CT, mit dem er die zuvor erhobenen Befunde bestätigt und abgesichert wissen will. Eine Röntgenuntersuchung wird ihm deutlich machen, ob die vergrößerte Schilddrüse die Luftröhre bereits verdrängt oder gar eingeengt hat. Eine Probepunktion ermöglicht ihm die gewebemäßige Beurteilung der Schilddrüsenerkrankung. Erst danach erlauben alle Untersuchungen mit der erforderlichen Sicherheit auf die *Art* und das *Ausmaß* der Schilddrüsenstörung zu schließen, im vorliegenden Erkrankungsfalle im Sinne der Autoimmunerkrankung des ›Morbus Basedow‹. Dadurch ist das weitere therapeutische Vorgehen des Arztes festgelegt.

Das Beispiel sollte verdeutlichen, daß oft *mehrere* Untersuchungen erforderlich sind, um alle Eigenschaften und Besonderheiten eines einzelnen Krankheitsbildes zu erfassen. Hierbei überschneidet sich zwar die Zuständigkeit der Untersuchungen, doch sie werden sich nicht gegenseitig ersetzen können. Nicht etwa eine überzogene akademische Neugierde macht sie in solchen Krankheitssituationen erforderlich, sondern die Kompliziertheit des Krankheitsgeschehens.

Da sie noch keinen anderen Weg kannte, war die Medizin des antiken Griechenland sehr auf ›Analogieschlüsse‹ angewiesen. Sie versuchte, von einem für sie *erklärbaren* Zustand auf einen zweiten Zustand zu schließen, der Ähnlichkeiten mit dem erstgenannten zu haben schien, für sie aber nicht zu fassen war, sondern ihn nur vermuten ließ. Auch die gegenwärtige Medizin ist in ihrer Diagnostik nicht frei von solchen Analogieschlüssen. So folgert der Arzt beispielsweise aus der Kenntnis über einen alkoholbedingten Leberschaden auch auf die Schädigung anderer Organe oder Organsysteme, zu denen ihm der diagnostische Weg versperrt oder nur schwer begehbar ist. Etwa, wenn es um die Alkoholschädigung des Gehirns geht. Ein erschwertes Harnlassen zusammen mit dem Tastbefund einer vergrößerten Prostata scheint ausreichend, eine altersbezogene Prostatahypertrophie als seine Ursache anzunehmen.

Aber noch andere Analogieschlüsse sind denkbar. Kennt der Arzt den Wirkungsmechanismus eines Medikaments, kann er im Falle eines therapeutischen Erfolgs oft auf die Ursachen eines Krankheitsgeschehens schließen: Hatte er der Beschwerde eines Patienten eine Entzündung zugrunde gelegt, konnte ihm der Erfolg einer entsprechenden »antiphlogistischen«, also entzündungswidrigen Behandlung diese Vermutung in gewissem Maße bestätigen. Je *spezifischer* ein Medikament zu wirken pflegt, um so mehr eignet es sich zu einem solchen diagnostischen Test.

Nicht selten ist der Arzt genötigt, aus dem Untersuchungsergebnis einer *Teilfunktion* auf die *Gesamtfunktion* eines Organs zu schließen. Entweder, weil ein solches Ergebnis zufällig vorhanden ist, oder weil weitere Untersuchungsmöglichkeiten augenblicklich nicht zur Verfügung stehen. Schon unter normalen Umständen nutzt der Arzt von den unzähligen Stoffwechselprozessen, die in der Leber stattfinden, beinahe nur eine Handvoll, um über sie auf die Beschaffenheit des Gesamtorgans zu schließen. Sie reichen aus und erlauben es, die anderen Stoffwechselereignisse des Organs unberücksichtigt zu lassen. Stehen dem Arzt aus Gründen der Unvollständigkeit nur die Ergebnisse weniger Atemgrößen zur Verfügung, wird er dennoch versuchen müssen, von ihnen auf den Grund und das Ausmaß einer Störung der Atmungsorgane zu schließen. Sind ihm nur wenige Untersuchungsparameter des Herzens zugängig, etwa das Elektrokardiogramm, eine Ultraschalluntersuchung und vielleicht noch ein Szintigramm, steht er vor einer ähnlichen Situation. Der Nachweis verborgenen Blutes im Stuhl erlaubt ihm im Zusammenhang mit einer Störung des Allgemeinbefindens und einer Gewichtsabnahme auf einen ernsthafteren Krankheitsprozeß im Darm zu schließen, ohne diesen zunächst schon direkt benennen zu können.

Diese Tatsache selbst wäre eine Erwähnung nicht wert, auch dem gewissenhaften Arzt steht nicht immer ein vollständiges Untersuchungsprogramm zur Verfügung. Sie soll vielmehr an die Verpflichtung erinnern, die Unvollständigkeit seiner Untersuchungen bei der Erstellung seiner Diagnose seinem Patienten mitzuteilen.

Die Krankheitserkennung – das entspräche einer letzten Überlegung zum Ablauf eines Untersuchungsganges – verlangt vom Arzt gar nicht selten, bestimmte Krankheiten auszuschließen, um eine andere Krankheitsursache mit einer gleichen oder ähnlichen Symptomatik, die sich nicht direkt nachweisen läßt, wahrscheinlich zu machen. Er spricht in diesem Zusammenhang von der Erstellung einer Diagnose »per exclusionem«, was meint, »durch den Ausschluß« anderer Möglichkeiten. Solcher Prozeß ist unerläßlich, sobald der Arzt eine nur nervös-funktionelle Ursache für eine gesundheitliche Entgleisung annehmen möchte, die auch durch ein Organleiden verursacht sein könnte. Immer wieder auftretende Beschwerden im rechten Oberbauch wird er nur dann als die Folge *nervös* verursachter Bewegungsstörung des Dickdarms ansehen können, wenn er eine *organische* Erkrankung der Gallenblase, der Leber oder des Zwölffingerdarms ausgeschlossen hat.

Die Diagnostik, von der ein Sprichwort sagt, sie sei vor den therapeutischen Erfolg gestellt, entspricht dem Kern ärztlicher Tätigkeit. Ihre Vielgestaltigkeit, die Unterschiedlichkeit ihrer Ansätze und Verfahren, aber auch die Grenzen ihrer Aussagemöglichkeiten sollten zum besseren Verständnis dargestellt werden. Vielleicht führt bereits das Nachdenken darüber die Frage des medizinischen Laien »Bin ich jetzt wirklich gesund?« auf den Kern der möglichen Aussage zurück, auf die Beschränkung.

Das Alter

Sosehr Krankheit und Alter ineinandergreifen und sich gegenseitig beeinflussen, so sehr bestimmen beide Prozesse auch *unabhängig* voneinander die gesundheitliche Situation des Menschen in seiner zweiten Lebenshälfte.

Die Einflüsse, unter denen es im ›Alter‹ zu einer Veränderung der lebenden Substanz des Menschen kommt, sind zum Teil durch einen genetischen Code vorgegeben, zum Teil exogen bedingt. Exogen würde unabhängig von dem eigentlichen biologischen Alterungsprozeß *zufälligen* Einflüssen und Krankheitsereignissen entsprechen können. Demnach werden ernsthafte und vor allem chronische Erkrankungen das sonst altersphysiologisch ablaufende Geschehen beeinflussen können.

Will sich der Arzt einen ›Eindruck‹ über die Alterung eines Patienten verschaffen, vergleicht er dessen tatsächliche, also *biologische* Erscheinung mit seinem *Lebensalter.* Dabei entspricht ein äußerlicher Eindruck, sosehr er die altersmäßige Beschaffenheit eines Menschen auch zu repräsentieren vermag, nur einem sehr subjektiven Kriterium. Die Medizin hingegen verlangt auch objektive Maßstäbe zu ihrer Beurteilung. Hierzu verwendet sie bestimmte ›Untersuchungsgrößen‹. Sie entsprechen der Lungenfunktion, richtiger dem *forcierten Exspirationsvolumen,* und der *Vitalkapazität,* dem Blutdruckverhalten vorwiegend im Zusammenhang mit seinem *systolischen* Wert, dem *Eiweißspiegel* im Blut und den Reaktionszeiten bestimmter *motorischer Abläufe,* die sich im Laufe der Alterung verlangsamen.

Die Regression des Alterns geht im ›klinischen‹ Bereich mit einer Einschränkung der *Leistungsfähigkeit* und der *Anpassungsfähigkeit* einher. Bestimmte Leistungsreserven und die Möglichkeiten der Kompensation lassen ihren Schwund oft so lange nicht erkennen, wie es nicht zu einer plötzlichen oder ungewohnten Mehrbelastung kommt. Dann aber können eine starke körperliche Belastung oder eine strapazierende Erkrankung den Menschen sehr schnell den Grenzen seiner Leistungsfähigkeit näherbringen.

›Physiologisch‹ erleiden die Gewebe im Zuge der Alterung einen Flüsssigkeitsverlust, es kommt zu einer Abnahme ihrer Elastizität und einer Atrophie der Muskulatur, die zum Teil durch Bindegewebe ersetzt wird. Zellzahl und die Enzymaktivitäten der Leber nehmen ab. Eine Änderung der endokrinen Systeme führt zum Klimakterium und zur Entwicklung des Altersdiabetes, im Immunbereich vermindert der Alterungsprozeß die Abwehrleistung gegenüber Krankheitserregern oder körperfremden Tumorzellen und begünstigt deren Ausbreitung und Entwicklung. Veränderungen im Bereich des Zentralnervensystems können zu einer Störung der Aufmerksamkeit und des Schlafes führen und eine Verflachung der Persönlichkeit bewirken. Chronische Krankheiten verleihen der Entwicklung dieser altersphysiologischen Veränderungen Vorschub, die Alterung kann dadurch beschleunigt werden.

Der Alterungsprozeß, der in der Folge ›genetischer‹ Einflüsse stattfindet, scheint molekularer Natur zu sein und geht von dem Informationsmaterial der menschlichen Zelle, der DNS aus. Mit dem Alter nimmt die fehlerhafte Proteinsynthese in den Zellen zu und wird im Gegensatz zum vorausgegangenen Leben nicht mehr im gleichen Maße durch Reparaturenzyme ausgeglichen. Dadurch ändert sich mit der Information an die Tochterzelle auch deren Funktion.

Zu den Einflüssen ›exogener‹ Art, die im Laufe des Lebens die Erbsubstanz des Menschen treffen und dadurch den Prozeß der Alterung beschleunigen können, zählen vorwiegend Stoffwechselstörungen wie die Zuckerkrankheit oder die Entgleisung der Fette und chemische Noxen oder ionisierende Strahlen. Unwidersprochen scheint demgegenüber, daß die biologische Lebenserwartung des Menschen unabhängig von solchen lebensverkürzenden Einflüssen, potentiell also, 120 bis 130 Jahre betragen soll.

Altern, das mag man aus diesen Überlegungen mitnehmen, wird zwar durch Krankheiten moduliert, entspricht sonst aber einem physiologischen, zum Teil genetisch vorgegebenen und damit auch einem individuellen biologischen Prozeß.

Gesundheit wirklich überschaubar?

Gesundheit, das sollte anklingen, ist so lückenhaft zu beurteilen, wie das Wissen um die biologischen Funktionsabläufe im menschlichen Organismus unvollständig ist. Es wäre falsch, nicht davon auszugehen, daß die Beurteilung der gesundheitlichen Situation eines Menschen nicht bruchstückhaft ist und oft über die Beurteilung von Teilaspekten nicht hinausgelangt. Um so wichtiger erscheint es, sich dieser Tatsache bewußt zu sein. Für den Arzt bedeutet das, neben allen verfügbaren Untersuchungsparametern das Wissen um die Gesamtpersönlichkeit in seine Urteilsbildung einzubeziehen. Für den medizinischen Laien, sich jederzeit der Unvollständigkeit der Aussagen bewußt zu sein, die von medizinischen Erhebungen ausgeht.

Jedes Untersuchungsergebnis, das nicht freimütig seinen Teilcharakter zu erkennen gibt, muß sich daher in Frage stellen lassen.

5. Streß und Leistungsfähigkeit

Die Theorie von H. Selye

Jeder Mensch fühlt sich dem Streß ausgesetzt. Streß stellt für ihn etwas oberflächlich betrachtet die *Belästigung* und die *Überforderung* schlechthin dar. Doch muß sich für den kritisch denkenden Menschen damit auch die Frage aufwerfen, wo denn die *Grenzen* zwischen der Forderung im Sinne einer normalen, erforderlichen und demnach wohl auch biologisch sinnvollen und einer unangemessenen, sinnwidrigen und gesundheitlich nachteiligen, daher »streßartigen« Belastung zu sehen sind.

H. Selye (1907-1982), ein gebürtiger Österreicher, Arzt und Experimentalchirurg, zuletzt als Professor und Leiter eines nach ihm benannten Forschungsinstitutes in Montreal (Kanada) tätig, fand heraus, daß lebende Organismen unabhängig von der Art eines störenden Einflusses in immer *gleicher* Weise reagieren. Gleichgültig, ob ihnen eine Verletzung oder eine Vergiftung beigebracht worden ist, ob sie, wie spätere Studien an Menschen zeigten, einem Unfall, einer schweren Krankheit oder auch nur einem heftigen Schreck ausgesetzt waren oder einer besonderen körperlichen Forderung. Die von ihm beobachtete Reaktion nannte er die »non-specific response of the body to any demand upon it«, übersetzt die »unspezifische Allgemeinreaktion des Organismus auf irgendwelche Belastungen«. Seiner Ansicht nach war allen diesen Reaktionen eigen, feindliche Einflüsse *abwehren* und sich einer neuen Umgebungssituation gegenüber *anpassen* zu wollen. Deshalb verlieh H. Selye den Ereignissen, die er beobachtet hatte, die Bezeichnung ›Anpassungs-‹ oder ›Adaptationssyndrom‹. Der eine extreme Forderung erfüllende Bergsteiger, ein erfolgreich um sein Leben schwimmender Schiffbrüchiger und der mit seinen letzten körperlichen Reserven den Sieg anstrebende Marathonläufer entsprechen Beispielen einer solchen Anpassung und Leistungsbewältigung im Alltag. ›Streß‹ also zunächst einmal ›Anpassung‹.

Was H. Selye als eine *lokale* Reaktion auf willkürliche Verletzungen oder Infizierungen erkannte, entspricht dem Geschehen, das dem Leser als einer Maßnahme der Entzündung schon dargestellt worden ist: einem Abwehrgeschehen in der Form, daß zelluläre Abwehrelemente aufmarschieren, den Feind einkreisen, ihn dingfest machen und später abtransportieren, um ihn endgültig unschädlich zu machen oder aber aus dem Körper zu entfernen, etwa in der Form des Eiters. Wiederum ein Beweis für die Anpassungsfunktion als Streßgeschehen.

Als Steuerungseinheiten für dieses Geschehen hatte H. Selye das ›Adrenerge System‹ ausgemacht. Jenen bereits dargestellten Anteil des vegetativen Nervensystems, der etwas mit der *Auseinandersetzung* und dem *Kampf* zu tun hat, dessen Hauptnerv der Sympathikus und dessen Haupthormon das Adrenalin darstellen. Es wurde auch bereits erwähnt, daß ein starker seelischer Schock in der Lage ist, gleiche körperliche Reaktionen auszulösen.

Für das Verständnis des Streß bleibt jedoch noch eine andere Entwicklung zu verfolgen.

Lange Zeit war das Krankheitsereignis ›Herzinfarkt‹ mit dem Begriff ›Managerkrankheit‹ belegt. Das geschah zu einer Zeit, als sich Herzinfarkte erstmals ereigneten und man glaubte, den Druck der Verantwortung sowie ein überzogenes Maß an Arbeit für diesen Krankheitsprozeß verantwortlich machen zu müssen. Solche Voraussetzungen sah man im Aufgabenbereich des Wirtschaftsmanagers erfüllt und verlieh dem Krankheitsgeschehen daher die Bezeichnung ›Managerkrankheit‹.

Nach nicht gerade kurzer Zeit erlaubten ›soziologische Studien‹ jedoch eine völlig andere Sicht. Sie sahen die Gefährdung, an einem Herzinfarkt zu erkranken, weniger von einer bestimmten beruflichen Position und Tätigkeit begünstigt als vom ›Persönlichkeitstyp‹. Wie wäre es sonst zu verstehen gewesen, daß innerhalb der genannten Erhebung beispielsweise Angestellte einen bevorzugten Platz einnahmen.

Und schließlich sollte der Leser zum besseren Verständnis der nachfolgenden Betrachtungen noch einer dritten Überlegung folgen, auch wenn ihm deren Inhalt zum Teil schon bekannt ist.

Das Geschehen um den ›Herzinfark‹t seinerseits aktualisierte die Krankheitsbedeutung der ›Arteriosklerose‹ und hob, nachdem sich die Beteiligung der Blutfette an diesem Krankheitsprozeß herausstellte, den gestörten ›Fettstoffwechsel‹ mit in den Kreis der Verantwortlichen. In der Folgezeit bildeten alle »Drei« zusammen ein nicht mehr zu lösendes Geflecht von Zusammenhängen. Die Herzinfarktforschung war ohne Berücksichtigung des Arteriosklerosegeschehens nicht mehr denkbar und beide zusammen nicht mehr ausreichend diskutiert, wenn man nicht auch den Fettstoffwechsel in die Überlegungen einbezog.

Wie aber stellt sich wohl der *direkte* Zusammenhang zwischen Streß und Herzinfarkt dar?

Wenn der Ärger naht

Nach H. Selye verläuft das Adaptationssyndrom in ›5 Phasen‹. Einer ersten *Alarm-* oder *Notfallsreaktion* folgt die Phase der *Abwehr* oder der *Kompensation*. Gelingt sie dem Körper, geht das Geschehen in die *Rückbildung* über, gelingt sie nicht, kann es über die Phase der *Erschöpfung* oder *Dekompensation* zur *Anpassungskrankheit* als der letzten Station innerhalb seines Modelles kommen. Die Entwicklung in der Richtung der erfolgreichen Auseinandersetzung belegte H. Selye mit der Bezeichnung ›*Eu-Streß*‹, die ihres Mißlingens mit ›*Distreß*‹ (Ableitungen aus dem Englischen: »Streß« gleichbedeutend mit »Druck«, »Eu« mit »gelingend«, »Distreß« in direkter Übersetzung für »Quälen« u. ä.). Für die Einwirkungen selbst pflegte H. Selye die Bezeichnung der ›Stressoren‹.

Es ist unschwer zu erkennen, daß der Bezeichung Streß ursprünglich die *Antwort* auf einen Reiz und nicht dessen *Einwirkung* selbst entsprach. Folgt man dem heutigen Sprachgebrauch, so hat sich diese Situation *umgekehrt*: Der medizinische Laie versteht unter Streß die *Einwirkung* und nicht mehr die *Reaktion*. Zumindest sollte man diese Definitionsunterschiede kennen, um nicht falschen Vorstellungen anheimzufallen. Es bietet sich an, von den *Einwirkungen* im genannten Sinne als den ›Streßursachen‹, von den *Reaktionen* des Organismus auf die Einwirkungen hingegen als den ›Streßfolgen‹ zu sprechen.

Der Kreis zwischen Streßgeschehen und dem Herzinfarkt ist wie folgt zu schließen.

Im Verlaufe der Alarm- oder Notfallreaktion kommt es auf Geheiß des adrenergen Systems zur *Kampf-* und *Fluchtbereitschaft*: Die Herzaktion beschleunigt sich, der Blutdruck steigt, die Skelettmuskulatur spannt sich an und rüstet sich gegebenenfalls für eine brachiale Auseinandersetzung, die Blutgerinnung nimmt zu, um im Falle einer Verletzung das Verbluten zu verhindern, und schließlich steigen auch Blutzucker und Cholesterin im Blute an, um dem Organismus wichtige Energie für seine Auseinandersetzung zu liefern. Dieses Geschehen erscheint zur Erfüllung einer

Aufgabe physiologisch sinnvoll, und es findet seinen Abbau, sobald sie beendet ist. Nach diesem Muster verlaufen die Auseinandersetzungen des Organismus mit einer Forderung, durch sie paßt sich der Organismus einer neuen Situation an und vor allem: ohne diesen Mechanismus wäre der Mensch nicht lebensfähig. Der lebenserhaltende Effekt des Streß-Geschehens wird erkennbar.

Anders verhält es sich, wenn es *nicht* zu einer Auseinandersetzung kommt oder wenn der Organismus gezwungen ist, seine Abwehrmechanismen für eine längere Zeit aufrechtzuerhalten, als er dazu in der Lage ist. Was zunächst nur vorübergehend war, wird jetzt zu einem *dauerhaften* Zustand: Der Organismus *verharrt* in der Abwehr- oder Kompensationsphase, die Mechanismen der Feindabwehr bleiben bestehen und damit die Herzaktion weiterhin beschleunigt, der Blutdruck erhöht, die Stoffwechselveränderungen in ihrer Einstellung verharrend, zum Beispiel in der Form eines erhöhten Blutzuckers oder Cholesterinspiegels. Diese Einstellung aber ist für den menschlichen Organismus schädlich und begünstigt die Entwicklung der *Arteriosklerose*, damit aber auch die *koronare Herzkrankheit*. In *akuten* Streßsituationen können darüber hinaus nervös-vegetative Einflüsse auf die Gefäße im Sinne ihrer Verkrampfung hinzutreten und das Geschehen des akuten Notstandes, der Erschöpfung oder der Dekompensation vervollständigen. Dann hat sich die bereits erwähnte ›Streßkrankheit‹ entwickelt. Eine solche Situation wird dadurch begünstigt, daß entweder die Abwehrmaßnahmen des Organismus zur Bestreitung der Aufgabe nicht ausgereicht haben oder der ›Feind‹, das streßauslösende Moment, zu mächtig war.

Nicht anders wirken sich die Mechanismen des Kampfes und der Auseinandersetzung aus, sobald sie durch eine starke ›geistig-seelische Beanspruchung‹ ausgelöst werden. Für eine solche Form der Auseinandersetzung waren sie vom Organismus gar nicht gedacht, noch weniger konnten sie im Zuge solcher Auseinandersetzung wieder abgebaut werden. Auch jetzt wird eine kämpferische Auseinandersetzung in Szene gesetzt, die im Grunde genommen gar nicht stattfindet. Und mehr noch: Verbindet der Mensch mit der Erinnerung oder mit dem Gedanken an eine bestimmte Situation starke Emotionen, können sie ausreichen, gleiche Folgen auszulösen. Eine Situation, die von einem ›chronisch-emotionalen Streß‹ her bekannt ist und ein besonderes Licht in dessen gesundheitliche Schädlichkeit wirft.

Auf diese Weise wird aus einem ehemals sehr sinnvollen biologischen Geschehen der Adaptation, also der ›Anpassung‹, eine Schädigung, eine ›Anpassungskrankheit‹, wie sie H. Selye innerhalb seines Streßmodelles nennt.

Streßgefährdung, Streßfolgen, Streßbegegnung

Die Annahme, der Mensch sei weniger durch seine berufliche Tätigkeit oder Position als durch eine entsprechende ›Persönlichkeitsstruktur‹ gefährdet, einen Herzinfarkt zu erleiden, wurde durch Arbeiten von R. Rosenmann und G. Friedmann untermauert. Innerhalb eines bestimmten Einteilungsschemas ordneten die Autoren der von ihnen ›A-Typ‹ genannten Persönlichkeit ein erhöhtes Erkrankungsrisiko zu. Ihr ›Wesen‹ sahen sie gekennzeichnet durch eine starke Bezogenheit zum Beruf und zur Leistung, aus der heraus sie ständig zur Übernahme einer Aufgabe bereit seien, durch Ehrgeiz und Aggressivität oder durch die Eigenschaft, sich selbst unter Zeitdruck zu stellen. Sie meinten gefunden zu haben, daß es ihr an der erforderlichen Anpassungsfähigkeit ermangele. Im Innersten sensitiv, mißachte sie die Warnsignale des Körpers und gefährde sich dadurch. Ihre Wesenseigenart löse nicht selten den Mißbrauch und die Abhängigkeit von Pharmaka, Alkohol und Nikotin aus.

Solches Bild eines streßgefährdeten Menschen ist von anderen Autoren aufgegriffen und modifiziert worden. Wie auch immer diese Entwürfe ausgefallen sind, sie scheinen zu bestätigen, daß zu den wesentlichen Voraussetzungen in der Entwicklung der Arteriosklerose und des Herzinfarktes eine *bestimmte* ›Persönlichkeitsstruktur‹ zählt. Freilich nicht losgelöst, sondern nur im Wechselspiel mit ihrer beruflichen Forderung und ihrem sozialen Umfeld. Dann entspricht es nicht mehr als einem Teilaspekt, wenn andere Autoren darauf verweisen, daß auch die *Einstellung* eines Menschen zu seiner Leistung, ihre adäquate oder inadäquate Einschätzung, mit einem Erkrankungsrisiko verbunden sein kann. Gleichgültig, ob sie die eigenen Fähigkeiten oder die Forderungen für zu gering oder zu hoch erachteten, ihr *Mißverhältnis* versetzte sie in einen Spannungszustand, der in seinen Auswirkungen einem Streßeinfluß gleichzusetzen sei.

Die ›gesundheitlichen Folgen‹ eines chronischen Streßeinflusses entsprechen unterschiedlichen *körperlichen* und mehr noch *seelischen* Irritationen. Müdigkeit, Stimmungslabilität und Reizbarkeit greifen Platz, es kann zu heftigen Affektentladungen kommen, oder es entwickelt sich eine oft lange Zeit andauernde mürrisch-reizbare oder ängstlich-hypochondrische Verstimmung. Grundsätzlich leistet diese Veränderung der Affektlage des Menschen psychosomatischen Erkrankungsreaktionen Vorschub.

›Körperliche Streßfolgen‹ finden ihren Niederschlag zwar entsprechend einer individuellen Erkrankungsbereitschaft, doch bevorzugen sie bestimmte Organe und führen an ihnen auch zu bestimmen Reaktionen. Bekannt sind sie vornehmlich im Magen- und Darmbereich, dort in der Form eines Geschwürs oder des irritablen Colons, als kaum beeinflußbare Schmerzsyndrome, etwa als Kopfschmerz, oder in der Folge von Verspannungen der Muskulatur des Schultergürtels, als die bereits beschriebene nervöse Form einer Atemstörung, das Schnappen nach Luft sowie als das lästige und zugleich typische Kloßgefühl im Halse. Eine Schwächung des Immunsystems gibt sich oft durch eine Häufung von Infekten zu erkennen.

Ein sehr weitreichendes Modell der Krankheitszusammenhänge um den Streß hat H. Schäfer als den *Psycho-sozialen Streß* beschrieben, sein Modell die ›Hierarchie der Risikofaktoren‹ genannt. Hierarchie meint hier die Entwicklung eines Erkrankungsrisikos über mehrere *Entwicklungsstufen*. Jeder dieser Stufen verleiht der Autor eine bestimmte Wertigkeit innerhalb des gesamten Krankheitsgeschehens und versieht sie mit einer besonderen Bezeichnung. Innerhalb dieses Modells kommt es von Einflüssen mehr *genereller* und *allgemeiner* Art zu solchen mit einer sehr auf das Ziel ›Streßfolgen‹ *ausgerichteten* Wirkung. Das Modell soll seiner Bedeutung halber skizzenhaft vorgestellt werden.

Die *Grundlage* zur Entwicklung der Streßkrankheit stellen nach H. Schäfer eine erbmäßige Belastung, rassische Eigentümlichkeiten und die Persönlichkeitsstruktur des Menschen dar. *Moderatoren* dieser Entwicklung entsprächen zunächst Einflüssen aus der Gesellschaft und dem sozialen Umfeld, die zu Unzufriedenheit, Angst, Aggression und Sorgen Anlaß böten und einer daraus resultierenden Änderung des Verhaltens. Eine nächste *Stufe* der Hierarchie sieht H. Schäfer von den Folgen des Fehlverhaltens besetzt und erwähnt dabei die Ernährungsgewohnheiten mit ihren Einflüssen auf den Stoffwechsel einschließlich des Übergewichtes sowie den unangemessenen Konsum von Genußmitteln, beispielsweise des Nikotins. Zusätzlich konzidiert H. Schäfer dem seelischen Spannungszustand, in dem sich ein Mensch befinden kann, einen *direkten* Einfluß auf das Gefäßsystem mit der Folge, eine Durchblutungsstörung zu begünstigen. Einschließlich weiterer Risikofaktoren, die schon Erwähnung fanden, würden sich auf diesem Wege allmählich die Voraussetzungen zur Entwicklung einer vorzeitigen Arteriosklerose und über diese gegebenenfalls eines Herzinfarktes erfüllen.

Die zahlreichen Wurzeln des Streßgeschehens eröffnen ein weites Feld von Möglichkeiten seiner ›Begegnung‹. Des geringen Umfanges dieser Darstellungen wegen kann nur angedeutet werden, daß solche Maßnahmen in der Vermeidung der *Streßbegegnung*, in der geschickten *Auseinandersetzung* mit der Streßeinwirkung und in der rechtzeitigen *Erkennung* gesundheitlicher Streßfolgen bestehen können. Zusätzlich wäre es erforderlich, berufliche *Bewältigungsstrategien* zu beherrschen und seine eigenen *Leistungsgrenzen* auszubauen oder, wenn dieses nicht möglich ist, sie zu respektieren.

Die letztgenannte Forderung verlangt eine Betrachtung zur *Leistungsfähigkeit* des Menschen.

Leistungsfähigkeit gefragt

Es gilt als ein wichtiges Prinzip, daß ein biologisches System nur so leistungsfähig ist, wie es *beansprucht* wird. Das Geheimnis seiner Leistungsfähigkeit liegt somit in seiner *Forderung*. Wenn dieser Grundsatz auch für den geistigen Bereich gilt, so wird er doch im körperlichen Geschehen augenfälliger und soll daher zunächst für dieses dargestellt werden.

Der Umfang der Oberschenkelmuskulatur beispielsweise vermindert sich schon nach wenigen Tagen der Bettruhe meßbar; man spricht dann von seiner ›Atrophie‹. Ein Bein, das über 4 bis 6 Wochen in einem Gipsverband ruhiggestellt wird, verschmächtigt sich muskulär sehr stark. Auch die zirkulierende Blutmenge als eine Leistungsgröße des Kreislaufs nimmt unter den gleichen Bedingungen sehr schnell ab.

Umgekehrt wird das Prinzip der ›Leistungserhaltung‹ oder gar der ›Leistungssteigerung‹ durch die körperliche Forderung durch die sportlichen Erfolge von Athleten in zum Teil spektakulärer Weise belegt. Beschränkt sich das Training dabei auf einzelne Muskelgruppen, spricht man von einem isometrisch gearteten Muskeltraining. Man weiß, daß die Leistungssteigerung der Muskulatur dabei nicht durch eine Vermehrung der Muskelzellen, sondern über eine Ökonomisierung ihres Stoffwechsels erreicht wird.

›Ökonomisierung‹ stellt denn auch das Stichwort für die *Prävention* der koronaren Herzerkrankung durch Maßnahmen des sportlichen Trainings dar. Sie bedeutet, daß der Herzmuskel im Genuß dieses Vorzuges zu seiner Arbeit weniger Sauerstoff benötigt als im untrainierten Zustand. Vermindert sich im Zuge der Koronarsklerose das Sauerstoffangebot, ist der Herzmuskel gegenüber dieser Situation besser gerüstet. Auch die Verlangsamung der Herzaktion, die unter sportlichem Training stattfindet, trägt zu besserer Wirtschaftlichkeit der Herzmuskeltätigkeit bei.

Ein solcher ›Trainingszustand‹ ist offenbar nur durch eine Belastung zu erreichen, der das Prinzip der *Fortbewegung des Körpers aus eigener Muskelkraft* zugrunde liegt. Demnach muß die Forderung *umfangreiche* Muskelareale des Körpers einbeziehen, um in dieser Weise wirksam zu werden. Somit bieten sich als geeignete ›Maßnahmen‹ der Lauf, das Radfahren, das Schwimmen oder eben die Imitation solcher Forderungen auf einem Ergometer an. Um auch wirklich erfolgreich zu sein, muß das Training außerdem ausreichend *häufig, intensiv* und auch *ausreichend lange* erfolgen. Hierfür gibt es bestimmte Maßzahlen.

Über eine gute Beschaffenheit seiner ›Muskulatur‹ zu verfügen, bedeutet aber nicht nur, Leistungen im sportlichen Wettbewerb, sondern auch im Alltag zu erstellen. Jedwede Form einer körperlich-muskulären Forderung wäre unter solchen Bedingungen mit weniger Aufwand an Kraft und Energie verbunden. Dann zahlt sich auch ein muskuläres Training aus, das auf die erwähnte *lokale* Leistungssteigerung abstellt, wie es gegenwärtig in vielen Fitneßzentren angeboten wird. Es ist schon nicht unwichtig, seine Leistungsfähigkeit selbst während vieler Stunden einer nur sitzenden Tätigkeit uneingeschränkt aufrechtzuerhalten, anstatt sie etwa wegen Rückenbeschwerden abbrechen zu müssen. Der mehr gymnastische Anteil einer sportlichen Forderung würde darüber hinaus die Beweglichkeit und das Reaktionsvermögen eines Menschen aufrechterhalten und fördern können.

Die regelmäßige muskuläre Forderung trägt auch zur Bildung eines dichten und leistungsfähigen ›Gefäßnetzes‹ bei. Würde eines der Hauptgefäße verlegt werden, könnten die umgebenden Gefäße ihre Funktion übernehmen und eine endgültige Durchblutungsstörung vermeiden. Davon profitiert beispielsweise, wer an einer Gefäßerkrankung der Beine oder des Herzmuskels leidet. Je langsamer sich der Verschluß eines Gefäßes vollziehen würde, etwa in der Folge einer Arteriosklerose, um so erfolgreicher und vollständiger könnte die Störung durch einen solchen Umgehungskreislauf kompensiert werden.

Bewegung und sportliche Forderung scheinen aber auch die Prämissen zur Gesunderhaltung anderer Körperfunktionen.

In den vegetativ gesteuerten Körperfunktionen wird ein Mensch, sobald er ausreichend sportlich und gymnastisch trainierter ist, in geringerem Maße auf Streßeinflüsse reagieren. Seine Kreislaufsituation würde sich stabilisieren, es käme weniger zu krisenhaften Abweichungen seines Blutdruckverhaltens in beiderlei Richtung. Er wäre weniger von funktionellen Herzbeschwerden belästigt und den Gefahren ernsthafter Durchblutungsstörungen ausgesetzt. Die biorhythmisch bedingten Schwankungen seiner Leistungsfähigkeit würden im Zustand der Trainiertheit weniger stark ausfallen, er würde sich nicht mehr oder weit später als sonst körperlich-muskulär erschöpft fühlen. Und schließlich könnten krisenhafte Situationen des Kreislaufs, wie sie im Zusammenhang mit einem schweren Unfall vorstellbar sind, leichter und sicherer überwunden werden.

So wird es verständlich, daß die ›Immobilität‹ des Menschen, also seine zu *geringe* körperliche Forderung, wohl berechtigt zu den Risikofaktoren der Arteriosklerose und mehr noch des Herzinfarktes zählt, – und umgekehrt, daß die regelmäßige sportlich-körperliche Betätigung ihre wichtigste Präventivmaßnahme darstellt.

»Sport und seelische Befreiung« oder »Sport macht frei« entsprechen Schlagworten, die im Wissen um die Wirkung der sportlichen Betätigung auf die seelische Befindlichkeit des Menschen geprägt worden sind. Der Streßabbau scheint durch sportliche Betätigung begünstigt zu werden, sobald man ihn für die Zeit nach der beruflichen Forderung ansetzt, also für den Abend, und dann mehr in seiner spielerischen Form. Sportliche Leistungen und im Zusammenhang mit ihnen auch der sportliche Erfolg wirken auf die Persönlichkeitsentwicklung besonders des jungen Menschen, stärken sein Selbstbewußtsein und sein Selbstwertgefühl.

Den Begriff Training sollte man auch in den Mittelpunkt jener Überlegungen stellen, die sich mit ›geistig-seelischen Leistungsparametern‹ auseinandersetzen. Hier ist eine Leistungseinbuße schon nach wenigen Tagen geringerer Beanspruchung meßbar nachzuweisen. Im Alter kann die Forderung zur längeren Erhaltung der geistigen Beweglichkeit eines Menschen beitragen. Trainieren im Sinne des ›Gewöhnens‹ läßt sich für den Menschen auch die Verarbeitung von Eindrücken. Sind körperliche Entgleisungen von Einflüssen abhängig, die mit einer starken emotionalen Beteiligung einhergehen, lassen sie sich zusammen mit ihr abbauen.

›Streßtraining‹ würde man die bewußte Exposition gegenüber Einflüssen von potentiell streßinduzierender Bedeutung nennen. Nicht die Vermeidung einer Auseinandersetzung stellte in diesem Falle die Möglichkeit der Streßbewältigung dar, sondern die *bewußte* und vor allem die *häufige* Begegnung mit ihr.

Forderung auf der einen und *Entspannung* auf der anderen Seite stehen sich durchaus nicht unversöhnlich gegenüber, im Gegenteil; im biorhythmischen Ablauf bedingen sie sich ähnlich wie der Tag die Nacht. Durch die Phase der Passivität gewinnt der Körper Reserven, die er für die Aktivitäten des nachfolgenden Tages benötigt. Sich leistungsfähig zu halten, setzt demnach auch voraus, sich ausreichend zu entspannen.

›Entspannung‹ in diesem Sinne ist in fast jeder Zeiteinheit zu verstehen und zu verwirklichen; sie würde immer dem Streßaufbau begegnen können. H. Selye, einmal gefragt, wie er sich denn in der Auseinandersetzung mit einem akuten Streßeinfluß verhalte, soll geäußert haben: »Wenn ich merke, daß er auf mich zukommt, denke ich *weg*, mache ich etwas *anderes*.«

Maßnahmen der ›Kurzentspannung‹ stehen an erster Stelle aller Methoden, deren sich der Mensch aus diesem Anlaß bedient. Abende und Wochenenden wären als Zeiten der Entspannung vorgegeben, der Jahresurlaub würde darüber hinaus die große Chance des Ausgleichs darstellen, des »Anzündens von Lichtern an anderen Stellen des Gehirns« (W. Churchill). Maßnahmen der Kurzentspannung sind geeignet, den Streßaufbau im Tagesablauf zu verringern oder gar zu vermeiden. Dazu gelangen zahlreiche Methoden zur Anwendung, wie sie im vorausgegangenen Buchabschnitt dargestellt worden sind.

Ohne die Diskussion um den ›Streß‹ als dem Phänomen der Anpassung wäre dem Menschen nicht so sehr bewußt geworden, welche Bedeutung für seine Leistungsfähigkeit *der Gesunderhaltung zufällt. Indem sie sich an den Forderungen des Alltags reibt, besteht die Gesundheit ihre eigentliche Bewährungsprobe; sie kann sich sogar an ihnen aufbauen und entwickeln. Dann entspräche Streß dem eigentlich lebenserhaltenden Prinzip, wie es H. Selye empfunden und dargestellt hat. Verständlich dann auch, daß es*

Menschen gibt, die den Streß als eine Art Lebenselixier empfinden und nicht auf ihn verzichten möchten.

»Streß« und »Leistungsfähigkeit« könnten im Kontext zu der Fragestellung dieses Buchs aber auch noch etwas anderes bedeuten: Sollte der Mensch einmal mit seiner Gesundheit nicht mehr ganz zufrieden sein, wird er sich auch fragen sollen, wie es denn um seine Leistungsfähigkeit bestellt ist. Vielleicht wird er bei einer für ihn nachteiligen Anwort dann vor der Erkenntnis stehen, daß er krank im eigentlichen Sinne gar nicht ist – nur nicht trainiert und damit nicht ausreichend leistungsfähig.

Der Stellenwert des Krankseins

Zu dem Titel seines Buches »*Wann eigentlich bin ich krank?*« sah sich der Autor veranlaßt, weil er als Arzt wiederholt feststellen mußte, wie schwer es vielen Menschen fällt, sich gesundheitlich zu orientieren, daß sie sich selbst die Frage, ob sie denn nun krank seien oder nicht, nur schwer beantworten können. Umfangreiche Darlegungen in den Medien tragen mehr zu ihrer Verunsicherung als zu ihrer Aufklärung bei. So gelingt es ihnen in der Situation einer Erkrankung oder einer anderen gesundheitlichen Störung nur selten, anfallende Untersuchungsergebnisse angemessen zu würdigen und sie sich nutzbar zu machen. Das Abschlußkapitel dieses Buches wird sich daher mit der Würdigung der Krankheiten in ihren unterschiedlichen Erscheinungsformen auseinandersetzen und ihren ›Stellenwert‹ beleuchten.

1. Was seine Beurteilung erschwert

Die schon eingangs dieses Buches gestellte Frage: »Bin ich bereits krank, wenn ich mich entsprechend fühle, und bin ich es auch ohne dies, nur weil mein Arzt eine Krankheit festgestellt hat?« weist bereits auf die unterschiedlichen Auffassungen, aber auch möglichen Erscheinungsbilder des Krankseins hin. Offenbar können sie bestimmt sein durch dessen *subjektive* Erlebnisinhalte oder durch den *objektiven* Nachweis der Störung selbst im Sinne einer medizinisch-naturwissenschaftlichen Betrachtungsweise. Welche dieser Erscheinungsformen aber sollten für den Menschen *verbindlich* sein – oder gibt es noch andere Kriterien zur Beurteilung des Krankseins?

Die alleinige Handhabung der Begriffe ›Krankheit‹ oder ›Gesundheit‹ für alle Zustände der gesundheitlichen Befindlichkeit fällt jedem Menschen schwer, der sich das *gesamte* Spektrum krankhafter Entgleisungen vor Augen führt.

Er denkt zuvorderst an eine ›Krankheitsbereitschaft‹, die nicht mehr als die Möglichkeit beinhaltet, *irgendwann einmal* zu erkranken. Und er denkt an die ›Unpäßlichkeit‹, die für ihn eine flüchtige Mißempfindung ohne einen eigentlichen Krankheitswert darstellt. Danach erscheinen vor seinem Auge ein Katarrh etwa, ein Darminfekt oder eine Prellung, von denen er annimmt, daß sie für ihn nur eine ›vorübergehende Belästigung‹ darstellen werden. Dann sieht er aber auch gesundheitliche Störungen, von denen er aus eigener Erfahrung oder aus dem Erlebnis Dritter weiß, daß sie sich nicht mehr zurückbilden, sondern ihn zeit seines Lebens begleiten können. Es fallen ihm der Teilverlust eines Organs ein, Verschleißerscheinungen von Gelenken und Wirbelsäule, die Neigung zu einem erhöhten Blutdruck oder die Zuckerkrankheit; Störungen, die für ihn eine bedeutungsvollere gesundheitliche Entgleisung darstellen. Doch er hat auch erlebt, daß die Träger solcher Störungen einem unterschiedlichen Lebensschicksal entgegengegangen sind. Er schloß daraus, daß die gleiche Krankheit noch bei weitem nicht die gleiche gesundheitliche Entgleisung oder gar Belästigung bedeuten muß. Schließlich erinnert er sich an Situationen, bei denen eine Krankheit ständig *zunahm*, die aus dem Betroffenen einen für alle Menschen erkennbaren ›Kranken‹ oder gar ›Leidenden‹ werden ließ. Etwa durch den Befall mit einem bösartigen Tumor oder eine schwere Form chronischer Entzündung, wie sie der Erkrankung an einem Rheumatismus, einer chronischen Entzündung der Leber, aber auch der Nieren entsprechen können. Er erinnert sich schließlich, daß diese und ähnliche Krankheitszustände eines Tages für den Betroffenen nicht mehr mit dem Leben vereinbar waren.

Nach solchen Überlegungen wird er sich gefragt haben, wo denn das Kranksein in allen diesen unterschiedlichen Erscheinungsformen einzuordnen wäre.

Versuche der Einordnung müssen zunächst von einigen Verständnisschwierigkeiten ausgehen.

Als man sich noch damit zufrieden gab, Krankheit mit dem Befall durch einen Krankheitserreger gleichzusetzen, schien ihre Ursache hinreichend erklärt und den Betroffenen zufriedenzustellen. Er hatte es mit einem »Gegner« zu tun, von dem er wußte, *wer* er war, den er *ansprechen* konnte und der ihm aus der Erfahrung Dritter *überwindbar* erschien. Er müßte nur die erforderliche Geduld dazu aufbringen.

Will man demgegenüber dem Menschen die Entwicklung der Arteriosklerose verständlich machen, ist man gehalten, ihm dazu viele Einzelheiten eines insgesamt sehr komplizierten und für ihn kaum nachvollziehbaren Krankheitsgeschehens zu vermitteln. Unabhängig davon könnte man ihm auch nicht vorenthalten, daß selbst Fachleute unterschiedliche Ansichten über die Entwicklung dieser Erkrankung vertreten. Damit aber ist eine erste große Schwierigkeit im Krankheitsverständnis der Gegenwart angesprochen. Sie beruht auf der *Vielfachverursachung* einer Krankheit, also ihrer ›Multikausalität‹, und auf der *Meinungsverschiedenheit* der unterschiedlichsten Forschergruppen zu diesem Geschehen.

Krankheiten multikausaler Verursachung – und dazu zählen die meisten – bieten in mehrfacher Beziehung Schwierigkeiten ihrer Beurteilung. Die Bewertung jeder *einzelnen* Komponente fällt ebenso schwer wie jene der *Entwicklungsphase*, in der sie sich gerade befindet. Welche Bedeutung hat der Mensch der einzelnen Entgleisung beizumessen und wie stellt sich insgesamt ihr *augenblicklicher* Krankheitswert dar? Was bedeutet denn der erhöhte Cholesterinspiegel, »wieviel« Arteriosklerose liegt denn vor, wie »betroffen« muß sich der Mensch in Anbetracht einer bestimmten gesundheitlichen Situation ansehen? Damit entfällt aber auch, da es noch kein *eindeutiges* Krankheits*ereignis* gibt, auch ein *ausreichendes* Krankheits*verständnis*.

Eine zweite Verständnisschwierigkeit folgt der ersten: versteht der Mensch den *Gesamtzusammenhang* eines Krankheitsgeschehens nicht, begnügt er sich notgedrungen mit irgendwelchen Details. Welchen mehrerer an einer Krankheit beteiligten Faktoren sollte er aber eine Bedeutung beimessen, welchen oder welche für seinen Krankheitsprozeß oder seine Verhütung für wichtig halten, welchem unter ihnen an erster Stelle zu begegnen versuchen? Auch wenn er glaubt, sich auf dem richtigen Weg zu befinden, bewahrt ihn seine Unkenntnis auch davor, nicht doch ein falsches Ziel anzustreben oder sich untauglicher Mittel zu bedienen? Die erwähnte Multikausalität vieler Erkrankungen stellt den Betroffenen auch vor dieses Problem.

Weitere Verständnisprobleme betreffen die Beteiligung des *eigenen* Organismus an der Krankheitsabwehr. Die meisten Menschen sehen das Fieber als ein schlechtes und gefährliches Krankheitszeichen an, obwohl es der Infektabwehr dient. Mit anderen Krankheitserscheinungen geht es ähnlich; etwa, wenn sich eine Entzündung entwickelt oder ein Katarrh auftritt. So tut sich der Mensch schwer, seine Beobachtungen richtig zu deuten. Zu unterscheiden, ob es sich bei den Krankheitserscheinungen um ein für seinen Organismus *sinnvolles* oder *sinnwidriges* Geschehen handelt, ob es seinem Körper *aufgezwungen* oder von ihm *veranlaßt* worden ist, ob es einem *unheilvollen* Teil des Krankheitsgeschehens entspricht oder mehr das *sinnvolle* Bemühen des Körpers zum Ausdruck bringt, sich einer Krankheit zu entledigen.

Wie bedeutungsvoll für den Krankheitsverlauf die Einstellung des Betroffenen zu dem Krankheitsgeschehen sein kann, weiß jeder zu würdigen, der schon einmal ernsthaft erkrankt war. Damit aber gewinnt ein Einfluß an Bedeutung, der nur schwer abzuwägen und in seinen Auswirkungen zu beurteilen ist. Die *subjektive* Bedeutung des Krankheitsgeschehens kann dabei durchaus seine *objektive* Bedeutung übertreffen. Und wiederum ist ein Unsicherheitsfaktor in die Bewertung eines Krankheitsgeschehens eingebracht.

Dem Leser wird es schon jetzt verständlich geworden sein, daß die Krankheit durchaus über einen gesundheitserhaltenden Einfluß verfügen kann. Ebenso, daß beide, die Gesundheit wie die Krankheit, dann das gleiche biologische Ziel verfolgen, wenn auch von unterschiedlichen Positionen ausgehend: Die Gesundheit, sich zu *erhalten*, die Krankheit, den Zustand der Gesundheit *wiederherzustellen*. Für den medizinischen Laien bedeutet ein solcher Sachverhalt zweifelsohne eine Verunsicherung; ihr sollte abgeholfen werden.

Die nachfolgenden Ausführungen wollen das versuchen.

2. Krankheitsbedeutung und Krankheitsentwicklung

Am Beginn der Krankheit: Im Bereich des Genoms

Kein Mensch kann sich dem Einfluß seiner Erbanlage entziehen. Sie entspricht wundersamen Steuerungsmechanismen, die sein Erscheinungsbild, seinen ›Phänotyp‹, und seine innere Beschaffenheit, seinen ›Genotyp‹, ausmachen und damit über die Funktionen in allen Bereichen seines Organismus bestimmen. Es entspricht einer bewundernswerten Leistung der Natur, dieses Erbgut unversehrt von Generation zu Generation weiterzutragen und sie letztendlich unversehrt zum nächsten Träger dieser Information zu entwickeln. Hier aber auch, in der ›substantiellen Repräsentanz der Erbanlage‹, in seinem Chromosomenbestand, ist der Organismus *störanfällig*. Alle Stufen der körperlichen Entwicklung des Menschen können davon betroffen sein, auch wenn es Schutzeinrichtungen gibt, die er gegen solche Störeinflüsse ersonnen hat.

Dennoch: Krankheit nimmt häufig im Erbgut des Menschen ihren Beginn, im Genom, wie man dessen Gesamtbestand nennt. Hier, an der Quelle allen Lebens, sind Krankheitsentstehung und Krankheitsbegünstigung strengen und unausweichlichen Gesetzen unterworfen. Der Autor nennt es gerne ein ›mikrokosmisches‹ Geschehen, da es seinen Sitz in den kleinsten Lebenseinheiten des menschlichen Organismus hat, in den Molekülen der Desoxyribonukleinsäure und in den darin kodierten Aufträgen, die der Zelle ihre Arbeitsweise vorschreiben.

Es liegt im Wesen der ›Erbkrankheiten‹, daß ein Erbgut, auch wenn es sich unbeschadet im Mutterleib entwickelt, der Träger einer Krankheit oder einer krankhaften Entgleisung körperlicher Funktionen sein kann. Dennoch hängt es von der Durchschlagskraft der Erbanlage ab, von ihrer »Potenz«, ob sie diesen Einfluß auch geltend macht oder nicht. Ist sie ausreichend stark, ›dominant‹, wie es der Genetiker nennt, wird sie ihren Einfluß durchsetzen können. ›Rezessive‹ Erbeigenschaften hingegen bedürfen zu ihrer Entfaltung der Ergänzung durch einen *gleichgerichteten* Auftrag des zweiten Erbträgers. So kommt es denn auch, daß sich nachteilige Erbeigenschaften durch die Vermischung mit einem zweiten, gesunden Erbgut wieder verlieren können. Wären alle krankheitsbegünstigenden Erbanlagen dominant, würden sich, wie schon dargestellt, Erbkrankheiten ständig vermehren, so wie man es in abgeschwächter Form bei inzüchtigen Populationen antrifft.

Gestörte Erbinformationen können jeden *Entwicklungsprozeß* und jeden *Funktionsablauf* im menschlichen Organismus betreffen und darüber entweder zu einer *körperlichen Mißbildung* oder zu einer *Stoffwechselstörung* führen. Von einem entsprechenden Erbgut ist beispielsweise ein Einfluß auf den Stoffwechsel des Cholesterins, der Harnsäure oder des Zuckers bekannt. Darüber können die Arteriosklerose begünstigt und die Gicht sowie eine besondere Form der Zuckerkrankheit ausgelöst werden. Erbinformationen bestimmen auch über den Zeitpunkt einer Störung, sie ist dann typisch für ein bestimmtes Alter. In diesem Sinne sind auch körperliche Veränderungen kodiert, die als *Alterung* in Erscheinung treten.

Krankheiten, die in Sippen gehäuft auftreten, sind verdächtig auf ihre Erblichkeit, solange man nicht bestimmte Umwelteinflüsse für sie geltend machen kann. Die Stammbaumforschung beschäftigt sich mit solchen Krankheitszusammenhängen. Gendiagnostische Untersuchungen erlauben darüber hinaus die Beurteilung des eigenen Erbgutes. Soweit Krankheitseinflüsse innerhalb der Erbanlage lokalisierbar sind, könnten sie bei jedem Menschen ausfindig gemacht werden. Die gendiagnostischen Untersuchungen bei dem heranwachsenden Fetus sind allgemein bekannt, sie erlauben einen Einblick in die Krankheitsbereitschaft noch vor der Geburt des Kindes.

Schäden des Erbgutes, die Zellen der Keimbahn betreffen, sind auf die Nachfolgegeneration übertragbar, während sie in Körperzellen schlimmstenfalls bei dem Betroffenen selbst eine Krankheit auslösen können. Für den Geschädigten können sie, wie das Wachstum eines bösartigen Tumors zu erkennen gibt, jedoch bedeutungsvoll werden.

Schädigungen der Erbträger sind von allen denkbaren *physikalischen* und *chemischen* Einflüssen aber auch von *infektiösen* Erkrankungen ausgehend möglich. Oft addieren sich hierbei Teileinflüsse und erlangen erst nach vielen Jahren eine Krankheitsbedeutung. Jede der genannten Wirkungen wird einen Einfluß auf den Code der Zelle nehmen können, der damit gestört wird und einen falschen Arbeitsauftrag an die Tochterzelle weitergibt.

Sosehr eine genetische Belastung Krankheit bedeuten kann, so sehr eröffnet sie dem Menschen auch die Möglichkeit einer »Intervention«. Diesmal soll damit weniger auf ihre Stellung innerhalb eines multikausalen Krankheitsgeschehens hingewiesen werden als auf die Möglichkeiten der »Schadensbegrenzung«: Wäre der Familienvorgeschichte eine Krebsbegünstigung zu entnehmen, könnte Wert auf vorsorgliche Untersuchungen gelegt werden, um ein solches Krankheitsgeschehen rechtzeitig zu erfassen. Würde eine solche Belastung etwa von der Erkrankung an einem Dickdarmkarzinom ausgehen, könnten regelmäßige Dickdarmspiegelungen seine häufigsten Vorstufen in der Form von Polypen erfassen und sie sowie damit auch das Erkrankungsrisiko Dickdarmkrebs beseitigen. Eine weitere Einflußmöglichkeit bei einem bekannten Krebsrisiko könnte darin bestehen, *zusätzliche* gleichgerichtete Einflüsse aus der Lebensweise oder dem Umfeld zu vermeiden. So würde die familiäre Belastung eines Bronchialkarzinoms jeden Nikotinkonsum von vornherein verbieten.

Erblichkeit und erbliche Krankheitsbegünstigung entsprechen somit nicht nur dem Risiko zu einer Erkrankung, sondern auch der Chance ihrer Begegnung. Ihr Stellenwert errechnet sich aus ihrer Dominanz gegenüber gesunden Erbeinflüssen und aus ihrer Teilbedeutung innerhalb aller krankheitsbegünstigender Faktoren.

Die Krankheit gibt sich zu erkennen: Das Symptom

Wenn der Arzt von einem *Symptom* spricht, meint er damit ein Krankheitszeichen. *Symptomatisch* nennt er Krankheitserscheinungen, die für eine bestimmte Krankheit bezeichnend sind. Im *symptomatischen* Sinne behandelt der Arzt einen Kranken, wenn ihm die Krankheitsursache noch verborgen ist und er sich nach einzelnen Krankheitserscheinungen richten muß. Als ein *Symptom* würde der medizinische Laie eine Wahrnehmung bezeichnen, etwa einen Schmerz, eine Übelkeit oder seine Müdigkeit.

Zwischen diesen Bereichen bewegt sich, was schon das Wissen des Arztes der Antike bereichert hat: Jedes Symptom entspricht einer *»ungewöhnlichen körperlichen Entäußerung«*.

»Ungewöhnlich« geht davon aus, daß der Mensch seinen Körper eigentlich nicht empfindet; alle Funktionen im menschlichen Organismus verlaufen unerlebt. Dem Menschen werden lediglich Eindrücke durch seine Sinnesorgane vermittelt: über solche in der Haut und der Muskulatur das Gefühl des Stehens, Sitzens oder des Liegens, über andere das Gefühl für die Berührung oder den Schmerz. Nur den Körper selbst empfindet der Mensch nicht.

Nimmt er ihn dennoch wahr, »spürt« er ihn, gibt er damit zumeist eine Störung zu erkennen: Das Bein wird schwer, wenn sich Blut in ihm staut, der Leib vermittelt das Gefühl, gespannt zu sein, sobald Blähungen überhandnehmen, der Rücken schmerzt nach einer Überforderung seiner Muskulatur. Selbst das Gefühl des gefüllten Magens ist ungewöhnlich und kann einer Krankheit entsprechen. Der Arzt nennt dieses Gefühl einen Dehnungsschmerz und führt ihn häufig auf eine Gastritis zurück. Symptomen entsprächen auch das Fieber und der Schüttelfrost, Übelkeit und Erbrechen, der Durchfall oder der Schwindel. Beispiele genug, das »Ungewöhnliche« an einem Symptom verdeutlicht zu haben.

Weit schwerer fällt es, Symptomen eine bestimmte *Krankheitsbedeutung* beizumessen. Die Ursache bleibt für den medizinischen Laien unbestimmt, solange ihm das Krankheitszeichen fremd ist und er keine Erfahrung im Umgang mit ihm hat. Unter bestimmten Bedingungen wird das auch für den Arzt gelten. Was zu der Feststellung veranlassen muß, daß ein Symptom so lange ein ungewisses Krankheitszeichen bleibt, wie seine Ursache nicht aufgedeckt worden ist.

Doch was scheint für die Beurteilung, über welche Krankheitsbedeutung ein Symptom verfügt, wichtig?

Jedes Symptom gewinnt an Bedeutung, sobald es sich *wiederholt*. Dann entspricht es kaum noch einem Zufall, sondern folgt mehr einer Gesetzmäßigkeit und offenbar einem ernst zu nehmenden Anlaß. Jetzt interessieren mögliche *Ursachen*. Man wird sich als ein Betroffener fragen müssen, unter welchen *Bedingungen* es aufgetreten ist, was ihm *vorausgegangen* war, welchen *Einfluß* er auf das Symptom ausüben konnte und wie das Symptom *verlief*. Dem Arzt wird es wichtig erscheinen, wie sich der Patient daraufhin *verhielt* und was er unternahm, um der Beschwerde zu begegnen, und mit welchem Erfolg. Oft können sich erst nach solchen Beobachtungen Symptome zu einer Krankheit verdichten. Für den medizinischen Laien wäre daraus abzuleiten, zunächst *jede* Krankheitserscheinung aufmerksam zu registrieren und möglichst *wahrheitsgetreu* seinem Arzt darzustellen.

Ist die Ursache eines Symptoms *bekannt*, kann dieses dem Arzt als eine wichtige *Leitschiene* für seine weitere Beurteilung dienen. Kam es früher unter einer körperlichen Belastung zu dem Schmerz der Angina pectoris oder beim Gehen zum Wadenkrampf, und treten diese Erscheinungen jetzt nicht mehr auf, hat sich offenbar die Durchblutung der Herzkranzgefäße oder der Blutgefäße des Beines gebessert. War zu Beginn der Erkrankung die Beschleunigung des Pulses Ausdruck einer Schilddrüsenüberfunktion, kann ihre Abnahme der Arzt jetzt als einen Therapieerfolg werten und zum Gradmesser erforderlicher medikamentöser Dosierung machen.

Symptome geben dem Arzt aber auch Veranlassung zu »differentialdiagnostischen« Erwägungen. Ein bestimmtes Krankheitszeichen muß er auf alle nur erdenklichen Ursachen hin überdenken, um sich dann für die zutreffende zu entscheiden. Er hat sich beispielsweise zu fragen, welche Ursachen einem Schmerz im rechten Oberbauch entsprochen haben konnten, einem Rückenschmerz oder einem schmerzhaften Wasserlassen. Welche Krankheiten grundsätzlich einen Schwindel ausgelöst oder den Herzschlag unbegründet erhöht haben. Solche Möglichkeiten bringt er dann mit dem konkreten Erkrankungsfall in Zusammenhang. In diesen und ähnlichen Krankheitssituationen stellt das Symptom dem Arzt Fragen, die er im Sinne der *Differentialdiagnose* zu beantworten hat.

Die eigentliche Krankheitsursache eines Symptoms wird oft erst deutlich, sobald weitere Krankheitszeichen hinzutreten. Wenn etwa der Bauchschmerz von Fieber, Übelkeit, Brechreiz oder gar Erbrechen und schließlich von Durchfall begleitet ist. Dann wird für den Arzt eine infektiöse Magen-Darmerkrankung wahrscheinlich. Je umfassender eine Krankheitssicht möglich ist, um so zutreffender wird das diagnostische Urteil ausfallen können.

Treten Krankheitserscheinungen gewohnheitsgemäß zusammen auf, können sie einem *Syndrom* oder einem *Symptomenkomplex* entsprechen. Solche Zusammenfassungen haben sich aus der ärztlichen Erfahrung heraus ergeben und sind auch wissenschaftlich begründet. Als ein ›Metabolisches Syndrom‹ beispielsweise gilt das Zusammentreffen eines Diabetes mellitus mit einer Fettsucht, einer Fettstoffwechselstörung und einer Blutdruckerhöhung, ohne daß zwischen allen Beteiligten dieses Syndroms auch ein kausaler Zusammenhang bestehen muß. Diesen nimmt der Arzt hingegen für den ›Gastro-cardialen Symptomenkomplex‹ in der Weise an, daß die Füllung des Magens die Durchblutung der Herzkranzgefäße reduziert.

Somit entspricht ein ›Symptom‹ noch keiner Krankheit, doch es kann auf eine solche hinweisen oder, ursächlich entschieden, zu einem Gradmesser ihres weiteren Verlaufs werden. Der Schmerz stellt dabei das wohl wichtigste Warnzeichen des menschlichen Organismus dar. Warnenden Entäußerungen des Organismus entsprechen aber auch alle anderen Symptome – nur wird man sie auch wahrnehmen und über ihre Bedeutung befinden sollen.

Normwert gegen Krankheit?: Was Labor und apparative Untersuchungen aussagen können

Dem Naturwissenschaftler ist an *Normen* gelegen, weil er nur dann biologische Vorgänge messen und bewerten kann. Der Arzt sieht ›Normen‹ im Zusammenhang mit ihrer Krankheitsbedeutung. Er bezieht sie in die Urteilsbildung über die gesundheitliche Situation eines Patienten ein. Der medizinische Laie klammert sich an *Nor-*

men, da sie für ihn innerhalb des häufig nicht mehr überschaubaren Feldes der Krankheitszusammenhänge oft den einzigen Haltepunkt darstellen, ihm eine Art Garanten für die Gesundheit und vor allem gegen eine Krankheit darstellen. Doch welchem wirklichen Krankheitswert kann das Ergebnis einer Laboruntersuchung überhaupt entsprechen, wo liegen bei kritischer Betrachtung die Grenzen ihrer Aussagefähigkeit?

Zunächst entsprechen Normen nur einem *statistischen Mittel* und lassen Abweichungen davon unberücksichtigt. Dadurch verwischen sich die Grenzen des Normalen gegenüber dem Krankhaften. Norm ist auch nur in der Abhängigkeit von der *Situation* zu verstehen, unter der sie erhoben worden ist. Dem Leser ist bereits bekannt, daß die Höhe des Blutdrucks von der jeweils körperlich-seelischen Belastung beeinflußt wird und daß er sich dabei in Bereichen bewegen kann, die sich um 100 mm und mehr noch voneinander unterscheiden. Würde man den Umständen der Messung keine Rechnung tragen, käme man zu einer völlig falschen Auslegung seiner Bedeutung. Die häufigste Fehleinschätzung geht davon aus, daß bei seiner Messung die Einhaltung der Ruhe nicht gewährleistet ist; denn nur unter solchen Bedingungen stellt er den eigentlichen Repräsentanten des Blutdruckverhaltens dar und damit die Basis zur Beurteilung seiner Krankheitsbedeutung und vor allem auch seiner Therapiebedürftigkeit. Auch andere Kreislaufgrößen lassen eine Beurteilung nur in der Abhängigkeit von der jeweiligen Forderung zu, die zur Zeit der Erhebung an dieses System gestellt worden ist.

So kann jede zu enge Ausdeutung eines biologischen Wertes – eine solche also, die nicht auch seinem *Wechsel* und seiner *Beeinflußbarkeit* Rechnung trägt – eine falsche Information abgeben.

Im Bereich des Stoffwechsels gelten ähnliche Auslegungsschwierigkeiten. Stoffwechselgrößen werden durch den *Tagesrhythmus* beeinflußt, durch das *Ernährungsverhalten* des Vortages und den *grundsätzlichen Wechsel* mancher Stoffwechselgrößen von einem Tag auf den anderen, dessen Ursachen man teilweise noch nicht kennt. Untersuchungen des Fettstoffwechsels beispielsweise erfordern wiederholte Bestimmungen an unterschiedlichen Tagen. Ein einzelner Wert könnte zufällig günstig oder ungünstig ausfallen und dann zu einer falschen Deutung Anlaß geben.

Längst reicht auch die Bestimmung des Gesamtcholesterins nicht mehr aus, über seine Pathogenität zu entscheiden. Die eigentliche Bedeutung geht von ihren Unterfraktionen aus, jener des in bezug auf die Arteriosklerose vermutlich günstigen HDL-Cholesterins und des in gleicher Beziehung ungünstigen LDL-Cholesterins. Noch schwieriger wird ihre Ausdeutung, wenn man zur Kenntnis nimmt, daß über die Priorität ihrer Krankheitsbedeutung im Zusammenhang mit der Arteriosklerose nicht entschieden ist; ob der vermutlich schützende Effekt des HDL-Cholesterins wichtiger ist als der angeblich aggressive und krankheitsbegünstigende Effekt des LDL-Cholesterins. Eine Zuckerkrankheit – um ein zweites Beispiel zu nennen – entwickelt sich meistens über viele Monate oder sogar Jahre. Damit ist eine Einzelbestimmung des Blutzuckers nicht aussagekräftig genug, den gegenwärtigen Stand eines solchen Prozesses wiederzugeben.

Letztendlich befassen sich auch apparative Untersuchungen nur mit *Teilereignissen* im menschlichen Organismus. Sie berechtigen daher auch nur zu einer *Teilaussage*. Ein Elektrokardiogramm entspricht nur einem bestimmten elektrophysiologischen Phänomen im Bereich des Herzmuskels. Es kann im günstigsten Falle eine Störung anzeigen, die bereits am Herzmuskel erfolgt ist, doch weniger seine aktuelle Durchblutung und was sich in der Folge ihrer Störung einmal ereignen könnte. Unter ungünstigen Umständen kann sich selbst die Schädigung durch einen Herzinfarkt seinem Nachweis entziehen. Das nur in Ruhe abgeleitete Elektrokardiogramm entspricht somit der am wenigsten differenzierten apparativen Untersuchungsmethode des Herzens. Eine Koronarangiographie würde die Weite und Beschaffenheit der Koronargefäße ausweisen können, in welchem Maße sie etwa durch einen arteriosklerotischen Krankheitsprozeß eingeengt sind, jedoch nicht den Umfang der damit verbundenen Durchblutungsstörung des Herzmuskels; auf sie wird der Untersucher nur indirekt schließen können. Die Durchblutungsstörung selbst läßt sich erst durch ein Szintigramm beurteilen, das in seinem Ergebnis von der reellen

Durchblutung des Herzmuskels abhängig ist. Die Ultraschalluntersuchung des Herzens schließlich gilt der gestaltmäßigen Beurteilung des Herzmuskels, seinem Funktionsablauf, der Beschaffenheit und Funktion der Herzklappen.

Jeder Untersuchungsmethode sind somit Grenzen ihrer Aussagefähigkeit gesetzt; entsprechend eingeschränkt können sie auch nur über die gesundheitliche Situation eines Menschen entscheiden. Solche Problematik trifft für fast jede Untersuchungsmaßnahme und für fast jedes Organ zu.

Der ›Stellenwert‹ eines Laborergebnisses ist ohne eine Berücksichtigung der Gesamtsituation des Erkrankten nur annähernd zu bestimmen.

Krankheit aus übergeordneter Sicht: Konstitution,Veranlagung, Reaktionsweisen

Das Zusammentragen von Symptomen ergibt noch kein endgültiges Krankheitsbild. Erst wenn die Sicht eines krankhaften Geschehens vollständig ist, kann es auch benannt werden. In den nachfolgenden Betrachtungen geht es beispielsweise um jenen Anteil, der von der ›Veranlagung‹ und der ›Erkrankungsbereitschaft‹ des Menschen ausgehen kann.

Das gehäufte Auftreten bestimmter Erkrankungen in der gleichen Familie suggeriert heutzutage jedem Betrachter eine erbliche Vorgabe. Jedoch traf man eine solche Feststellung schon lange bevor man erbliche Dispositionen nachweisen konnte. Seinerzeit sprach man von einer *Veranlagung* des Menschen oder seiner *Krankheitsbereitschaft*. Selbst der aufgeklärte Mensch der Gegenwart bezieht einen solchen Einfluß auch auf sich. Was ist daran wahr?

Aristoteles sah sich in seiner Aufgeschlossenheit gegenüber den Erscheinungen der Natur und der Gesundheit auf der Suche nach Wesenszügen, die vielen Menschen *gemeinsam* seien, sie aber dennoch voneinander *unterscheiden* ließen, veranlaßt, vier ›Temperamente‹ zu definieren. Sie sah er in dem Sanguiniker, dem Phlegmatiker, dem Choleriker und dem Melancholiker. Seine Einteilung ist in die medizinische Literatur eingegangen. Die weit später entwikkelte ›Konstitutionslehre‹ ging in ihrem Einteilungsversuch von dem körperlichen Erscheinungsbild eines Menschen aus, eben seiner ›Konstitution‹. Sie unterschied vier ›Konstitutionstypen‹ und benannte sie als den Astheniker oder Leptosomen, den Pykniker, den Athleten und als vierten den eines Mischtyps. Ihnen ordnete sie jeweils eine bestimmte Erkrankungsneigung zu. E. Kretschmer sah noch eine Verbindung zwischen dem körperlichen Erscheinungsbild eines Menschen und seinem ›Charakter‹. Dem Astheniker ordnete er eine schizothyme Verhaltensweise, dem Pykniker eher zyklothyme Wesenszüge zu.

In der Verfolgung einer bestimmten konstitutionellen Eigentümlichkeit des Menschen, die man sein ›vegetatives‹ Verhalten nennen könnte, ergab sich wiederum ein Einteilungsprinzip. Es stellte die Erkrankungsbereitschaft eines Menschen unter Vorzeichen, die sich für die Autoren aus den *bipolaren* Funktionen des vegetativen Nervensystems ergaben. Jenes dem Leser bereits bekannten Systems, das von zwei Gegenspielern gesteuert wird, dem »Sympathikus« mit seiner mehr antreibenden Wirkung und dem »Parasympathikus« als einer Kraft, die zur Schonung und Erholung Veranlassung gibt, sich also gegensätzlich zum Sympathikus verhält.

Solch unterschiedliche Impulse können auch ohne besondere Notwendigkeit das vegetative Verhalten eines Menschen bestimmen, ihn in entsprechender Weise »stigmatisieren«, das heißt sein Reaktionsverhalten und seine Grundfunktionen bestimmen. Dadurch kam man zu einer Unterscheidung zwischen dem ›Sympathikotoniker‹ und dem ›Parasympathikotoniker‹ oder auch ›Vagotoniker‹ genannt. Ihr vegetatives Verhalten ist bekannt und entspricht der Grundeinstellung der ›Sympathikotonie‹ und ›Vagotonie‹, die bereits dargestellt worden sind. Es muß daher nicht einem Zeichen gesundheitlicher Entgleisung entsprechen, wenn ein Mensch dank seiner »vegetativen« Zugehörigkeit zu einem schnelleren oder langsameren Puls neigt, als er normal wäre.

Noch ein weiterer gedanklicher Schritt ist zu vollziehen, die individuelle Erkrankungsbereitschaft des Menschen richtig zu verstehen.

Krankheiten, die früher ohne einen Zusammenhang erschienen, konnte man später auf ein gleiches Entwicklungsgeschehen, einen gleichen ›Pathomechanismus‹ zurückführen. Man verlieh ihnen die Bezeichnung einer ›Diathese‹ und behielt sie bestimmten Krankheitskomplexen vor.

Die Neigung eines Organismus zur Labilität seines Gefäßsystems sah man innerhalb der ›angioneurotischen Diathese‹ verwirklicht. Mit ihr brachte man die Bereitschaft zum Kopfschmerz, zur Migräne, zu dem sogenannten Raynaudschen Syndrom, bei dem es in der Folge extremer Gefäßkrämpfe zum Blaßwerden der Finger kommt, oder auch zu komplizierteren Krankheitsereignissen im Bereich des Gefäßsystems in Zusammenhang. Auf der Basis einer solchen Gefäßlabilität erklärte man eine *vorübergehende* Erhöhung des Blutdrucks, aus einem krisenhaften Zustand der Gefäße im Versorgungsbereich des Gehirns flüchtige Ausfallerscheinung im Sinne der ›TIA (für »Transitorische ischämische Attacke«), einer Art leichten Schlaganfalls, jedoch ohne nachhaltige Schädigung, oder der ›Amaurosis fugax‹, einer ›flüchtigen Blindheit‹. Grundsätzlich sind die Folgen solcher Gefäßkrämpfe in einer Einschränkung der Sauerstoffversorgung des Erfolgsorgans zu sehen, die immer von einer Drosselung des Blutstromes ausgeht.

Als eine andere derartige Veranlagung erkannte man die Neigung zur Flüssigkeitsansammlung und verlieh ihr die Bezeichnung der ›Exsudativen Diathese‹. Unter solchem Regime stellen sich bei dem betroffenen Menschen Schwellungen häufig im Bereich der unteren Extremitäten, der Hände oder des Gesichtes ein. Selten führen sie zu einer ernsten gesundheitlichen Störung, wohl aber geben sie zu differentialdiagnostischen Überlegungen Anlaß. Eine Minderleistung des Herzens, der Nieren oder der Venen und etwa auch eine zentralnervös gesteuerte Wasserhaushaltsstörung muß der Arzt ausschließen, bevor er von einer *essentiellen,* also in ihrer Ursache nicht bekannten, aber gesundheitlich harmlosen Neigung zur Flüssigkeitsretention ausgehen kann.

Bestimmte Lebensabschnitte des Menschen werden von ›Umbrüchen‹ seines Reaktionsverhaltens begleitet, etwa die *Pubertät,* die *Menarche* und das *Klimakterium*. Solche Phase kann den Beginn oder auch das Ende einer bestimmten Erkrankungsbereitschaft bedeuten; mit der Pubertät oder dem Klimakterium kommen oder gehen Krankheiten fast ohne irgendeine Gesetzmäßigkeit. Mit der Änderung der körperlichen Verfassung geht auch oft ein Wechsel der seelischen Befindlichkeit einher, es kann zu ausgesprochenen Krisen kommen. Die Zeit der ›Pubertät‹ zeichnen Probleme in der Persönlichkeitsentwicklung aus. Die oft starke Selbstkritik führt bei jungen Menschen nicht selten zu Minderwertigkeitsgefühlen wie zu Geltungs- und Machttrieben. Vegetative Labilität und vegetative Entgleisungen entsprechen mehr Symptomen dieses als des fortgeschrittenen Alters. Das ›Klimakterium‹, dessen hormonelle Grundlagen im Abschnitt der Steuerungsmechanismen näher beschrieben worden sind, gibt sowohl zu vegetativen als auch zu seelischen Entgleisungen Anlaß. Hitzewallungen und Schlafstörungen, Herzbeschleunigung und Juckreiz entsprechen körperlichen Symptomen, die Osteoporose findet eine Begünstigung durch das aufkommende Hormondefizit. Die seelischen Irritationen äußern sich in einer ausgeprägten Stimmungslabilität und in der Neigung zu Depressionen. Ähnliche körperliche und seelische Probleme werden beim Manne beobachtet, wobei seine Hormonproduktion einen langsameren Umbruch erfährt. Vegetative Erscheinungen herrschen vor, sie betreffen vorwiegend Herz und Kreislauf. Es kommt zu Unruhezuständen und nicht selten zur Einschränkung von Potenz und Libido.

Das alles sollte man wissen, um in den Beschwerden des Umbruches kein Symptom einer anderen Krankheit zu sehen.

Unabhängig von den genannten großen Umstellungen ändert sich nicht selten aus anderem Grunde das Reaktionsverhalten des Menschen in großräumigen zeitlichen Abständen. Die solchen Änderungen zugrundeliegenden Ursachen lassen sich zum Teil nur vermuten. So sieht man häufig eine Neigung zu Störungen im Bereich des Magens nach ein bis zwei Jahrzehnten von einer gleichartigen Störung des Darmes gefolgt. Allergische Erkrankungen führen in der Abhängigkeit vom Lebensalter zu oft unterschiedlichen Krankheitserscheinungen; weniger wohl wegen der Anwesenheit entsprechender Allergene als aus einer Art *innerer* Reaktionsbereitschaft des Betroffenen. Eine solche allergische Diathese kann auch für längere Zeit ruhen und sich erst wieder im Alter bemerkbar machen, etwa in der Form des Asthma bronchiale.

Kennte der Mensch seine ›Veranlagung‹, wären ihm Möglichkeiten an die Hand gegeben, seiner Krankheitsgefährdung zu begegnen oder ihrer Entwicklung vorzubeugen. Bestünde schon die Neigung zu einem Magengeschwür, könnte sich der Mensch veranlaßt sehen, in Zukunft seinen Magen nicht durch ein falsches Nahrungsverhalten oder den übertriebenen Konsum von Alkohol und Koffein zusätzlich zu belasten. Es würde für ihn auch gelten, entsprechend der erkannten Reaktionsbereitschaft *gleichgerichtete* Umwelteinflüsse zu vermeiden. Der Angioneurotiker beispielsweise wäre gehalten, den übermäßigen Konsum von Nikotin, Koffein oder Alkohol zu meiden, da von ihnen ein besonders nachteiliger Einfluß auf das Gefäßsystem zu erwarten wäre.

›Krankheit‹ und ›krankhafte Entgleisungen‹ körperlicher Funktionen, das wäre aus diesen Überlegungen mitzunehmen, ereignen sich nicht immer von ungefähr, sondern bauen sich oft auf bestimmten Voraussetzungen auf. Da zu ihnen auch die Veranlagung des Menschen und sein persönliches Reaktionsmuster zählen, fällt ihnen ein besonderer Stellenwert in der Begünstigung oder in der Auslösung krankhafter Entgleisungen zu.

Wenn es an der Anpassung mangelt: Die Überforderung

Der Mensch scheint den Forderungen des Alltags gegenüber nur dann belastbar, wenn es ihm gelingt, seine Leistung *ohne* eine gesundheitliche Beschwerde oder gar eine gesundheitliche Störung zu erstellen. Er verdankt das Mechanismen, die es ihm erlauben, sich *anzupassen*. Anpassungsfähigkeit aber wiederum bedeutet – das wurde bereits ausgeführt – *Gesundheit* und *Leistungsfähigkeit*. Zweifelsohne gibt es für sie auch Grenzen. Sie kann der Mensch nicht unbeschadet überschreiten.

Der ›Läufer von Marathon‹ bricht tot zusammen, nachdem er im Anschluß an einen anstrengenden Lauf seinen Landsleuten von ihrem Sieg über die Perser berichtet hatte. Der Balladendichter Gustav Schwab läßt seinen ›Reiter am Bodensee‹ in dem Augenblick tot vom Pferd sinken, als er die Schreckensnachricht erfährt, ohne sein Wissen über den nur unvollständig zugefrorenen See geritten zu sein: »dicht hinter ihm grinst noch die krause Gefahr, es stockt sein Herz...«.

›Lauf‹ und ›Schreckensnachricht‹, mit anderen Worten *Überanstrengung* und *seelische Erschütterung* oder gar ein *Schock* scheinen die Grenzen zu markieren, denen die Leistungsfähigkeit und damit auch die Anpassungsfähigkeit des Menschen unterworfen sind. Woran aber sind sie zu erkennen?

Schon im physischen Bereich fällt es nicht leicht, Kriterien zu finden, mit denen man die ›Leistungsfähigkeit‹ eines Menschen beurteilen könnte. An der Erstellung einer körperlich-sportlichen Leistung sind viele Organsysteme beteiligt; sie alle müßten überprüft werden. Wäre nur *eine* der dazu erforderlichen Organfunktionen gestört, könnte sich dieser Einfluß auf die *gesamte* Leistungserstellung auswirken. Welches der vielen an der Leistung des Körpers beteiligten Organe würde man dann aber als gestört ansehen dürfen?

Der Untersucher wäre gehalten, sich bei seinen Recherchen von der uneingeschränkten Leistungsfähigkeit des *Herzens* und des *Kreislaufs* zu überzeugen und auch jener des *Stoffwechsels*, der die Energie für die geforderte Leistung bereitzustellen hätte. Er müßte der Funktionsfähigkeit jener Organe eine Beachtung schenken, die gehalten sind, entstandene Stoffwechselprodukte abzubauen und wieder aus dem Körper zu entfernen, womit jetzt die *Lunge*, die *Leber* und die *Nieren* angesprochen sind. Seine Recherchen müßten sich auch dem Einfluß des *Übergewichts* auf die Leistungsfähigkeit des Menschen zuwenden; weniger wegen der eigentlichen Last, die der Organismus zu tragen hätte, als im Zusammenhang mit der Begünstigung weiterer Risikofaktoren und seiner Auswirkungen etwa auf die Regulierung des Wärmehaushaltes, der in solcher Verfassung gestört sein kann.

Weniger erkannt werden häufig Störungen, die sich nur *indirekt* auf die leistungserstellenden Systeme auswirken. In dieser Weise können sich *passagere Erkrankungen, chronische Entzündungen* oder eine *Unfallfolge* niederschlagen. Der Einfluß könnte aber auch von *konsumierenden* Erkrankungen ausgehen, etwa einem Organleiden oder gar einem *Tumorwachstum* wie der Krebserkrankung. Eine längerdauernde *Zuckerkrankheit* oder eine Dekompensation der *Leber-* oder *Nierenleistung* könnten in gleicher Weise eine Leistungseinbuße bewirken.

Insgesamt müßte sich demnach die physische Belastbarkeit des Menschen an weit mehr Parametern der Organleistungen messen lassen als nur an jener seines muskulären Systems.

Doch reicht die »Intaktheit« der leistungserstellenden Mechanismen aus, dem Menschen eine *uneingeschränkte* Leistungsfähigkeit zu garantieren?

Über die Feststellung ›Müdigkeit‹ sollte der Mensch nicht allzusehr erschrecken. Nur bei etwa 5% aller Menschen, die über sie klagen, läßt sich eine Erkrankung anschuldigen. Somit scheint es eine große Anzahl *anderer* als nur gesundheitlicher Umstände zu geben, die in diesem negativen Sinne die Leistungsfähigkeit des Menschen beeinflussen können.

Grundsätzlich wird die Leistungsfähigkeit des Menschen durch das Verhältnis zwischen Anpassungsfähigkeit und Forderungen bestimmt, die an ihn gestellt werden. Ist bisher die Bedeutung der Anpassungsfähigkeit gewürdigt worden, sollten die nachfolgenden Überlegungen der Forderung gelten. Sie würde auch außerhalb der Krankheit zu einer Leistungseinbuße und Leistungsschwäche führen können, sobald sich ihr der Mensch aussetzen müßte.

Ursachen einer Überforderung nachzugehen bedeutet in erster Linie Fragen an die Forderungen selbst und vor allem ihre Änderungen zu stellen.

Da stellen sich vielleicht dann doch eine *Überhäufung* an gewohnten Belastungen dar oder eine Änderung in ihrer *Art*. Vielleicht galt es, sich in *neue* Arbeitsmethoden einzuarbeiten oder kurzfristig Arbeitsbereiche eines Kollegen zu *übernehmen*. Ein *Wechsel* der Arbeitsstätte zwang vielleicht dazu, ein oder zwei Stunden früher als gewohnt aufzustehen, seine Mittagsmahlzeit nicht mehr einzunehmen oder sich bis spät in die Nacht hinein auf den nächsten Tag vorbereiten zu müssen. Bei der Suche nach Gründen sollte die Aufmerksamkeit nicht nur den Verhältnissen am Arbeitsplatz gelten, sondern auch der Situation im Bereich des *übrigen sozialen Umfeldes.* Würden sie irgendwelche Einschnitte in der Lebensweise ausfindig machen, wäre damit eventuell eine ursächliche Verknüpfung zwischen beiden hergestellt und der Ansatzpunkt zu einer Erklärung aufgezeigt.

Es wurde schon ausgeführt, daß die Leistungsfähigkeit des Menschen nur garantiert ist, wenn er seinem Körper auch die Möglichkeit der *Erholung* eröffnet. Damit ist an die Passivphase seiner Lebensweise erinnert, der im Falle der Leistungseinbuße ebenso eine Überlegung zu gelten hätte. Die Nachtruhe wird sich der Organismus als eine lebenswichtige Maßnahme unerbittlich abverlangen, doch bleibt noch Spielraum für falsches Verhalten in den anderen Phasen der Entspannung und der Erholung, etwa am Abend, am Wochenende und im umfassenden Sinne während des Jahresurlaubs. Auch im Tagesablauf haben vielleicht Maßnahmen der Kurzentspannung gefehlt, um die augenblickliche Leistungsfähigkeit wieder aufzubauen.

Entspannung sollte jedoch nicht falsch ausgelegt werden. Sie sollte den *geistig-seelischen* Bereich betreffen, die Forderung *körperlicher* Funktionen aber aufrechterhalten. Es sei denn, es wären auch Folgen einer körperliche Überforderung abzubauen oder es verlangten andere Gründe eine körperliche Schonung; sonst wäre der *körperlichen* Leistungsfähigkeit eines Menschen mit der *körperlichen* Ruhe und Schonung nicht gedient.

Das Gefühl seiner Leistungsfähigkeit wird dem Menschen nicht zuletzt durch seine ›Motivation‹ vermittelt oder im nachteiligen Falle verdorben. Motivation bedeutet die Frage nach dem *Sinn* beruflicher Tätigkeit und dem der Existenz. Vielen Menschen wird nicht bewußt, daß sie sich selbst diese Frage negativ beantworten würden; eigentlich müßten sie sich in der Situation einer Leistungseinbuße immer einer Analyse stellen, die ihre Beziehungen zu ihrem Umfeld klärt. Umfeld würde auch hier neben dem Arbeitsplatz seinen gesamten Lebensbereich einbeziehen müssen. Erfahrungsgemäß findet eine Demotivation, die ihre Wurzeln in einem der genannten Felder hat, auch Einfluß und Niederschlag in dem zweiten Bereich; dort würde man ihre Ursache dann vergeblich suchen.

Somit scheinen die ›Anpassungsfähigkeit‹, die ›Leistungsfähigkeit‹ und der ›Leistungswille‹ darüber zu bestimmen, ob sich der Mensch unbeschadet und erfolgreich den Belastungen des Alltags aussetzen kann oder nicht. Sind sie in Frage gestellt und bietet sich vordergründig nicht eine Störung der leistungserstellenden Systeme selbst oder eine Krankheit an, sollten die Gründe in den Bereichen der Lebensführung gesucht werden. Dann wäre keine Krankheit an der Leistungseinbuße schuld und der Mensch »nicht eigentlich krank« – aber dennoch in bezug auf seine Leistungsfähigkeit eingeschränkt.

3. Krankheitsbedeutung und Krankheitsverlauf

Was der Körper alles ersinnt: Zwischen Selbstheilung und Autoaggression

Man mag es der mangelhaften Aufklärung des medizinischen Laien oder seiner Ängstlichkeit zuschreiben, wenn er bereits Vorgänge seines Organismus als die Entäußerung einer Krankheit ansieht, die im Grunde genommen ihrer *Abwehr* dienen. Folglich wird er Maßnahmen ergreifen, die nicht nur unnötig sind, sondern sogar seiner Feindabwehr einen schlechten Dienst erweisen. Denn »Selbstheilungsmaßnahmen« – um diese handelt es sich dabei – entsprechen den wichtigsten Bemühungen des Organismus, seine Gesundheit zu erhalten oder wiederherzustellen. Also sollte der Mensch das Gefühl dafür aufbringen, wann es sich um solche Bestrebungen handelt, und sie unterstützen.

Erste Behandlungsmaßnahmen, die Ärzte in der Medizingeschichte überhaupt vornahmen, entsprachen einfachen Hilfen zur Unterstützung *körpereigener* Vorgänge – auch wenn sie eine wissenschaftliche Fundierung vermissen ließen. Der Aderlaß, das Klistier und, wenn die Umstände es erforderlich machten, die Bougierung der Harnröhre entsprachen solchen Vorstellungen. Sie sollten dem erkrankten Körper die Möglichkeit eröffnen, sich krankmachender Stoffe zu entledigen, sich zu reinigen. Die »Katarrhsis« als ein Begriff der Reinigung liefert dem Katarrh im gegenwärtigen Sprachgebrauch den Wortkern. Der Arzt verabreichte Mittel, daß der Mensch sich erbrechen mußte oder zum Husten angeregt wurde. Und wenn es erforderlich schien, griff er zum Operationsmesser und eröffnete dem Eiter auf diese Weise den Weg aus dem Körper.

Selbstheilungsvorgänge werden dort auch dem medizinischen Laien augenfällig, wo sie versuchen, Schäden zu reparieren. Etwa wenn durch Unfälle oder Verletzungen Fleischwunden entstanden waren, sich ein Knochenbruch ereignet hatte oder eine Verätzung der Haut durch eine Säure zustande gekommen war. Immer konnte er dem Organismus dabei zuschauen, wie er in wunderbarer Weise damit beschäftigt war, die angerichteten Schäden zu beseitigen und den ursprünglichen Gewebezustand wiederherzustellen. Doch wird er auch den Grenzen solcher Bemühungen begegnet sein. Dort etwa, wo das geschädigte Gewebe zu differenziert war, als daß es sich noch hätte regenerieren können. Der Verlust nervlicher Strukturen findet oft keine Regeneration mehr.

Gegenüber einer Entzündung bezieht der medizinische Laie auch heutzutage noch eine reservierte Stellung, doch als Leser dieser Darstellung weiß er bereits, daß auch sie – das möchte der Autor noch einmal betonen – einer *Reaktion* des Organismus auf eine Einwirkung und nicht der Einwirkung selbst entspricht. Sicherlich obsiegt zu Beginn der Auseinandersetzung der Schaden, der Eindringling oder das Bakterium, doch fortan beherrschen die Bestrebungen des Organismus das Feld, diese Situation wieder rückgängig zu machen: sie bekämpfen den Schaden, beseitigen seine Folgen und sind damit auf den Heilungsprozeß ausgerichtet.

Auch in vielen weiteren Krankheitsprozessen wird der Sinn des Geschehens als die Entäußerung eines solchen Bemühens um eine Selbstheilung erkennbar. Die Produktion des Schleims, etwa im Bronchialsystem oder im Nasen-Rachenraum entspricht durchaus einer Abwehrstrategie des Organismus wie dieses auch für den

Husten zutrifft. Der Schleim sollte das Deckgewebe der Bronchien vor einer Schädigung schützen, eine Art Abwehrwall darstellen, der Husten unliebsame Eindringlinge oder abgebaute Substanzen wieder aus dem Bronchialsystem entfernen. Dem Erbrechen wird man nicht unbedingt eine Zweckmäßigkeit unterstellen können, doch bewirkt der Vorgang nicht selten die Entleerung einer möglicherweise verdorbenen Speise. Aus dem gleichen Grunde begrüßt der Arzt auch heutzutage noch den initialen Durchfall und greift medikamentös erst ein, wenn Gefahren und Belästigungen, die damit verbunden sein können, zu groß werden. Fieber, für viele Kranke zu einem Schreckgespenst geworden, entspricht einer beabsichtigten Abwehrmaßnahme des Organismus; es sollte deshalb nicht unnötig unterdrückt werden. Nicht seine Entwicklung, sondern sein unbegründeter Abfall während einer akuten gesundheitlichen Auseinandersetzung wird vom Arzt als ein schlechtes prognostisches Zeichen gewertet. Die fieberhaft erhöhte Körpertemperatur hemmt die Vermehrung einiger Krankheitserreger und vermindert dadurch ihre Aggressivität. Mit dem Schüttelfrost, der einem willkürlichen Zittern der Muskulatur entspricht, treibt der Organismus seine Temperatur in den Fieberbereich und unterstützt dadurch den Abwehrvorgang.

Solche erfolgreichen Abwehrmechanismen lassen sich auf fast alle Krankheitszustände übertragen. Der Organismus wird beispielsweise einen großen Entzündungsherd in der Lunge, eine Lungenentzündung, demarkieren und abräumen oder zu einem Abszeß einschmelzen und als Auswurf aus dem Körper entfernen. Wird die Bildung eines Magengeschwürs auch durch den angreifenden Krankheitsmechanismus selbst ausgelöst, setzt doch von dem Augenblick der Schädigung an die Gegenreaktion des Organismus ein, entwickelt eine Art Wall um den Gewebedefekt und bildet damit das eigentliche Geschwür. Entzündetes Gewebe wird letztendlich die Beschaffenheit des Eiters annehmen und in dieser Form den Körper verlassen wollen. Gegebenenfalls wird ihm der Chirurg die Möglichkeit dazu mit dem Skalpell eröffnen müssen. Tuberkulöse Entzündungen kapselt der Organismus ein und sichert seinen »Abwehrwall« gegen die Tuberkelbakterien sogar mit Kalk ab.

Die genannten Maßnahmen und Ereignisse entsprechen den äußerlich erkennbaren Erscheinungen eines Abwehrgeschehens; die ihnen zugrundeliegenden, sozusagen innerlichen biologischen Vorgänge sind jedoch weit komplizierter.

Dennoch: Den Maßnahmen der Selbstheilung sind dadurch Grenzen gesetzt, daß sie sich unter bestimmten Bedingungen erschöpfen. Sei es, daß der Einfluß durch den Aggressor zu erheblich ist, sei es, daß das geschädigte Gewebe grundsätzlich nicht über die Fähigkeit verfügt, zu regenerieren, also durch eine Reparatur wiederhergestellt zu werden. Eine Nervenzelle selbst wird nicht regenerieren, bestenfalls unter bestimmten Bedingungen ihre Ausläufer. Durch einen Herzinfarkt abgestorbene Bereiche des Herzmuskels werden nicht mehr durch Muskelgewebe ersetzt, sondern nur mehr durch eine Narbe, die dadurch für die Pumpfunktion des Herzens ausfällt. Wegen ihrer Differenziertheit verfügen auch Sinnesorgane über ein nur sehr geringes Regenerationspotential.

Reichen die Abwehrmaßnahmen nicht mehr aus und brechen die Abwehrmechanismen zusammen, kann der Körper mit Krankheitserregern überschwemmt werden und sich eine Septikämie entwickeln. Solchem septischen Krankheitsbild, gekennzeichnet durch die Einschwemmung von Krankheitserregern in die Blutbahn, wird der Arzt dann nur noch durch eine Antibiotikatherapie Einhalt gebieten können. Zu einem gleichermaßen ungünstigen Ausgang des Machtringens zwischen Organismus und Aggressor kann es auch kommen, wenn der Körper seine Integrität gleichzeitig an mehreren Fronten zu verteidigen hat. Auch dann, wenn er bereits durch eine ernste gesundheitliche Störung wie eine fortgeschrittene Zuckerkrankheit, eine Einschränkung der Nieren- oder der Leberleistung oder eine Herzmuskelerkrankung beeinträchtigt ist.

Da der Verlauf einer Krankheit also auch von der gesundheitlichen Verfassung bestimmt wird, in der sich der Organismus in die Auseinandersetzung mit ihr begibt, wird das Anliegen, sich jederzeit *»so gesund zu halten wie nur möglich«*, zu einem zwingenden Gebot.

Man würde die Möglichkeiten seiner Selbstheilung weit überschätzen, wenn man davon ausginge, daß *jede* Krankheit einer beabsichtigten und sinnvollen Abwehrmaßnahme des Organismus entspräche. Solche Absicht ist beispielsweise der Tumorentwicklung nicht zu unterstellen; die biologische Ignoranz eines solchen Gewebewachstums läßt bisher ein sinnvolles Konzept vermissen.

Ebensowenig läßt sich eine Absicht in einer Krankheitsform sehen, die sich durch einen Angriff des Organismus *gegen sich selbst* auszeichnet, den Krankheiten der Autoaggression, auch Autoimmunerkrankungen genannt. Wie wäre es sonst zu verstehen, daß der Körper in der Situation solcher Krankheiten seinem eigenen Abwehrgeschehen zum Opfer fällt. Man macht eine Fehlorientierung dafür verantwortlich, innerhalb deren der Körper eigene Gewebestrukturen und Eiweißmoleküle plötzlich für die eines Fremdlings hält. Dieser falschen Orientierung soll eine Umstimmung des Organismus zugrunde liegen, womit man nur zum Ausdruck bringen möchte, daß der Körper plötzlich anders und wie in der vorliegenden Situation widersinnig reagiert.

Autoimmunerkrankungen begegnet der Arzt, indem er die »Überreaktion« des Abwehrsystems unterdrückt und dadurch das Krankheitsgeschehen in seiner selbstzerstörerischen Wirkung abschwächt oder gar aufhebt. Solche Maßnahmen erlangten im Zuge der Transplantationschirurgie große Bedeutung. Hier waren sie erforderlich, um Abstoßungsreaktionen des Organismus gegenüber Transplantaten wie Herz oder Nieren zu unterdrücken.

Nicht jedes Krankheitsereignis entspricht schon deshalb einem jüngeren Geschehen, weil es gerade erst entdeckt worden ist. So mußten Jahrtausende ins Land gehen, bis das obengenannte Autoimmungeschehen erkannt worden war. In Wirklichkeit weisen neuere Funde auf ihr so vieljähriges Bestehen hin. In diesem Zusammenhang gesehen dürfte es seit der gleichen Zeit auch schon allergische Erkrankungen gegeben haben.

Ungeachtet dessen: Die Selbstheilung entspricht einer beabsichtigten Reaktion des Organismus. Als solche stellt sie eine Funktion der Gesundheit dar und keine Krankheit. Das kennzeichnet ihren besonderen Stellenwert.

Die Entscheidung: Kompensation, Defekt oder chronische Entzündung?

Die Versuche des Organismus, ihm zugefügten Störungen zu begegnen, gleichen immer wieder einem Wunder; sie sind als ein Auftrag zur Selbsterhaltung zu verstehen. Oft ist sie in der Lage, einer Krankheit wieder zur Ausheilung zu verhelfen. Hinterläßt sie dennoch Folgen, sind diese für den Organismus und seinen Fortbestand meistens von untergeordneter Bedeutung und können dabei einer Narbe nach einem Geschwür, einem vielleicht nicht in regelrechter Stellung verheilten Knochenbruch oder einem Verbrennungsrückstand auf der Haut entsprechen.

Anders sieht es für die Gesundheit des Menschen aus, wenn sich eine Störung *nicht* wieder zurückbildet. Sie verdient dann die Bezeichnung einer ›chronischen Erkrankung‹. Doch wäre auch dieser Begriff zu umfassend und ungenau. Er würde nicht den Unterschieden solcher Zustände und auch nicht den Möglichkeiten ihrer Weiterentwicklung entsprechen. Diese nämlich könnte in so unterschiedliche Zustände wie eine ›Kompensation‹, einen ›bleibenden Defekt‹ oder eine ›chronische Entzündung‹ übergehen. Diese drei Entwicklungsmöglichkeiten sollen nacheinander dargestellt werden.

Unter einer ›Kompensation‹ wäre der Versuch des Körpers zu verstehen, in dieser Phase einer Krankheitsentwicklung einen Verlust funktionell *auszugleichen*. Dann würde er nicht zu einer nachhaltigen gesundheitlichen Einbuße führen und den von ihr betroffenen Menschen nur wenig belasten. So würde die Funktionseinbuße, die beispielsweise mit dem Verlust einer Niere verbunden wäre, durch die Tätigkeit der verbliebenen Niere voll ausgeglichen.

In der Situation eines ›Defektes‹ würde der Verlust an Funktion und Gestalt *nicht* mehr ersetzt werden können. Die Beeinträchtigung des Betroffenen würde dann von der Körperstelle und dem Organ abhängen, das von einem solchen Defekt betroffen worden ist. Ein Infarkt, gleichgültig an welchem Organ er stattgefunden hat, würde eine Narbe hinterlassen, die für die ursprüngliche Funktion des Organs ausfiele. So wird sich ein vernarbter Herzinfarkt durch den Verlust seiner muskulären Elemente nicht mehr an der Pumparbeit des Herzmuskels beteiligen können und für diese ausfallen. Funktionseinbußen beträfen auch alle anderen Organe, die von einem ähnlich folgenreichen Defekt betroffen worden wären.

Eine ›chronische Entzündung‹ entspräche einem Erkrankungsprozeß, der *nicht mehr zur Ruhe kommt*. Würde sich dabei eine Art Gleichgewichtszustand zwischen dem Aggressor und den abwehrenden Funktionen des Organismus entwickeln, bliebe wie etwa bei der chronisch *persistierenden* Form der Hepatitis solcher Prozeß zwar bestehen, doch er würde nicht fortschreiten. In dieser Form stellte er zwar einen lebenslangen Begleiter des Betroffenen dar, doch ohne ihn gesundheitlich zu gefährden oder in seiner Leistungsfähigkeit zu beeinträchtigen. Wären die Einwirkungen des Aggressors hingegen zu stark und würde dadurch das Gleichgewicht aufgehoben, wäre dem Fortschreiten des chronischen Entzündungsprozesses Tür und Tor geöffnet. Er würde im Laufe seines Bestehens immer weitere Bereiche zunächst des eigenen Organs, etwa der Leber, der Nieren oder der Bronchien, später aber auch den gesamten Organismus in seine Krankheitsentwicklung einbeziehen. Unter solchen Bedingungen könnte er eines Tages zu einem Leiden oder gar zum Tode führen.

Sieht man einmal von den Folgen eines schweren Unfallereignisses oder eines Tumorleidens ab, stellt jede chronische Entzündung in ihrer *aggressiven* und *fortschreitenden* Form die stärkste gesundheitliche Beeinträchtigung dar, die dem Menschen widerfahren kann.

An einigen *Beispielen* soll der unterschiedliche ›Stellenwert‹ dieser drei Krankheitszustände beleuchtet werden.

Die Natur meint es noch einmal gut: Die Kompensation

›Kompensation‹ hat seiner Sprachbedeutung nach etwas Versöhnliches an sich. Versöhnlich erscheint auch das Angebot des Organismus, einen entstandenen Schaden durch sein eigenes Bemühen *auszugleichen*. Die damit verbundenen Intentionen des Körpers erscheinen einfach, die Mechanismen ihrer Verwirklichung sind jedoch zum Teil recht kompliziert.

Büßt der Organismus etwa im Zuge einer starken Weichteilverletzung Muskulatur ein, können benachbarte Muskelbereiche an Umfang zunehmen – hypertrophieren, wie es der Arzt nennt – und dadurch deren Aufgabe übernehmen. Nach dem Verlust einer der beiden Nieren wird das verbliebene Organ eine Vergrößerung im Sinne der Hyperplasie erfahren und die verlustig gegangene Funktion der verlorenen Niere voll ausgleichen. Die Leber verfügt über eine große Selbstheilungskraft. Nach dem Verlust eines Teiles, etwa in der Folge eines Unfalls oder einer Operation, würde der restliche Organanteil seinen Stoffwechselaufgaben voll nachkommen können. Der Vollständigkeit halber sei erwähnt, daß ein entzündlicher Prozeß der Leber demgegenüber *jede* Zelle betrifft und daher das *gesamte* Organ in den Erkrankungsprozeß einbeziehen würde; damit wäre aber auch seine *Gesamtfunktion* beeinträchtigt.

Die Lunge wird sich nach der Einbuße ihrer zweiten Hälfte in den freiwerdenden Brustkorbraum ausdehnen, damit allerdings die Funktion des eingebüßten Organanteiles nicht völlig ausgleichen können. Teilverluste von Organen im Bereich des Verdauungstraktes werden in erstaunlicher Weise *funktionell* von den noch vorhandenen Anteilen des gleichen Organs oder von den benachbarten Organen ausgeglichen, wenn auch oft nur in bezug auf bestimmte Funktionen. Der Magen kann so die Transportfunktion der Speiseröhre übernehmen, der Darm im gleichen Sinne die Funktion des Magens, und schließlich könnte der Organismus sogar auf große Anteile des Darms verzichten, ohne dabei eine ernste Einschränkung seines Verdauungsvermögens hinnehmen zu müssen. Das gleiche würde gelten, wenn die Gallenblase entfernt wäre.

Verschleißerscheinungen im Bereich der Zwischenwirbelräume führen zu knöchernen Abstützungsvorgängen und gewährleisten, wenn auch oft gegen den Preis des Schmerzes, die Stabilität des Wirbelsäulenorgans. Kann das Nierensystem die harnpflichtigen Substanzen nicht mehr ausreichend durch die Maßnahme der Konzentration des Urins eliminieren, versucht sie, diesen Aufgaben durch eine Zunahme seiner Menge zu entsprechen. Engt sich ein Blutgefäß in der Folge einer Arteriosklerose ein, werden Nachbargefäße einen Teil der Blutversorgung übernehmen können. Im Bereich der Drüsen mit Innerer Sekretion sind Kompensationsversuche verlustig gegangener Steuerungsmechanismen bekannt. Sind Zellen im Bereich des Zentralnervensystems, etwa des Gehirns in der Folge einer Durchblutungsstörung, abgestorben, wird die dadurch verlustig gegangene Funktion im motorischen Bereich durch den geschickten Umgang mit anderen Muskelarealen häufig wieder funktionell ausgeglichen. Nimmt die Leistungsfähigkeit eines Sinnesorgans ab, gleicht der Betroffene ihren Verlust nicht selten dadurch aus, daß er die Funktionsmöglichkeiten eines zweiten Sinnesorgans intensiver nutzt als zuvor. Der Augengeschädigte wird sich bei zunehmender Einschränkung seiner Sehfunktion in der räumlichen Orientierung stärker als zuvor seinem Gehör anvertrauen.

Somit wurde wohl deutlich gemacht, daß selbst eine dauerhafte Schädigung des Organismus noch über die Chance verfügt, ihrer *Funktion* nach kompensiert zu werden. Dadurch erlangt sie einen Stellenwert, der jener eines kompensierten Schadens entspricht. Zugegeben: Selbst wenn die *somatische* Funktion weitgehend ersetzt ist, wird die *Einstellung* des Betroffenen darüber befinden, ob er seinen gesundheitlichen Zustand akzeptiert und ob es ihm gelingen wird, unter den veränderten Umständen ohne das Gefühl einer Beeinträchtigung zu leben.

Eine ›kompensierte‹ gesundheitliche Störung muß somit keinen dauerhaft nachteiligen Einfluß auf die Gesamtfunktion des Organismus ausüben. Sind die Einbußen ausgeglichen, wird sich der Betroffene kaum noch beeinträchtigt fühlen.

Die Heilung ist nicht mehr möglich: Der Defekt und die chronische Entzündung

Ein körperlich-gesundheitlicher ›Defekt‹ bedeutet in jedem Falle, daß der Körper eine *Einbuße* an Funktion oder körperlicher Gestalt eingehen mußte. Solcher Verlust ist nicht mehr *rückbildungsfähig* und der Körper kann ihn auch nicht mehr *ausgleichen*. Sein unterschiedliches *Ausmaß* entscheidet über die Beeinträchtigung, die für den Betroffenen damit verbunden ist.

Die Bewertung solcher körperlicher Beeinträchtigung fällt schwer. Sie könnte sich nach den veränderten *anatomischen* oder *physiologischen* Gegebenheiten richten, doch sind diese einer Messung nur schwer zugängig zu machen. Sie könnte aber auch davon abhängen, in welcher Weise sich der Betroffene durch einen solchen Schaden in seiner *Befindlichkeit* gestört sieht. Demnach wird ihre Bewertung auch von der Persönlichkeit des Erkrankten abhängen.

Besteht Krankheit in ihrer ›chronischen Verlaufsform‹, wird dem Menschen fortan ein Teil seiner körperlichen Funktionen nicht mehr zur Verfügung stehen oder ihre Nutzung eingeschränkt sein. Das Leben des Menschen wird sich innerhalb neugezogener Grenzen vollziehen müssen. Innerhalb dieser wird er seine Möglichkeiten jedoch nutzen und sich frei entfalten können. Schwerbeschädigte geben mit ihren Leistungen ein Beispiel dafür ab, in welchem Maß das möglich ist.

Eine Funktionsstörung des Herzens wird dem Menschen einen neuen Aktionsradius vorgeben, innerhalb dessen er seinen Organismus fordern *kann* und in gewisser Weise auch *sollte*, um seine verbliebene Leistungsfähigkeit zu erhalten. Jetzt sind nicht mehr die Zeit, Leistung und Bewerkstelligungsmechanismen *auszubauen*, wohl aber, sie zu *erhalten*. Im einzelnen muß der Kranke seine Belastungen bezüglich ihrer Intensität, ihrer Dauer und ihrer Art neu überdenken.

Über die Beeinträchtigungen, die von einem chronisch-entzündlichen Krankheitsprozeß ausgehend den Menschen treffen können, bestimmen deren *Lokalisation, Ausmaß* und *Einflüsse*, die durch sie nicht nur das geschädigte Organ, sondern auch die Gesamtfunktion des Organismus betreffen. Ein chronisch-progredientes Leiden so lebenswichtiger Organe wie des Herzens, der Lungen, der Leber oder der Nieren und auch des Nervensystems wird immer zu einer stärkeren Störung der Lebensfunktionen führen und letztendlich zu einem Leiden Veranlassung geben können.

Den chronischen Krankheitsprozessen entzündlicher Art stehen solche mit *degenerativen* Krankheitsursachen gegenüber; Prozesse, unter denen der Arzt die Verschleißerscheinungen etwa des Bewegungsapparates zusammenfaßt. Sie führen in ihrer klassischen Form an den Gelenken zu Veränderungen im Sinne der Arthrose, an der Wirbelsäule zu gleichartigen Krankheitserscheinungen an den Wirbelkörpern, deren Gelenken und an den Bandscheiben. Degenerative Krankheitsprozesse können die körperliche Leistungsfähigkeit des Menschen beeinträchtigen, sogar ein Leiden bewirken, führen aber selbst kaum zum Tode.

Die Lebensbahnen dessen, der mit einer chronischen Krankheit zu leben hat, werden sich in Zukunft zwischen der *Schonung* auf der einen und der *Erhaltung* der noch vorhandenen Leistungsfähigkeit auf der anderen Seite bewegen. Jetzt wird auch die Einstellung des Menschen zur Krankheit und zum Kranksein wichtig. Selbstverständlich wird es ihn betroffen machen, wenn irgendwelche Auflagen den Verzicht auf gewohnte und von ihm sehr geschätzte berufliche oder körperliche Aktivitäten bedeuten. Doch werden die meisten Menschen nach einiger Zeit zu einer neuen Zufriedenheit gelangen. Viele andere Bereiche als die bisher gewohnten können sein Leben wieder mit Sinn erfüllen und ihm Perspektiven eröffnen, die ihm bisher verschlossen waren, ja ihn zu neuen und für ihn interessanten Erkenntnissen und Erleben führen. Sicherlich sollten seine Überlegungen auch einer Entwicklung nicht ausweichen, die von irgendeinem Zeitpunkt der Krankheitsentwicklung an zu einem Leiden in der ursprünglichen Bedeutung des Wortes führt oder gar zum Tod.

Für den Beobachter entsteht häufig der Eindruck, als hätten sich für einen Menschen mit einer chronischen Erkrankung zwar die ›Akzente‹ des Lebens geändert, nicht aber sein ›Wert‹.

Die Unausweichlichkeit: Leiden und die Krebskrankheit

Die Mitteilung, an einem bösartigen Tumor – etwa ausgehend von einem Krebswachstum – erkrankt zu sein, trifft den Menschen im allgemeinen unvermittelt. Häufig wird er dadurch zum ersten Mal in seinem Leben einer gesundheitlichen Situation hilflos ausgesetzt. Deshalb wird er Zeit und Ruhe benötigen, sich auf die neue Lebenssituation einzustellen und sich für die Einzelheiten seiner Erkrankung zu interessieren. Der Einblick in seine gesundheitliche Situation bleibt ihm heutzutage nicht mehr erspart, da die diagnostischen und therapeutischen Maßnahmen eine Kooperation zwischen dem Arzt und ihm unverzichtbar machen; die Zeit vorenthaltener Teilnahme an seinem gesundheitlichen Schicksal, die einstmals in der Rücksichtnahme auf den Betroffenen auch vor einer Lüge nicht zurückschreckte, ist endgültig vorüber.

Eine Krebserkrankung kann *ausheilen,* sie kann aber auch unbezwingbar bleiben und damit über das *endgültige* Schicksal des Betroffenen bestimmen. Je früher die Tumorerkrankung innerhalb ihrer Entwicklung erfaßt wird, um so günstiger sind die Aussichten für den Erkrankten, sie zu überleben. In fortgeschrittenem Stadium hingegen werden alle Maßnahmen nur mehr einen palliativen Charakter tragen und damit nur noch Hilfen entsprechen können, das Weiterleben weniger beschwerlich zu gestalten. Fünf Jahre – auch wenn sie aus statistischen Gründen willkürlich gewährt sind – stellen für manche Erkrankungsformen schon einen gnadenvollen Zeitraum des Überlebens dar.

Die operativen Behandlungsmaßnahmen der Krebserkrankung können zu gleichen anatomischen oder funktionellen Teilverlusten führen wie in der Folge anderer Erkrankungsursachen. Bestrahlung und die Chemotherapie entsprechen speziellen Maßnahmen, die den Betroffenen vielfältig und oft bis an die Grenze des Erträglichen belasten.

Bei einem *aussichtslosen* Verlauf entwickelt sich aus der Krebserkrankung bald ein Leiden. Dabei wird es weniger zu einem Organversagen kommen als zu einem allmählichen und allgemeinen körperlichen Verfall, der dann über den Todeszeitpunkt bestimmt.

Auch andere chronische Krankheiten nehmen einen gleichermaßen *unabwendbaren* Verlauf, sobald durch sie die Funktion lebenswichtiger Organe versagt. Sei es, daß das Herz, die Lungen, der Stoffwechsel oder die Ausscheidungsorgane davon betroffen sind, die Blutbildung gestört ist oder sich die Folgen langjähriger Zuckerkrankheit und erst recht jene der fortgeschrittenen Arteriosklerose bemerkbar machen. Eine chronisch-progrediente Verlaufsform, die im allgemeinen zu einem Versagen des entsprechenden Organs führt, kann den Kranken mit einer Leberzirrhose betreffen, mit einer chronischen Nephritis oder auch einer chronischen Bronchitis.

Eine chronische Krankheit in diesem Sinne entfernt den Menschen immer weiter von seiner Gesundheit, wobei sich das Kräfteverhältnis gesunder zu erkrankter Anteile des Organismus immer mehr zu Ungunsten der Gesundheit verschiebt. Es kann sich ein Leiden entwickeln, das eines Tages nicht mehr mit dem Leben vereinbar ist.

Leiden und Alter, was sie verbindet

Der Tod ist dem Menschen gewiß. Das ist die »Bedingung, unter der er Mensch sein darf« (griechischer Philosoph).

Erfolgt der Tod unerwartet, trifft er den Menschen unvorbereitet. Sonst wird ein Leiden sein Vorläufer sein können. Doch ist auch der Weg vom Leiden zum Tod heutzutage von anderen Prämissen begleitet als noch vor Jahrzehnten. *Organersatz* und *Organtransplantation* entsprechen Möglichkeiten der Lebensverlängerung und verbessern die Lebensqualität. Dadurch rechtfertigen sie sich gegenüber dem Vorwurf, den Prozeß des Leidens zu verlängern. Viele Mißverständnisse geben Anlaß zu strittigen Diskussionen, die nicht immer sachgemäß geführt werden. Auch das »Recht auf den Tod« will nicht so recht in den Kontext zu der ethischen Wertung des Sterbevorgangs passen, entspricht er im Grunde genommen doch auch einem Abschnitt des Lebens, zu dessen Erfüllung er beitragen kann. Solche und ähnliche Überlegungen mögen bestimmend sein, sobald der Tod für den Menschen ein unausweichliches Ereignis darstellt.

›Leiden‹ und ›Alter‹ in einem Atemzug zu nennen, sollte nicht die Vorstellung suggerieren, daß sie beide sich gegenseitig bedingen. Über den Zeitabschnitt des Leidens bestimmt ein *anderer* gesundheitlicher Prozeß als über jenen des Alterns. Erst wenn sich Alter und Leiden *gleichzeitig* einstellen, ist ihre unmittelbare Nähe zueinander von Bedeutung. Doch unabhängig von solchen Möglichkeiten tragen beide biologische Erscheinungen gemeinsame ›pathophysiologische‹ Wesensmerkmale. Sie sind es, die eine *gemeinsame* Betrachtung angemessen erscheinen lassen.

Der Autor möchte daran erinnern, daß das ›Altern‹ zwar »nicht mehr rückbildungsfähigen Veränderungen der lebenden Substanz« entspricht« (E. Buchborn), der ihnen zugrundeliegende Prozeß aber nicht einer *geradlinigen* Entwicklung gleicht. Er selbst sieht in der Alterung einen biologischen Prozeß, der sich in Abhängigkeit von seiner Beeinflussung, das heißt von Einfluß zu Einfluß, von einem nachhaltig wirkenden gesundheitlichen Ereignis zu einem nächsten *und* somit *stufenweise* vollzieht. Somit wird sich der Alterungsprozeß, auch wenn er eine genetische Vorgabe und Anbindung hat, in der Abhängigkeit von *Zeit* und *Zufall* unterschiedlich darstellen.

Der Begriff ›Leiden‹ verfügt offenbar über keinen eigenen enzyklopädischen Wert, man sucht ihn als Stichwort vergeblich in medizinischen und pathophysiologischen wie – was schon verständlicher erscheint – in pathologisch-anatomischen Abhandlungen, findet ihn in Betrachtungen zur Psychologie des Menschen oft nur im Zusammenhang mit seinem Einfluß als ›Leidensdruck‹. Erst in der Theologie begegnet man dem Leiden als einem festen Bestandteil gültiger Lehren. Das mag aber auch das Wesen des Leidens von seiner körperlichen Bedeutung mehr in den Bereich eines geistig-seelischen Phänomens verlagern und ihm einen entsprechenden Stellenwert innerhalb des Krankseins zuordnen. Sobald die Krankheitssituation keine *Rückführung* mehr in die Gesundheit erlaubt, die Möglichkeiten der *Kompensation* ausgeschöpft sind und die körperliche Versehrtheit mit einer spürbaren *Funktionseinschränkung* einhergeht, hat sich ein Gesundheitszustand entwickelt, der eben diesem Leiden, von dem hier die Rede ist, vergleichbar erscheint.

Das Leiden im medizinisch-ärztlichen und psychologischen Sinne steht also in einem unmittelbaren Zusammenhang damit, daß eine Krankheit *bemerkt* und *empfunden* wird; es setzt somit neben der formalen *Anwesenheit* einer Krankheit auch deren *Einfluß* auf die seelische Verfassung des Menschen voraus. Leiden führt zu einem Zustand, den man in der Ergänzung zur Krankheit das ›Kranksein‹ nennen sollte. Es wird verständlich, daß sich in solcher Situation spürbarer Leistungsminderung einzelner Organe oder des Gesamtorganismus das Verhalten des betroffenen Menschen zu seiner Umwelt ändern. K. Donat nennt es eine »Störung des Kontaktes im Sinne der veränderten Affektivität und Vitalität«.

Der Verlauf und die Bedeutung des Leidens werden von der ›Einstellung‹ des Kranken zu dieser Situation bestimmt. Wozu solches Verhältnis zu einer im Grunde genommen schweren körperlichen Schädigung den Menschen noch befähigt, beweisen Leistungen bei körperlicher Versehrtheit, wie sie beispielsweise von Behinderten sportlich erstellt werden. Wie weit solche Einstellung den Menschen grundsätzlich tragen kann, wird dann noch von weiteren Umständen abhängen. Eine Sinnvermittlung ist aus *religiös-ethischer Bindung* vorstellbar, und auch von der direkten *Umgebung* des Erkrankten; von ihr können nicht unwesentliche Hilfen ausgehen. *Selbsthilfegruppen* lösen das Krankheitserlebnis aus seiner Vereinzelung und bringen es in das Erlebnis eines Kollektivs ein, womit sie die Last des Leidens teilen.

Viele große Leistungen bekannter Persönlichkeiten fallen in die Zeit ihres Leidens, oft wurden sie durch ihren Einfluß maßgebend bestimmt oder sogar erst möglich und veranlaßt. L. van Beethoven schreibt seine ›Missa solemnis‹, seine ›Neunte Symphonie‹, die letzten Sonaten und Quartette noch auf dem Wege in die völlige *Ertaubung*. *Körperliches Siechtum* und tiefe *Melancholie* lösen sich bei W.A. Mozart in seinen letzten Werken noch in herrlichen Wohllauten und schwereloser Heiterkeit auf, der Erfolg seiner letzten Oper ›Die Zauberflöte‹ ist ungeheuer, im Sterben beginnt er sein ›Requiem‹ niederzuschreiben.

Persönlichkeit und Werk erscheinen bei manchen Künstlern und Geistesgrößen verbunden und sich gegenseitig zu *bedingen*. Sein eigenes Leiden im Sinne einer *depressiven Neurose*, so meint man, mündet in einer zwanghaft-pessimistischen Weltanschauung, die kennzeichnend wird für die Philosophie A. Schopenhauers – und macht ihn zum Wegbereiter der modernen Psychologie. In vielen Bildern de Goyas – ein anderes Beispiel – fände eine schwere, ihn sein ganzes Leben lang schubweise begleitende *Psychose* ihren Ausdruck, sie habe »aus einem belanglosen Rokokomaler eine der gewaltigsten Künstlerpersönlichkeiten« gemacht (Zitat).

Erstreckt sich ein Leiden über viele Jahre, eröffnet es dem davon Betroffenen die Möglichkeit, Sinn und Erfüllung seines Lebens in anderen als den zuvor gültigen Lebensinhalten zu finden, oder seine Kräfte auf Bereiche zu konzentrieren, die ihm schon immer von Bedeutung waren und noch realisiert werden können. Es scheint sich der Sinn des Lebens im Leiden abrunden zu können.

4. Die Endgültigkeit

Organersatz und Organtransplantation

Der ›Organersatz‹ hat sich unabhängig von seiner ethischen Wertung als eine berechtigte Maßnahme der Lebenserhaltung und damit auch der Lebensverlängerung erwiesen und wird sich mit der Zunahme technischer Möglichkeiten in seinen Anwendungsgebieten noch ausweiten. Sie erfordern von dem Betroffenen jedoch eine intensive Auseinandersetzung, die auch nach Ansicht der Psychologie nicht immer leicht zu bestreiten ist.

Der ›Organersatz‹ bedeutet im allgemeinen für den Kranken, daß er verlustig gegangene Funktionen wiedererlangt oder eine solche Funktionseinbuße nicht erst in Kauf nehmen muß. Die Maßnahme schließt aber auch die Möglichkeit ein, gefährdetes Leben zu erhalten.

Bei der ›Implantation‹ eines künstlichen Gelenks wird dem Patienten die Möglichkeit geboten, seine Bewegungsfreiheit wiederzuerlangen. Sie geht unverkennbar mit einem großen körperlichen und seelischen Gewinn einher, und ihre anatomisch-somatische Belastung entspricht einem gleich schweren operativen Eingriff anderer Art. Dem Eindruck gleicher Zweckmäßigkeit mag dem

Kranken auch der Ersatz einer Niere entsprechen. Wenn es sich jetzt auch schon um einen *lebenden* und *fremden* Organteil handelt, so ist die Niere für den Patienten von geringerer Wertigkeit als etwa das Herz.

Ein Herz als Transplantat zu erhalten geht nicht nur mit einem schwierigen und risikoreichen operativen Eingriff einher, an den sich die erwähnte Problematik des Immungeschehens anschließt, sondern erfordert auch die seelische Anpassung des Betroffenen an die neue Situation. Für ihn geht es im allgemeinen nicht nur um einen mechanistischen Ausgleich, sondern um den Ersatz des »Lebens« schlechthin. Mit solcher Bedeutung verknüpft der Mensch im allgemeinen und in gewisser Weise auch zu Recht die Vorstellung von der Funktion des Herzens. So wird den Kranken die Situation vor dem geplanten Eingriff in gleich starker Weise belasten wie noch geraume Zeit danach. Sie wäre noch kritischer, würde die Transplantation für den Empfänger nicht oft die einzige Möglichkeit des unbelasteten Weiterlebens darstellen. Im Verhältnis dazu wird die Transplantation eines anderen Organs oder Organteils den Menschen weniger stark belasten.

Stellen Organersatz und Organtransplantation auch für den Mediziner, den Arzt und den Chirurgen eine Hilfe dar, die sie ihrem Patienten nicht vorenthalten möchten, so erfolgt die ethische Wertung eines solchen Eingriffes wohl durch den betroffenen Kranken selbst. Sie könnte sich erst dann der Kritik der Öffentlichkeit nicht mehr entziehen, sobald sie Organe oder Organanteile beträfen, die Träger der geistig-seelischen Verfassung des Menschen und seiner mnestischen Leistungen sind. Das würde auch für eine Einflußnahme von Transplantationen auf die Fortpflanzung des Menschen zutreffen. Sie ist zwar gesetzlich untersagt, doch ist ihre mißbräuchliche Nutzung beim Menschen schon erfolgt.

Nicht weit von dem Organersatz und der Organtransplantation entfernt stellt sich die Problematik dar, die man bereits kritisch abwertend als die ›willkürliche Lebensverlängerung‹ bezeichnet und mit der man immer wieder Maßnahmen der ›Intensivmedizin‹ in Zusammenhang bringt und nicht selten anprangert.

Jede Entscheidung zu einer *willkürlichen* Verlängerung des Lebens würde dem *ethischen Auftrag* ärztlicher Tätigkeit widersprechen und wäre mit ihm nicht mehr vereinbar. Man wird ihn daher einem Arzt und seinen Institutionen nicht unterstellen sollen. So sieht auch die Intensivmedizin ihren Auftrag ausschließlich in der »Überbrückung eigenständig nicht lebensfähiger Situationen« und nicht etwa in deren *dauerhafter Erhaltung*. Nach den Intentionen der Intensivmedizin werden solche Maßnahmen nicht *begonnen*, wenn das Weiterleben *ohne* unterstützende Maßnahmen nicht in Aussicht gestellt werden kann. Gespräche, die über diese Maßnahme entscheiden, werden fast immer in der Anwesenheit der Angehörigen und interdisziplinär geführt, oft zusammen mit einem Psychologen und nicht selten auch zusammen mit dem Anstaltsgeistlichen.

Grundsätzlich muß sich daher die Intensivmedizin nicht dem Verdacht willkürlicher Lebensverlängerung ausgesetzt fühlen; schon das Ziel ihrer Maßnahmen widerspricht solcher Auffassung.

›Organersatz‹ und ›Organtransplantation‹ entsprechen durchaus legitimen therapeutischen Maßnahmen, über deren Akzeptanz lediglich davon Betroffene entscheiden sollten.

Der Mensch gegen sich selbst: Über den Selbstmord

Den Überlegungen zum Sterben und zum Tod sollten solche zur »Aggression des Menschen gegen sich selbst«, was man auch seine »Selbsttötung« oder gar seinen »Selbstmord« nennt, vorausgehen.

Das Hauptmotiv zu einer Selbstmordhandlung sieht der Psychologe in der wirklichen oder vermeintlichen *Aussichtslosigkeit* einer Situation. Es entlastet die Medizin und den Arzt, daß selten gesundheitliche Verhältnisse den Anlaß dazu bieten. Schon der Zwang zur Selbstvernichtung, den mancher Psychologe dem Vollzug des Selbstmordes zugrunde legt, würde dem Wunsch des Kranken nach einer Heilung widersprechen; bis zum letzten Augenblick seines Lebens begleite den Menschen noch die Hoffnung auf eine Besserung seines Zustands. So sieht der Wissenschaftler im Selbstmord weniger den »Austrag eines Freiseins oder Freiwerdens« (G. Condrau).

Der *Autoaggression*, die dem Selbstmordgeschehen zugrunde liegt, geht im allgemeinen eine krankhafte seelische Verfassung voraus, die »Begünstigung einer situativen Einengung etwa, einer gehemmten Aggression und einer Selbstmordphantasie« (E. Ringel). Bei jungen Menschen scheint die Beeinträchtigung des Selbstwertgefühles das suizidale Verhalten zu beeinflussen, der Anstoß dazu geht häufig von dem Verlust an zwischenmenschlichen Beziehungen aus, etwa zu den Eltern, zu Partnern oder zu Freunden. Paul Valéry meinte einmal, daß »für den Selbstmörder jeder andere (Grund) nur eine Abwesenheit« bedeute. Einer Demonstration gleicht der Versuch, Selbstmordabsichten von vornherein nur zu planen und nicht auch durchzuführen. Dieses Verhalten ist dem frühen Lebensalter mehr eigen als dem älteren Menschen. Die »Psychoanalyse« sieht im Selbstmord die wichtigste, gegen sich selbst gerichtete Feindseligkeit und damit eine Art Mord. Erst die moderne Psychiatrie billigt zunehmend mehr dem Menschen den Selbstmord als einen Ausdruck seiner Freiheit zu und sieht ungeachtet dessen kaum Möglichkeiten, die Selbstmordabsichten ihrer Patienten zu verhindern. Die Aufgabe, dem Menschen zu helfen, steht im allgemeinen einer Bejahung des Selbstmordes durch den Arzt entgegen.

Im *Spiegel des Kultur- und Geisteslebens* vollzieht sich der Selbstmord aus unterschiedlichen Motiven und er erfährt auch eine unterschiedliche Beurteilung. Etwa vor dem Hintergrund der Staatsraison, wie bei Sokrates und Seneca, oder aus sittlicher Verantwortung und dem Bekenntnis zu Freiheit und Gerechtigkeit, wie ihn Cato eingegangen sein soll. Das Heidentum pries den Selbstmord als eine sittliche Heldentat, die christliche Lehre lehnt ihn aus den gleichen Gründen ab. Der Hinduismus sieht in ihm die Möglichkeit, das hiesige Leben zu überwinden. M. Heidegger verneinte die moralische Berechtigung zum Selbstmord, K. Jaspers stimmte ihm wahrscheinlich durch eigenes Erleben beeinflußt – unter dem Eindruck rassischer Verfolgung soll er bereit gewesen sein, den Selbstmord der Verhaftung vorzuziehen – zu. In der griechischen Antike war es erlaubt, Selbstmord zu begehen.

Der nahe Tod: eine kulturhistorisch-psychologische Betrachtung

Das Verhältnis des Menschen zum Tode wird sehr stark durch sein Lebensalter bestimmt.

Dem ›Kind‹ wird die nahe Beziehung zum Tode bereits durch Märchen mit seinen Inhalten von Gut und Böse, von Gewalttätigkeiten und der Unmittelbarkeit des Todes verdeutlicht. Sie werden von ihm unterschiedlich reflektiert, doch sprechen Angstträume in der Form von Bedrohung und Verfolgung dafür, daß sie verarbeitet werden.

Die seelische Verfassung des ›Jugendlichen‹ während der Pubertät entspricht einer krisenhaften Anfälligkeit. In diesem Alter scheint das Verhältnis zum Tode weniger von Angst und Furcht als von Sehnsucht getragen. Die Anorexia nervosa, ein nervöses Essensverweigern, scheint solcher Einstellung zu entsprechen. Andererseits kommt in manchen Selbstmordereignissen die Furcht zum Ausdruck, die viele Jugendliche vor dem Leben entwickeln; der zunehmende Konsum von Drogen entspricht wohl einem Indiz dafür. Hier wird der Selbstmord zu einer »Flucht aus dem Leben« (G. Condrau).

Im ›frühen Erwachsenenalter‹ scheinen die Aktivitäten in beruflichen und in privaten Bereichen den Menschen daran zu hindern, allzusehr über den Tod nachzudenken. Seine Überlegungen gelten mehr der Gestaltung der Zukunft und seinen Lebensstrukturen, die während dieser Zeit häufig stabil und ausgeglichen sind. Andererseits neigt der Mensch während des leistungsfähigen Alters besonders zu neurotischen und psychosomatischen Entgleisungen. Hier zwingen sich dem Psychologen Beziehungen zwischen der Leistungsmotivation, der Angst vor dem Versagen und der Todesangst auf. Nach dem ›Überschreiten seiner Lebensmitte‹ scheint der Mensch den Tod stärker zu verleugnen als zuvor, worin der Psychologe eine Anpassung an das Älterwerden sieht.

Der ›ältere Mensch‹ ist dem Tode schon biologisch nähergerückt. Einige Erscheinungen kennzeichnen sein Todesbewußtsein und beeinflussen es.

Die seelische und auch körperliche Alterung des Menschen wird durch seine *Vereinsamung* ohne Zweifel beschleunigt, die Gründe zu ihr sind vielfältig: Der Partner für das Alter ist gestorben, sein Bezug zur Gemeinschaft wird fragwürdig, auch Seniorentreffen verhindern nicht, daß sich der alte Mensch nicht mehr am tätigen Leben beteiligen kann, und es werden berufliche Aktivitäten aufgegeben, ohne daß es dem Menschen gelingt, sie durch ein anderes kreatives Engagement zu ersetzen.

Der Wiener Psychiater E. Ringel erinnert mit seinen Beispielen vom »Voodoo-Tod« an den Menschen, der von der Gesellschaft ausgestoßen und verlassen ist und auf den »niemand mehr wartet«. Pathologen finden in solchen Situationen bei der Leichenöffnung keine eigentliche Todesursache. So sind sie wohl an der »Hoffnungslosigkeit«, an dem »Versagen des Lebenswillens« gestorben. E. Ringel spricht in diesem Zusammenhang von einer »psychosomatischen Dekompensation«. Der amerikanische Historiker Chr. Lasch sieht das heutige Altersproblem in der Intoleranz der Gesellschaft gegenüber alten Menschen, in den Versuchen, sie in die Randbereiche des gesellschaftlichen Lebens abzudrängen. Er warnt davor, das Problem des Alterns nur medizinisch lösen zu wollen oder nur durch soziale Hilfsmaßnahmen. Er hält es für eine verhängnisvolle Zeiterscheinung, daß das Gefühl einer historischen Kontinuität, das Wissen also, in einer Folge von Generationen zu stehen, die aus der Vergangenheit kommt und in die Zukunft weiterführt, immer mehr verlorengehe. So lebe der Mensch tatsächlich nur noch im »Hier und Jetzt«.

Im ›fortgeschrittenen Alter‹ beschäftigt sich der Mensch zwar nicht häufiger als in früheren Altersbereichen mit dem Tod, doch ist diese Auseinandersetzung weniger vom Sinn als von der Angst geprägt. Davon scheint der kranke Mensch mehr betroffen zu sein als der Gesunde. Er ist nicht selten ambivalenten Einflüssen ausgesetzt, die eher in der Lage sind, Ängste zu provozieren als sie zu reduzieren. Auch seine religiösen Bindungen sind nicht frei davon. Im Sterben scheint der Mensch vergleichsweise nur wenig Ängste vor dem Tode zu entwickeln.

Das Sterben

Die Angst vor dem *Tod* wird bei den meisten Menschen durch die Angst vor dem *Sterbevorgang* gespeist: er fürchtet sich davor, isoliert, hilflos und abhängig zu werden oder Schmerzen erdulden zu müssen. Deshalb lassen sich Todesangst und Sterbeangst nicht völlig voneinander trennen. Der Schwerkranke wird auch immer häufiger zum Sterben aus dem aktiven Leben innerhalb der Familie in Krankenhäuser und in Kliniken verwiesen, weshalb sich dieser Prozeß der Erfahrung Jüngerer entzieht. Dadurch wird im Gegensatz zu dem Verhalten früherer Generationen die Einstellung zum Tode nicht mehr bewußt gemacht. Der Tod und die Riten, die mit dem Tode verbunden sind, die Trauerarbeit, vollziehen sich mehr im Stillen und unvollständig, die Rituale werden Instituten überlassen, die Eigenbeteiligung des Lebenden ist gering. So hat der moderne Mensch kaum noch Gelegenheit, sich an einen Sterbevorgang zu gewöhnen.

Andererseits: unter der Gelassenheit gegenüber dem Tod, über dessen Bedeutung er meditative Überlegungen anstellt, will G. Condrau nicht verstanden wissen, sich ihm gegenüber *gleichgültig* zu verhalten. Er bestreitet sogar, daß der Mensch solche Unerschütterlichkeit und Gleichmütigkeit zeigen könne, denn auch die Angst sei ihm eine unabdingbare Möglichkeit. Er erinnert an die Deutung der Gelassenheit im Sinne M. Heideggers, der darin ein gleichzeitiges »Ja- und Neinsagen« sah: Etwas vollständig hinzunehmen, dennoch dem Betroffenen zu verwehren, *ausschließlich* davon beansprucht zu werden. Er bezog damit in die Gelassenheit das freie Verfügenkönnen ein.

Das Sterben des Menschen vollzieht sich im allgemeinen nicht ohne seinen eigenen Widerspruch. Der ›Sterbeweg‹, von dem man in seiner wissenschaftlichen Deutung spricht, nimmt für viele Wissenschaftler seinen Beginn dort, wo die »Unwissenheit des Kranken über sein Schicksal allmählich der Unsicherheit, ob es nicht doch so ist«, weiche. Der zunächst noch »unbewußten Leugnung« dieser Entwicklung folge mit der Besprechung der Wahrheit, so sie denn erfolge, die Entdeckung, daß die »Vermutung der Unheilbarkeit« zutreffe.

Nach dieser Gewißheit – so E. Kübler-Ross – folgten der Verneinung und dem »Nicht-wahr-haben-Wollen« der Zorn und die Auflehnung gegen das Schicksal. Das Verhalten des Menschen gegenüber seiner Umgebung würde aggressiv. Er verhandele mit dem Schicksal um dessen Abwendbarkeit, verfalle, sobald er der Erfolglosigkeit dieses Versuches gewiß ist, in Depressionen und suche nach dem Kontakt zu einem verständnisvollen Menschen. Erst mit der Bejahung der unabwendbaren Realität komme es zur Annahme des Todes. Nicht wenige Autoren beschreiben als den Anschluß an diese Annahme eine Phase der Erfüllung, die durch Integrität und Würde gekennzeichnet sei. Phasen wollen hier verstanden sein als Situationen, die im Verlauf des Sterbeprozesses denkbar sind, aber nicht oder unterschiedlich durchlaufen werden können. Sie erklären vor allem den Angehörigen das Verhalten des Betroffenen und sind ihnen hilfreich.

Das »Recht auf den Tod« als eine gegenwärtig verbreitete Phrase scheint fast geeignet, die ethische Einstellung zum Tod zu karikieren, würde man diese Problematik nicht vor dem Hintergrund einer belästigenden Leidens- und Sterbesituation sehen. Die ›Sterbehilfe‹ im passiven oder aktiven Sinne scheint sich nur in ihrer juristischen Würdigung einschließlich den daraus abzuleitenden Konsequenzen für den Helfer zu unterscheiden, weniger durch ihre Handlungsweisen selbst. Doch scheint es eher gerechtfertigt, in wirklich aussichtslosen Situationen Hilfen zur Lebenserhaltung zu *unterlassen* als Hilfen *zum* Sterben zu erteilen. Keiner mag sich zum Richter einer Situation erheben, die er selbst nicht erleben konnte und auch in ihrer Individualität zu verstehen vermag.

Der religiös gläubige Mensch kann im Leiden und Sterben die »endzeitliche und endgültige« Befreiung von Krankheit, Elend und Entfremdung sehen. Ein »Sich-Einlassen mit der Krankheit als einem konstitutiven Element seines Daseins und damit einer unausweichlichen Grenzerfahrung, an der er nicht vorbeikommt; in der er sich gleichsam sich selbst, seiner kreatürlichen Endlichkeit und Ohnmacht stellen muß« (W. Pesch).

Was es mitzunehmen gibt

Die Endbetrachtung:
»Wann eigentlich bin ich krank?«

›Krankheit‹ entspricht pathophysiologisch einem Prozeß, der in den kleinsten Baubestandteilen des menschlichen Organismus, in der Zelle ihren Anfang nimmt, zutreffender noch im Zellkern als dem Träger des Erbguts, des Arbeitsauftrags an die Nachfolgezellen. Diese Rolle behält sie während der Fortentwicklung einer Krankheit bei und bleibt auch dann die kleinste Funktionseinheit. Sie repräsentiert den Stoffwechsel, sie erstellt Leistungen, sie erteilt nervöse Impulse und beteiligt sich über ihre Sekrete an den Regulationsmechanismen des Körpers. Alles Leben im menschlichen Organismus ist aus der Sicht des Physiologen zellulär oder humoral gesteuert und ausgerichtet.

Krankheit kann ihren Beginn im Erbgut des Menschen nehmen, doch bedarf es meistens weiterer Faktoren, damit sich aus der Bereitschaft auch eine Krankheit entwickelt. Die Umwelt übt ihre Einflüsse auf die Gesundheit des Menschen aus und, noch weit wichtiger, seine Lebensweise.

Auch während der Krankheit bringen alle biologischen Vorgänge im menschlichen Organismus das Prinzip der Lebenserhaltung zum Ausdruck, sie garantieren das Leben des Menschen. Die Anpassung entspricht dem obersten lebenserhaltenden Prinzip des menschlichen Organismus, sie entspricht einer gehobenen Form der Gesundheit und setzt in ihrer gelingenden Form die besondere Leistungsfähigkeit voraus.

Die Entgleisung körperlicher Funktionen durchläuft verschiedene Stadien. ›Funktionell‹ entspricht einer allgegenwärtigen Bezeichnung für eine harmlose Störung, in funktioneller Form aber treten die Lebensabläufe im menschlichen Organismus überhaupt in Erscheinung. Funktionell entäußern sich aber auch Organschäden. Der Begriff bedarf daher der Abklärung auf seine Ursache hin. Die ›gestörte Teilfunktion‹ entspricht nur einer *lokal,* wenn auch oft bedeutungsvollen anatomischen oder funktionellen Einbuße, die für den Gesamtorganismus schon von gewisser Bedeutung ist. Zu ihnen zählen die Stoffwechselentgleisungen, solange sie noch kein eigenständiges Krankheitsbild entwickelt haben. Krankheit beginnt im Grunde genommen erst dort, wo sich ein manifester ›Organschaden‹ entwickelt, noch unabhängig von seinem weiteren Verlauf. ›Selbstheilungsmechanismen‹ des Organismus spielen während des gesamten Krankheitsgeschehens eine Rolle und bestimmen es lange Zeit. Zumindest so lange, wie der Aggressor nicht die Oberhand gewinnt.

Ein ›Organschaden‹ kann sich zurückbilden, er kann einem bleibenden, aber immer noch auf sich selbst beschränkten Defekt entsprechen, er kann schließlich noch in eine chronische Erkrankungsform ohne wesentliche Progredienz übergehen oder ständig zunehmend immer weitere Bereiche des eigenen Organs und schließlich den Gesamtorganismus in sich einbeziehen. Dann stellt er als ein ›chronisch-fortschreitender‹ Krankheitsprozeß eine irreversible, also endgültige Form der Krankheit dar. Schicksalhaft in gleichermaßen fortschreitendem Sinne kann sich die Erkrankung an einem bösartigen Tumor auswirken.

Tumorleiden und chronische ›progressive‹ Organerkrankungen bringen den Menschen dem ›Leiden‹ näher und bedeuten nicht selten den Beginn einer gesundheitlichen Entwicklung, die eines Tages mit dem Leben nicht mehr vereinbar ist.

Die Beurteilung der Krankheitsbedeutung objektiv erhobener Untersuchungsbefunde muß sich nach den Eigentümlichkeiten der Normen richten. Da ihre Aussagefähigkeit fast immer auf Teilbereiche der Lebensvorgänge beschränkt ist, kann ihre endgültige Würdigung erst vor der *Gesamtheit* der körperlichen Krankheitsentäußerungen und auch der Individualität des Betroffenen erfolgen.

Die ›Selbsterhaltungsmaßnahmen‹ des Organismus lenken die Aufmerksamkeit auf die »Krankheit als einer Funktion der Gesundheit«. Beide lassen in ihrem Grundverhalten Gemeinsamkeiten erkennen, beide bedienen sich gleicher Instrumente und Wege und beide verfolgen das gleiche Ziel – nur aus einer unterschiedlichen Position: Die Gesundheit, sie zu gewährleisten und zu erhalten, die Krankheit, sie zu verteidigen und sie wiederherzustellen; selbst dann, wenn dieses Bemühen nicht so vordergründig in Erscheinung tritt. Die erwähnten Prozesse der Selbstheilung, am Wesen einer Entzündung beispielhaft verdeutlicht, beweisen diese Absicht. Erst das Überwiegen des Aggressors gegenüber den Heilungsbestrebungen des Organismus entspricht dem Übergang in die »*Krankheit in ihrer eigentlichen, ihrer dauerhaften und ihrer für den Gesamtorganismus entscheidenden Form*«. ›Autoaggressionstendenzen‹ scheinen die Aufgaben des Organismus zu konterkarieren, sie entsprechen einer jahrtausendealten Erscheinungsform der Krankheit *ohne* erkennbaren Sinn.

Doch selbst in ihrer dauerhaften Form entspricht ›Krankheit‹ nicht einem gleichförmigen Prozeß, wie man ihn sich häufig vorstellt. Krankheit ist voller Dynamik, ihre Positionen ändern sich ständig. Sie entsprechen einem Wechsel zwischen dem Preisgeben und Zurückgewinnen, zwischen Verteidigen und Besitzergreifen, zwischen Anpassen und Zurückstecken. Sie kennt oft selbst für längere Zeit keinen endgültigen Gewinner oder Verlierer. Die unzutreffendste Deutung der Krankheitsabläufe im menschlichen Organismus entspräche deren geradliniger und unbeeinflußter Entwicklung vom Anbeginn der Entgleisung bis zu dem Endpunkt der eigentlichen Krankheit.

Die Verursachung der meisten Krankheiten aus mehreren Quellen, ihre ›Multikausalität‹ räumt jeder einzelnen Krankheitsursache nur einen untergeordneten Stellenwert ein und läßt dadurch jede Krankheitsbegünstigung in einem *anderen* Licht erscheinen, verleiht jedem Krankheitsprozeß selbst einen *individuellen* Charakter. Dieser Vielgestaltigkeit entspricht auch eine Vielfalt von Begegnungsmöglichkeiten. Das unterscheidet sie von einer monokausalen Entstehungsweise.

›Psychosomatischen Krankheitszusammenhängen‹ gilt die besondere Aufmerksamkeit, doch nicht in ihrer unangemessenen Form. Aus einer Veranlagung, die häufig einer krankhaften Verarbeitung von Eindrücken entspricht, können körperliche Funktionen irritiert werden. Noch unter ihrem Einfluß oder selbständig geworden, erlangen sie dabei Krankheitswert. Eine somatische Krankheit ihrerseits beeinträchtigt die seelische Befindlichkeit des Menschen. So sind Leib und Seele nur als eine »Funktionseinheit«

zu verstehen. Ohne seelische Inhalte wird Krankheit als ein formaler Tatbestand nicht zu der eigentlich erleidenden Form ihrer Erscheinung führen können, zum ›Kranksein‹.

So wird sich der Stellenwert einer Krankheit nicht im Objektiven alleine erfassen lassen. Dazu bedarf es auch der Einstellung des Betroffenen, ihrer subjektiven Interpretation. Durch ihre Persönlichkeit werden sich Menschen in gleichen Situationen unterschiedlich verhalten und in unterschiedlicher Weise Krankheit anerkennen. Nach Weizsäcker entscheidet nicht sosehr der Arzt darüber, »was Krankheit im allgemeinen sei«, sondern der Mensch selbst und die Ansichten seiner Zeitepoche. Das verleihe der Krankheit auch einen nur augenblicklichen und vor allem individuellen Stellenwert.

Man sollte jedoch nicht davon ausgehen, daß Krankheit von *vornherein* den Menschen in seiner körperlich-seelischen *Gesamtheit* in ihren Verlauf einbezieht. Nicht einmal der Organismus als eine somatische Einheit beispielsweise *stirbt* gleichzeitig. In den Prozeß des Sterbens werden zunächst nur jene biologischen Vorgänge einbezogen, die mit dem Tod unmittelbar in Zusammenhang stehen. Erst wenn Herz und Kreislauf versiegen, erstirbt der übrige Organismus. Im gleichen Sinne wird Krankheit erst, wenn überhaupt, nach und nach den gesamten Organismus ergreifen und in das Geschehen einbeziehen.

E. Buchhorn hat einmal ausgeführt, daß sich auch in seiner Krankheit die Komplexität des Menschen als Organismus und Person manifestiere, dadurch aber ihre wissenschaftliche Analyse erschwere. Es bedürfe der Reduzierung dieser Zusammenhänge auf vereinfachende Modelle, um sie zu beschreiben. So ließen sich infolge der begrenzten Reichweite der einzelnen wissenschaftlichen Methoden und Begriffe der gesunde wie der kranke Mensch nur in Teilaspekten einzelner Systemebenen und nicht als Ganzes beschreiben. Die Schwäche der Ganzheitsmedizin bzw. eines medizinischen Holismus sei es, trotz mangelnder methodischer Kompetenz in den Einzelwissenschaften einen wissenschaftlichen Zugang zu einem »Ganzen« des Menschen zu postulieren; dies sei jedoch nur hermeneutisch-verstehend zu erfassen.

Das »*Wann-eigentlich-bin-ich-krank?*« läßt viele Antworten zu. Auch wenn Krankheit, wie Buchhorn sich ausdrückt, in ihrer gesamten Komplexität kaum erfaßbar ist, sollte sie in einem nur möglichst umfangreichen Sinnzusammenhang verstanden werden. Keinesfalls kann eine Vorstellung zutreffen, die der gesundheitlichen Verfassung des Menschen ihren individuellen Charakter vorenthält und ihr einen Stellenwert *ausschließlich* im Sinne der ›Gesundheit‹ oder ›Krankheit‹ zuweist. Diese Vorstellung würde nicht mehr dem gegenwärtigen Erkenntnisstand der Medizin entsprechen.

Dieses darzulegen entsprach der Absicht des Autors.

Literaturverzeichnis

Buchhorn, E., Siegenthaler, W., von Wichert, P.: Bedeutung genetischer Faktoren bei inneren Erkrankungen. In: Der Internist 9/89. Springer Verlag, Berlin, 1989

Buchhorn, E., Siegenthaler, W., von Wichert, P.: Funktionelle Syndrome in der inneren Medizin. In: Der Internist 1/91. Springer Verlag, Berlin, 1991

Buselmaier, W., Tariverdian, G.: Humangenetik. Springer Verlag, Berlin, 1991

Classen, M., Diehl, V., Kochsiek, K.: Innere Medizin. Verlag Urban & Schwarzenberg, München, 1993

Condrau, G.: Der Mensch und sein Tod. Kreuz Verlag, Zürich, 1991

Eckart, W.: Geschichte der Medizin. Springer Verlag, Berlin, 1990

Franke, A. : Psychosomatische Störungen. Theorien und Versorgung. Verlag W. Kohlhammer, Stuttgart, 1981

Gross, R.: Autoimmunerkrankungen. In: Der Internist 1/90. Springer Verlag, Berlin, 1990

Hierholzer, K., Schmidt, Robert F.: Pathophysiologie des Menschen. VCH Verlagsgesellschaft mbH, Weinheim, 1991

Hütwohl, G.: Gesund im Stress.Verlag Frankfurter Allgemeine Zeitung, Frankfurt, 1986

Kerekjarto, v., M.: Medizinische Psychologie. Springer Verlag, Berlin, 1976

Kochsiek, K., Siegenthaler, W.: Hypertonie. In: Der Internist 3/91. Springer Verlag, Berlin, 1991

Kretschmer, E.: Körperbau und Charakter. Springer Verlag, Berlin, 1955

Krug, A. : Heilkunst und Heilkult. Medizin in der Antike. Verlag C.H. Beck, München, 1985

Lichtenthaeler, Ch.: Geschichte der Medizin I und II. Deutscher Ärzte-Verlag, Köln-Lövenich, 1974

Riecker, G.; Geriatrie. In: Der Internist 8/91. Springer Verlag, Berlin, 1991

Rosenmeier, H.P.: Medizinische Psychologie und Soziologie. Ferdinand Enke Verlag, Stuttgart, 1991

Schipperges, H.: Paracelsus. In: Klassiker der Medizin I. Verlag C.H. Beck, München, 1991

Schipperges, H.: Die Kranken im Mittelalter. Verlag C.H. Beck, München, 1990

Seidel, D., von Wichert, P.: Bedeutung von Störungen des Fettstoffwechsels für Gefäßkrankheiten. In: Der Internist 1/92. Springer Verlag, Berlin, 1992

Siegenthaler, W.: Differentialdiagnose innerer Krankheiten.Georg Thieme Verlag, Stuttgart, 1984

Sigerist, H.E.: Anfänge der Medizin. Europa Verlag A.G., Zürich, 1963

Weber, P.C., Buchhorn, E.: Atherosklerose – Prävention und medikamentöse Therapie. In: Der Internist 5/89. Springer Verlag, Berlin, 1989

Weisser, U.: Hippokrates, Galen. In: Klassiker der Medizin I. Verlag C.H. Beck, München, 1991.

Wichert, v., P.: Chronobiologie. In: Der Internist 7/91. Springer Verlag, Berlin, 1991

Stichwortregister

Sachregister

Zu dieser Ausgabe

Der Autor: Gerhard Hütwohl, geboren 15. Juli 1926 in Essen a.d. Ruhr. Realgymnasium. Sanitätseinsatz im Dienst der Kriegsmarine und während der Kriegsgefangenschaft. Studium der Medizin an der Joh. W. Goethe-Universität in Frankfurt a. Main, Approbation und Promotion zum Dr. med. Ausbildung zum Facharzt für Innere Krankheiten und Röntgentätigkeit an der I. Medizinischen Universitätsklinik in Frankfurt a. Main unter Prof. Ferdinand Hoff. Seit 1964 Facharzttätigkeit in eigener Praxis. Wissenschaftliche Arbeiten auf dem Gebiet der Versicherungsmedizin, Gesellschaftsarzt eines Versicherungskonzerns. Arbeitsmedizinischer Gutachter. Dozent an Managementseminaren. Langjährige medizinisch-publizistische Tätigkeit für den Hessischen Rundfunk, die Frankfurter Allgemeine Zeitung und das Zweite Deutsche Fernsehen. Mitautor des Buches ›Leitfaden der Lebensversicherungsmedizin‹, Autor des Buches ›Gesund im Streß‹.